U0217243

关注获取 免费视频

骨肌影像诊断技巧丛书

## 第3版

# 膝关节磁共振诊断

〔日〕新津 守 著

唐春花 刘雨桐 孟华川 主译

王舒楠 主审

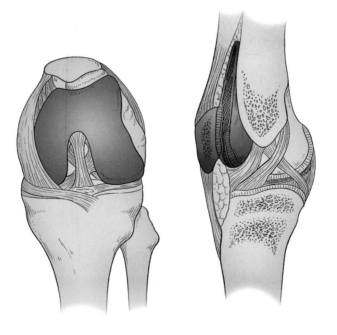

北京科学技术出版社

Authorized translation from the Japanese language edition, entitled
膝MRI 第3版

ISBN: 978-4-260-03631-3
著：新津 守

Published by IGAKU-SHOIN LTD., TOKYO Copyright ©2018

ALL Rights Reserved. No part of this book may be reproduced or transmitted in any form or by any means, electronic or mechanical, including photocopying, recording or by any information storage retrieval system, without permission from IGAKU-SHOIN LTD.

Simplified Chinese Characters edition published by Beijing Science and Technology Publishing Co., Ltd, Copyright ©2024

著作权合同登记号 图字：01-2019-0888


图书在版编目（CIP）数据

膝关节磁共振诊断 ：第3版 ／（日）新津守著 ； 唐
春花，刘雨桐，孟华川主译. —— 北京 ： 北京科学技术出
版社，2024.1
　ISBN 978-7-5714-3282-9

　Ⅰ．①膝… Ⅱ．①新… ②唐… ③刘… ④孟… Ⅲ.
①膝关节-关节疾病-核磁共振成象-诊断 Ⅳ.①R684.04

中国国家版本馆CIP数据核字(2023)第194646号

| | | |
|---|---|---|
| **责任编辑**：尤玉琢 | **电　话**： | 0086 - 10 - 66135495（总编室） |
| **文字编辑**：钟志霞 | | 0086 - 10 - 66113227（发行部） |
| **责任校对**：贾　荣 | **印　刷**： | 河北鑫兆源印刷有限公司 |
| **责任印制**：吕　越 | **开　本**： | 787 mm × 1092 mm　1/16 |
| **封面设计**：申　彪 | **字　数**： | 300千字 |
| **出 版 人**：曾庆宇 | **印　张**： | 20.75 |
| **出版发行**：北京科学技术出版社 | **版　次**： | 2024年1月第1版 |
| **社　　址**：北京西直门南大街16号 | **印　次**： | 2024年1月第1次印刷 |
| **邮政编码**：100035 | ISBN 978-7-5714-3282-9 | |
| **网　　址**：www.bkydw.cn | | |

**定　　价：260.00元**

京科版图书，版权所有，侵权必究。
京科版图书，印装差错，负责退换。

# 作者简介

## 新津 守

| | |
|---|---|
| 1956 年 | 生于长野县长野市 |
| 1979 年 | 毕业于东京大学工学部，1979—1980 年在日立制作所工作 |
| 1986 年 | 毕业于筑波大学医学部 |
| | 任筑波大学附属医院放射科研修医师、医师 |
| 1991 年 | 美国明尼苏达州梅奥医学中心（Mayo Clinic）留学 |
| 1992 年 | 筑波大学大学院医学研究科博士毕业 |
| 1993 年 | 筑波大学临床医学系放射科助手 |
| 1996 年 | 筑波大学临床医学系放射科讲师 |
| 2005 年 | 首都大学东京健康福祉学部放射科教授 |
| 2011 年至今 | 埼玉医科大学医院放射科教授、医学博士、放射诊断专业医师、医学物理士、放射操作主任 |

# 第 3 版序

2002 年，本书的第 1 版问世，2009 年又出版了第 2 版，如今终于迎来第 3 版。幸得各位读者支持，第 2 版获得广泛好评，销量不俗，也被翻译成英文和中文版本。

本次修订版中新增及修正的内容如下。

- 大幅增加 3T 场强下解剖图等图像的数量。

- 大幅增加关于各种疾病的解说及图片。

- 新增关于以下疾病的内容：

软骨的成像方法（第 2 章），半腱肌肌腱损伤（第 5 章），腘肌肌腱损伤（第 6 章），内侧半月板异常插入前交叉韧带（第 7 章），局灶性髌板区水肿（第 9 章），软骨损伤（第 10 章），类风湿关节炎（RA）（第 11 章），闭合性软组织潜行脱套伤（Morel-Lavallée 损伤）（第 12 章）。

- 将第 5 章中的内侧副韧带范围扩大为内侧支持组织，并将鹅足与半膜肌肌腱的内容移至第 5 章。第 6 章中也同样将外侧副韧带扩大为外侧支持组织。

本次修订中，池田耕太郎、江原茂、大原敏之、奥村宏康、金森章浩、小桥由纹子、佐志隆士、佐藤公一、杉田直树、关矢一郎、田崎笃、立花阳明、仲田房藏、野崎太希、村濑研一、村松俊树、本杉直哉、柳下和庆（按照日语五十音顺序排列）在相关病例介绍方面给予了大力帮助，并提供了宝贵的建议，在此一并向各位老师道谢。

本书的出版还要感谢医学书院大桥尚彦先生、多渊大树先生的帮助。

第 2 版出版后，我的生活发生了许多变化。2010 年，妻子由纪子留下尚在读高中的两个儿子光和充，永远离开了我们。2011 年，东日本大地震后，我从东京的首都大学调任至埼玉医科大学。之后，初版时曾给予我莫大帮助的福林彻老师和齐田幸久老师分别从早稻田大学和圣路加国际医院辞职，开启了新的事业篇章。我最好的搭档池田耕太郎老师就任市原医院的院长，但他即便工作繁忙，也总是给予我帮助和鼓励。2017 年，我有缘与理英子结为夫妻，诞下了女儿百合子。两个儿子也已经走上社会，分别成为了医生和教师。回首过去，我人生的重要时刻总有《膝关节磁共振诊断》见证。希望今后，本书能成为我一生的事业，与我长久相伴。

新津 守
2018 年 5 月　远眺奥武藏丘陵新绿时

# 第 1 版序

"老师，这次是前交叉韧带……"周日晚上或周一早上呼叫我的，大概不是 I 老师就是 F 老师。特别是在打友谊赛或滑雪的季节，呼叫铃常让我心里一紧，看着排得满满当当的磁共振成像检查计划表，我一边在电话里回应着"交给我吧"，一边开启忙碌的一周。

我从事膝关节磁共振成像工作十几年了。选择进入放射科就是因为喜欢磁共振成像的工作，但一开始我对膝关节磁共振成像并没有特殊的想法，之所以走进这个领域，是因为我身边少有这方面的专家。原本放射科的医师就不多，其中大部分又专攻神经、肺、消化器官等。所以当我介绍自己是肌肉骨骼方面的影像医师时，偶尔能感受到对方的惊讶与怜悯。膝关节是我的学位论文的主题，也是我目前正式的研究方向，其内容相当深奥。膝关节是非常重要的关节，与其他关节不同，膝关节内部存在交叉韧带和半月板这样独特的结构，且很容易受到损伤。膝关节有专用线圈这种标准装置，而且与肩关节、肘关节不同，膝关节更接近身体的中轴，更方便拍摄磁共振影像。此外，近年来医疗器材不断更新，技术显著进步，10 年前完成膝关节磁共振成像需要 1 小时，现在用高分辨率图像 6 ～ 7 系列，只需要 20 分钟。

虽然磁共振成像技术已经足够普及，但其作用却没有得到充分发挥，许多医疗机构并没有合理运用该技术。特别是本书中提到的"轻度屈膝的体位不仅可以应用于拍摄前交叉韧带，也可用于拍摄其他部位"的理念，希望读者能亲自实践，并将这个知识普及。

前文中提到的 I 老师，就是筑波大学骨科的池田耕太郎老师。本书是在他的全力支持下完成的。他在病例介绍、后期跟进、关节镜图片、临床试验，以及最新技术介绍等方面为我提供了很多帮助，如果没有他，本书就不可能完成。在此向他表达我最诚挚的谢意。另外，在研究磁共振成像的初期，我得到了 F 老师，即东京大学研究生综合文化研究科的福林徹老师的指导。我更要深深地感谢提供给我很多重要病例的医师们，也就是筑波大学放射科的坂井悠二教授和以齐田幸久副教授为首的放射诊断介入放射学（IVR）小组的成员们。感谢在实践中给予我莫大帮助的坂本稔先生和黑田清先生。最后，感谢一直包容我这个失职父亲的两个儿子光和充，以及我的妻子由纪子。

新津 守

2002 年 1 月

# 本书的使用方法

本书的使用不在于精读，而是为方便读者在繁忙的医疗现场查阅。

- 本书内容均采用分条罗列的方式，在必要的地方插入参考文献。
- 为方便更直观的理解，本书使用了大量图片。
- 在"MRI 要点"中记述了关于 MRI 检查以及读片的要点。
- 虽然膝关节也是骨肿瘤、软组织肿瘤的高发部位，但本书省略了肿瘤性病变的内容。
- 由于用于诊断膝关节疾病的 MRI 图像基本为矢状图，因此本书中除特别指出的图像外，均为矢状图。
- 本书最小限度提及 MRI 原理，着重记述对膝关节 MRI 有用的技术。
- 本书涉及的大部分病例的成像条件请参照 P39。

# 本书使用的主要缩略语

| | | |
|---|---|---|
| ACL | anterior cruciate ligament | 前交叉韧带 |
| AMB | anteromedial bundle | 前内束 |
| BPTB | bone-patellar-tendon-bone | 骨－髌腱－骨 |
| CHESS | chemical shift selective | 化学位移选择法 |
| ETL | echo train length | 回波链长度 |
| FSE | fast spin echo | 快速自旋回波序列 |
| GCTTS | giant cell tumor of tendon sheath | 腱鞘巨细胞瘤 |
| GRE | gradient echo | 梯度回波 |
| LCL | lateral collateral ligament | 外侧副韧带 |
| MCL | medial collateral ligament | 内侧副韧带 |
| MT | magnetization transfer | 磁化传递 |
| MTC | magnetization transfer contrast | 磁化传递对比 |
| OA | osteoarthritis | 骨关节炎 |
| OCD | osteochondritis dissecans | 剥脱性骨软骨炎 |
| PCL | posterior cruciate ligament | 后交叉韧带 |
| PLB | posterolateral bundle | 后外束 |
| PVNS | pigmented villonodular synovitis | 色素沉着绒毛结节性滑膜炎 |
| SAR | specific absorption rate | 比吸收率 |
| SE | spin echo | 自旋回波序列 |
| SLJ 病 | Sinding-Larsen-Johansson 病 | 髌骨缺血性坏死 |
| STIR 法 | short TI (tau) inversion recovery | 短反转时间反转恢复序列 |
| TI | time of inversion | 反转时间 |

# 目　录

## 第8章　骨折与脱臼、肌肉损伤 ………………………………………… 187

## 第9章　青少年的膝关节 ……………………………………………… 213

## 第10章　软骨损伤、变形及坏死 ……………………………………… 241

# 第 1 章
# 膝关节解剖

# 1.1　矢状面像

下列图中 A 图为与质子相近的中间图像（以下称质子密度加权像），快速自旋回波序列（fast spin echo，FSE）3240/28，回波链长度（echo train length，ETL）5，层厚 2.5 mm，层间距 0.25 mm，视野（field of view，FOV）150 mm，矩阵 512×409，共 40 层（包含腓骨头位置）。

下列图中 B 图为脂肪抑制 T2* 加权像，梯度回波（gradient echo，GRE）14/5，30°，3D 厚度 1.5 mm，FOV 150 mm，矩阵 256×320，共 75 层。

- 图 1-1 ~ 1-10 是膝关节 MRI 诊断的基本图像，常用于评价交叉韧带等结构。为了使前交叉韧带成像更清晰，嘱患者轻微屈曲膝关节（参考第 2 章）。层厚为 3 mm 左右时，前交叉韧带与后交叉韧带无法在同一层内显示全长。半月板表现为蝶形领结状的均质低信号区域。

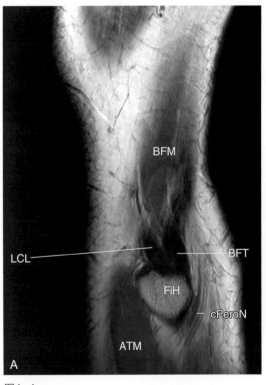
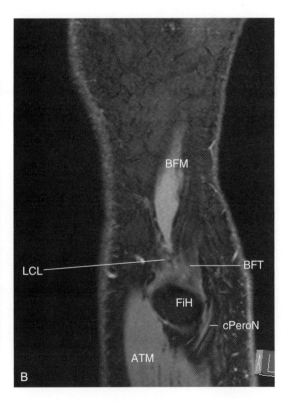

图1-1

| | | |
|---|---|---|
| ATM：胫骨前肌 | BFT：股二头肌肌腱 | FiH：腓骨头 |
| anterior tibial muscle | biceps femoris tendon | fibular head |
| BFM：股二头肌 | cPeroN：腓总神经 | LCL：外侧副韧带 |
| biceps femoris muscle | common peroneal nerve, 在腓骨背侧走行 | lateral collateral ligament |

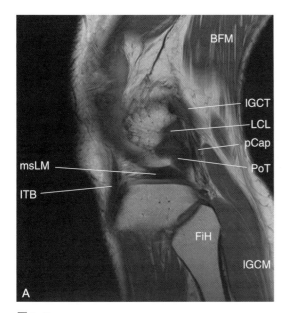
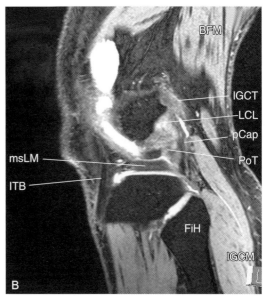

图1-2

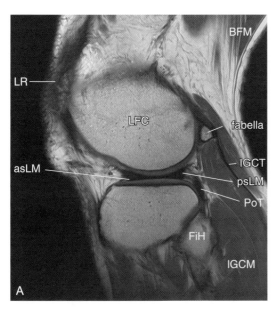
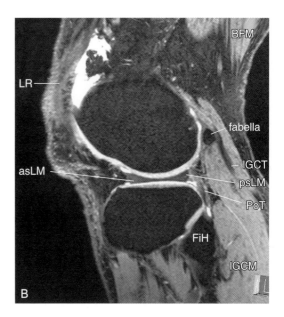

图1-3

asLM：外侧半月板前节
  lateral meniscus anterior segment
BFM：股二头肌
  biceps femoris muscle
fabella：腓肠豆
FiH：腓骨头
  fibular head
ITB：髂胫束
  iliotibial band
LCL：外侧副韧带
  lateral collateral ligament

LFC：股骨外侧髁
  lateral femoral condyle
IGCM：腓肠肌外侧头
  lateral head of gastrocnemius muscle
IGCT：腓肠肌外侧头肌腱
  lateral head of gastrocnemius tendon
LR：外侧支持带
  lateral retinaculum
msLM：外侧半月板中节
  lateral meniscus middle segment

pCap：后方关节囊
  posterior capsule
PoT：腘肌肌腱
  popliteus tendon
psLM：外侧半月板后节
  lateral meniscus posterior segment

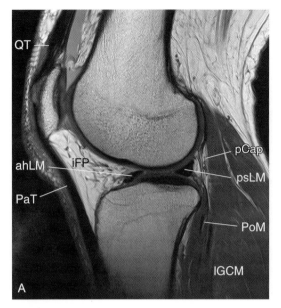
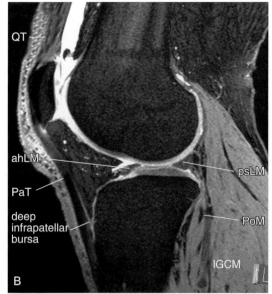

图1-4

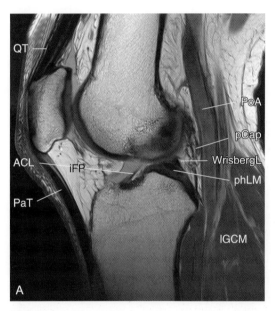
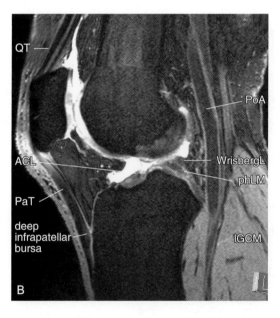

图1-5

ACL：前交叉韧带
　anterior cruciate ligament
ahLM：外侧半月板前角
　lateral meniscus anterior horn
deep infrapatellar bursa：髌下深囊
iFP：髌下脂肪垫
　infrapatellar fat pad
IGCM：腓肠肌外侧头
　lateral head of gastrocnemius muscle

PaT：髌腱
　patellar tendon
pCap：后方关节囊
　posterior capsule
phLM：外侧半月板后角
　lateral meniscus posterior horn
PoA：腘动脉
　popliteal artery

PoM：腘肌
　popliteus muscle
psLM：外侧半月板后节
　lateral meniscus posterior segment
QT：股四头肌肌腱
　quadriceps femoris tendon
WrisbergL：Wrisberg韧带
　Wrisberg's ligament

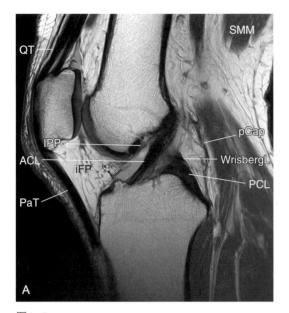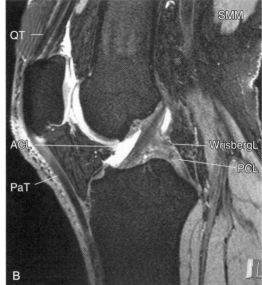

图1-6

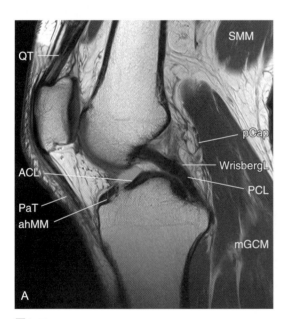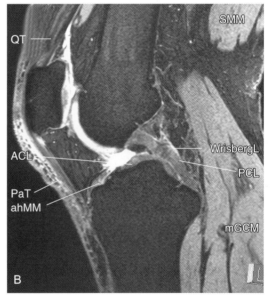

图1-7

ACL：前交叉韧带
　anterior cruciate ligament
ahMM：内侧半月板前角
　medial meniscus anterior horn
iFP：髌下脂肪垫
　infrapatellar fat pad
IPP：髌下皱襞
　infrapatellar plica

mGCM：腓肠肌内侧头
　medial head of gastrocnemius muscle
PaT：髌腱
　patellar tendon
pCap：后方关节囊
　posterior capsule
PCL：后交叉韧带
　posterior cruciate ligament

QT：股四头肌肌腱
　quadriceps femoris tendon
SMM：半膜肌
　semimembranosus muscle
WrisbergL：Wrisberg韧带
　Wrisberg's ligament

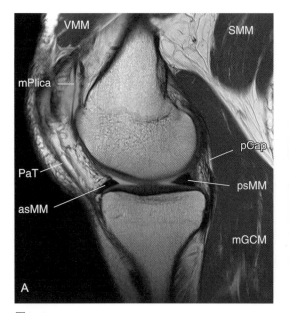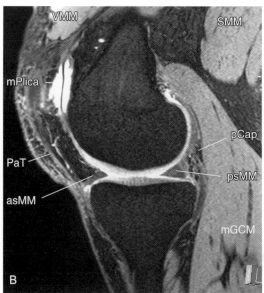

图1-8

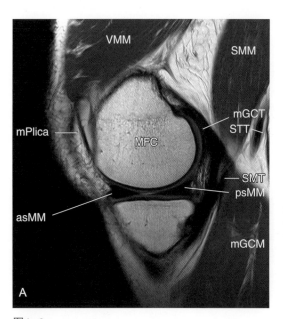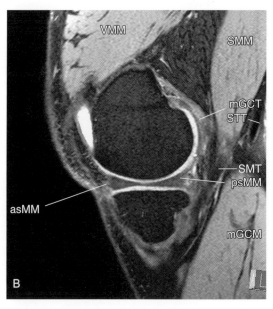

图1-9

asMM：内侧半月板前节
　medial meniscus anterior segment
MFC：股骨内侧髁
　medial femoral condyle
mGCM：腓肠肌内侧头
　medial head of gastrocnemius muscle
mGCT：腓肠肌内侧头肌腱
　medial head of gastrocnemius tendon

mPlica：内侧滑膜皱襞
　medial plica
PaT：髌腱
　patellar tendon
pCap：后方关节囊
　posterior capsule
psMM：内侧半月板后节
　medial meniscus posterior segment

SMM：半膜肌
　semimembranosus muscle
SMT：半膜肌肌腱
　semimembranosus tendon
STT：半腱肌肌腱
　semitendinosus tendon
VMM：股内侧肌
　vastus medialis muscle

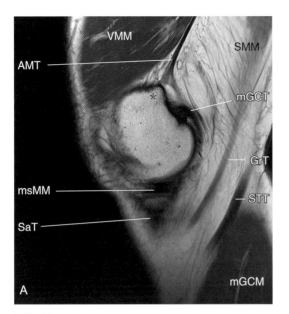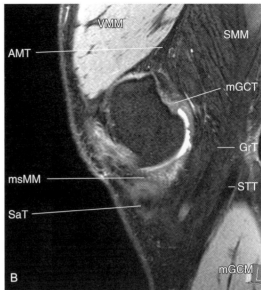

图1-10

AMT：大收肌肌腱
　　adductor magnus tendon
GrT：股薄肌肌腱
　　gracilis tendon
mGCM：腓肠肌内侧头
　　medial head of gastrocnemius muscle
mGCT：腓肠肌内侧头肌腱
　　medial head of gastrocnemius tendon
msMM：内侧半月板中节
　　medial meniscus middle segment

SaT：缝匠肌肌腱
　　sartorius tendon
SMM：半膜肌
　　semimembranosus muscle
STT：半腱肌肌腱
　　semitendinosus tendon
VMM：股内侧肌
　　vastus medialis muscle
*股骨收肌结节，大收肌的附着处

# 1.2 冠状面像

脂肪抑制质子密度加权冠状面像，FSE 3310/28，层厚 2.5 mm，层间距 0.25 mm，FOV 150 mm，矩阵 512×358，共 34 层（从前至后拍摄胫骨平台）。

- 冠状面像主要用于评价半月板以及内、外侧副韧带。诊断时需仔细检查是否存在轻度半月板撕裂造成的表面轻微凹凸不平，尤其应注意半月板的内侧是否有损伤。（图 1-11 ~ 1-22）

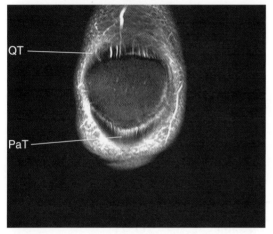

图1-11

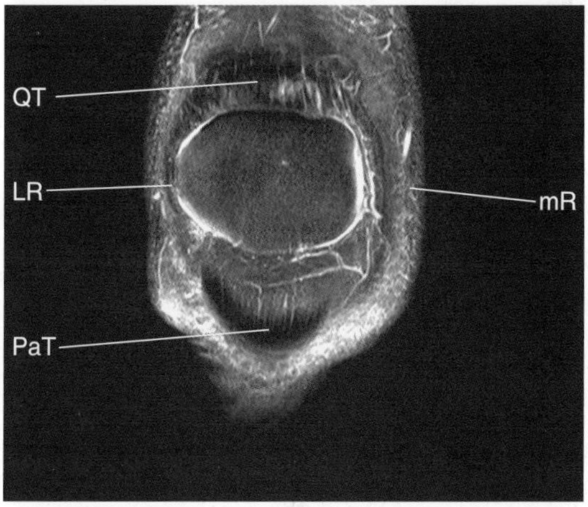

图1-12

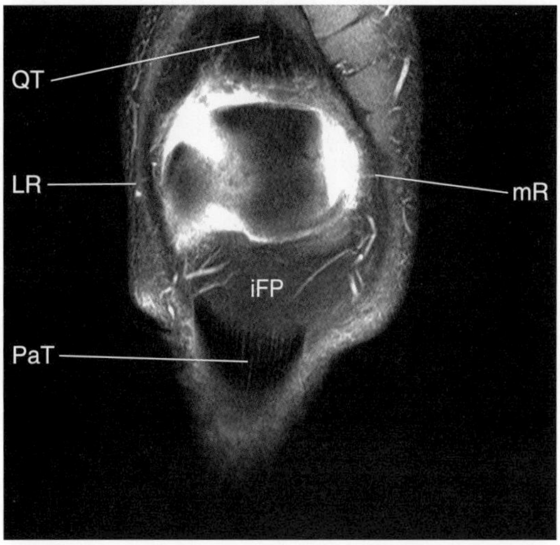

图1-13

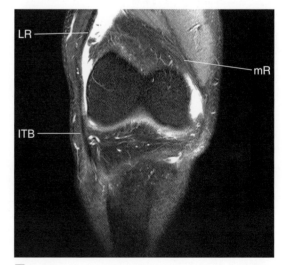

图1-14

| iFP：髌下脂肪垫 | LR：外侧支持带 | PaT：髌腱 |
|---|---|---|
| infrapatellar fat pad | lateral retinaculum | patellar tendon |
| ITB：髂胫束 | mR：内侧支持带 | QT：股四头肌肌腱 |
| iliotibial band | medial retinaculum | quadriceps femoris tendon |

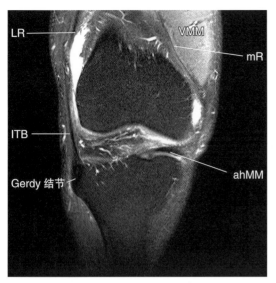

图1-15

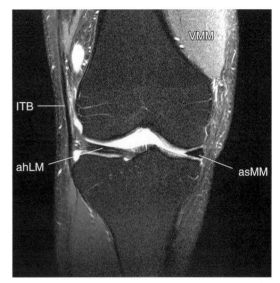

图1-16

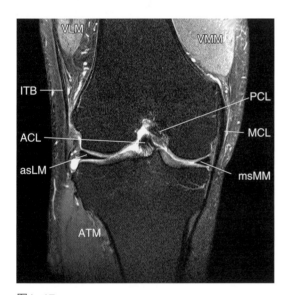

图1-17

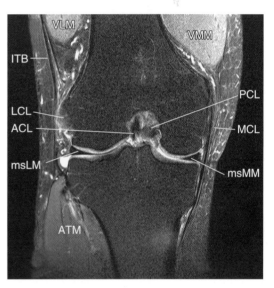

图1-18

ACL：前交叉韧带
　anterior cruciate ligament
ahLM：外侧半月板前角
　lateral meniscus anterior horn
ahMM：内侧半月板前角
　medial meniscus anterior horn
asLM：外侧半月板前节
　lateral meniscus anterior segment
asMM：内侧半月板前节
　medial meniscus anterior segment
ATM：胫骨前肌
　anterior tibial muscle

Gerdy 结节：Gerdy's tubercle
ITB：髂胫束
　iliotibial band
LCL：外侧副韧带
　lateral collateral ligament
LR：外侧支持带
　lateral retinaculum
MCL：内侧副韧带
　medial collateral ligament
mR：内侧支持带
　medial retinaculum

msLM：外侧半月板中节
　lateral meniscus middle segment
msMM：内侧半月板中节
　medial meniscus middle segment
PCL：后交叉韧带
　posterior cruciate ligament
VLM：股外侧肌
　vastus lateralis muscle
VMM：股内侧肌
　vastus medialis muscle

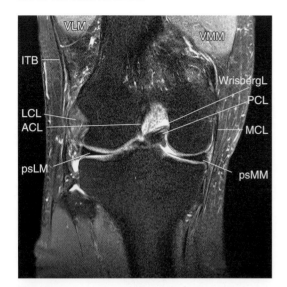

图1-19

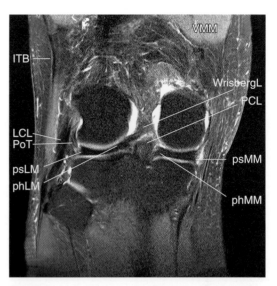

图1-20

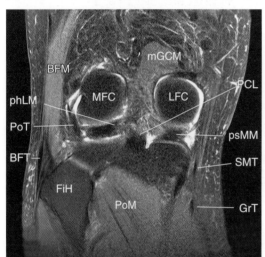

图1-21

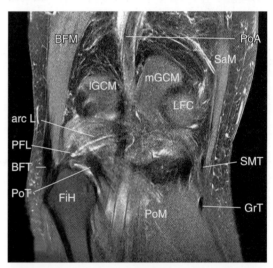

图1-22

ACL：前交叉韧带
anterior cruciate ligament

arc L：弓状韧带
arcuate ligament

BFM：股二头肌
biceps femoris muscle

BFT：股二头肌肌腱
biceps femoris tendon

FiH：腓骨头
fibular head

GrT：股薄肌肌腱
gracilis tendon

ITB：髂胫束
iliotibial band

LCL：外侧副韧带
lateral collateral ligament

LFC：股骨外侧髁
lateral femoral condyle

IGCM：腓肠肌外侧头
lateral head of gastrocnemius muscle

MCL：内侧副韧带
medial collateral ligament

MFC：股骨内侧髁
medial femoral condyle

mGCM：腓肠肌内侧头
medial head of gastrocnemius muscle

PCL：后交叉韧带
posterior cruciate ligament

PFL：腘腓韧带
popliteofibular ligament

phLM：外侧半月板后角
lateral meniscus posterior horn

phMM：内侧半月板后角
medial meniscus posterior horn

PoA：腘动脉
popliteal artery

PoM：腘肌
popliteus muscle

PoT：腘肌肌腱
popliteus tendon

psLM：外侧半月板后节
lateral meniscus posterior segment

psMM：内侧半月板后节
medial meniscus posterior segment

SaM：缝匠肌
sartorius muscle

SMT：半膜肌肌腱
semimembranosus tendon

VLM：股外侧肌
vastus lateralis muscle

VMM：股内侧肌
vastus medialis muscle

WrisbergL：Wrisberg韧带
Wrisberg's ligament

# 1.3　横断面像

脂肪抑制质子密度加权横断面像，FSE 2000/21，层厚 2.5 mm，层间距 0.25 mm，FOV 150 mm，矩阵 384×384，共 36 层（从髌骨上缘至胫骨粗隆附近）。

● 横断面像能清楚呈现交叉韧带在股骨的附着部位，对于难以通过矢状面像呈现的前交叉韧带部分断裂的诊断有重要价值。此外，横断面像还常用于检测膝关节周围的液体潴留、滑膜皱襞及评价膝关节等。（图 1-23 ~ 1-30）

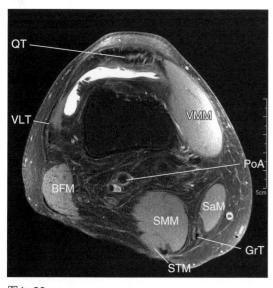

图1-23

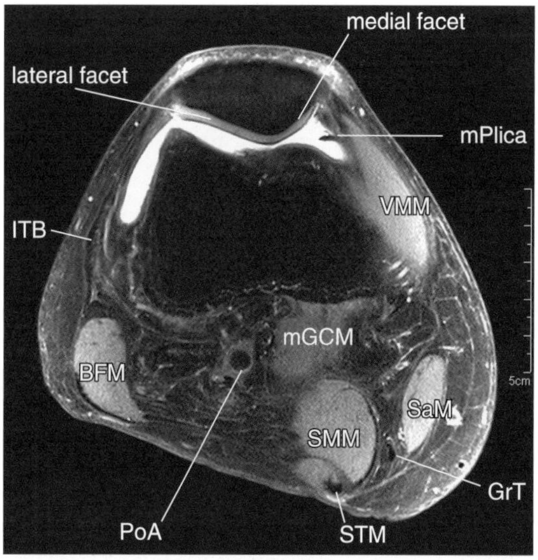

图1-24

BFM：股二头肌
　biceps femoris muscle
GrT：股薄肌肌腱
　gracilis tendon
ITB：髂胫束
　iliotibial band
lateral facet：髌骨外侧关节面
medial facet：髌骨内侧关节面
mGCM：腓肠肌内侧头
　medial head of gastrocnemius muscle
mPlica：内侧滑膜皱襞
　medial plica
PoA：腘动脉
　popliteal artery

QT：股四头肌肌腱
　quadriceps femoris tendon
SaM：缝匠肌
　sartorius muscle
SMM：半膜肌
　semimembranosus muscle
STM：半腱肌
　semitendinosus muscle
VLT：股外侧肌肌腱
　vastus lateralis tendon
VMM：股内侧肌
　vastus medialis muscle

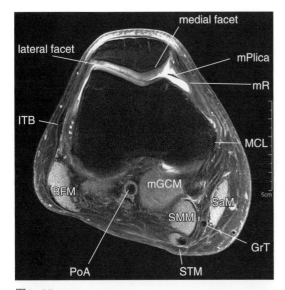

图1-25

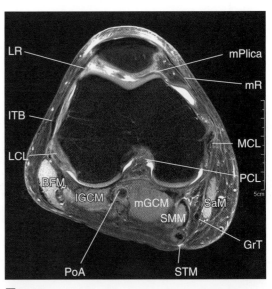

图1-26

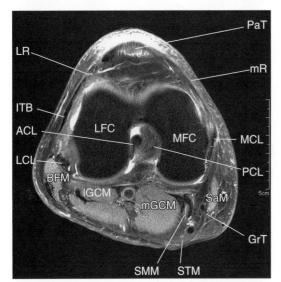

图1-27

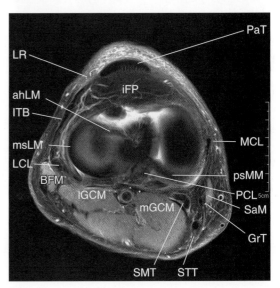

图1-28

ACL：前交叉韧带
　anterior cruciate ligament
ahLM：外侧半月板前角
　lateral meniscus anterior horn
BFM：股二头肌
　biceps femoris muscle
GrT：股薄肌肌腱
　gracilis tendon
iFP：髌下脂肪垫
　infrapatellar fat pad
ITB：髂胫束
　iliotibial band
lateral facet：髌骨外侧关节面
LCL：外侧副韧带
　lateral collateral ligament
LFC：股骨外侧髁
　lateral femoral condyle

lGCM：腓肠肌外侧头
　lateral head of gastrocnemius muscle
LR：外侧支持带
　lateral retinaculum
MCL：内侧副韧带
　medial collateral ligament
medial facet：髌骨内侧关节面
MFC：股骨内侧髁
　medial femoral condyle
mGCM：腓肠肌内侧头
　medial head of gastrocnemius muscle
mPlica：内侧滑膜皱襞
　medial plica
mR：内侧支持带
　medial retinaculum
msLM：外侧半月板中节
　lateral meniscus middle segment

PaT：髌腱
　patellar tendon
PCL：后交叉韧带
　posterior cruciate ligament
PoA：腘动脉
　popliteal artery
psMM：内侧半月板后节
　medial meniscus posterior segment
SaM：缝匠肌
　sartorius muscle
SMM：半膜肌
　semimembranosus muscle
SMT：半膜肌肌腱
　semimembranosus tendon
STM：半腱肌
　semitendinosus muscle
STT：半腱肌肌腱
　semitendinosus tendon

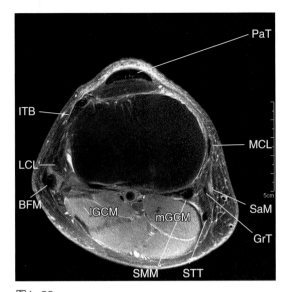

图1-29

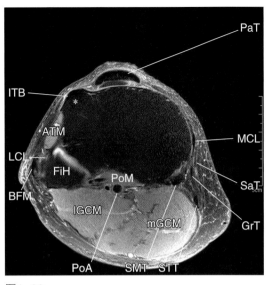

图1-30

ATM：胫骨前肌
　anterior tibial muscle
BFM：股二头肌
　biceps femoris muscle
FiH：腓骨头
　fibular head
GrT：股薄肌肌腱
　gracilis tendon
ITB：髂胫束
　iliotibial band
LCL：外侧副韧带
　lateral collateral ligament
lGCM：腓肠肌外侧头
　lateral head of gastrocnemius muscle
MCL：内侧副韧带
　medial collateral ligament
mGCM：腓肠肌内侧头
　medial head of gastrocnemius muscle

PaT：髌腱
　patellar tendon
PoA：腘动脉
　popliteal artery
PoM：腘肌
　popliteus muscle
SaM：缝匠肌
　sartorius muscle
SaT：缝匠肌肌腱
　sartorius tendon
SMM：半膜肌
　semimembranosus muscle
SMT：半膜肌肌腱
　semimembranosus tendon
STT：半腱肌肌腱
　semitendinosus tendon
* Gerdy结节

# 第 2 章
# 磁共振成像方法

# 2.1 膝关节固定方法：在线圈内轻微屈曲膝关节

- 膝关节磁共振成像中最重点的关节内结构是前交叉韧带。

- 市面上的大部分膝线圈为圆筒形。

- 使用圆筒形的线圈时，膝关节常保持伸展（图2-1）。

- 伸展膝关节拍摄矢状面像时，需注意以下几点。

  ①髁间窝上端骨边缘和前交叉韧带的前缘会紧密贴合，因而难以把握韧带的整体情况。前交叉韧带前缘是前内束的走行部位，前交叉韧带损伤多数由前内束断裂造成。

  ②前交叉韧带股骨附着处的解剖结构非常脆弱，容易断裂。该部位成像时会因与股骨外侧髁内侧面的部分容积效应（partial volume effect），导致成像不清晰。

  ③若频繁观察到前交叉韧带内部整体信号增强，这与魔角效应（magic angle effect）有关。

- **前交叉韧带无法采用完全伸展或过度伸展的矢状图像诊断。**

- 使用衬垫等辅助用品，可以在超导磁体内部保持平均15°、最大30°的轻度屈曲（图2-2）。

- 膝关节轻度屈曲时，前交叉韧带前缘与髁间窝上端的骨缘分离，有利于清楚呈现韧带的全貌，股骨附着处的显示也更清晰（图2-3）。

- 以膝关节标本模拟检查可发现，膝关节伸展时，各纤维束末端呈扁平状，大面积附着在股骨外侧髁的内侧面（参考第3章）；膝关节屈曲时，随着前交叉韧带与髁间窝分离产生的扭转，固定在股骨附着处的纤维束沿长轴变粗，也就是从"带状"变成"绳状"，更容易在矢状面像中呈现。

- 膝关节轻度屈曲并不会影响后交叉韧带或半月板显像。

Niitsu M, Ikeda K, Fukubayashi T, et al: Knee extension and flexion: MR delineation of normal and torn anterior cruciate ligaments. J Comput Assist Tomogr 1996; 20: 322-327.

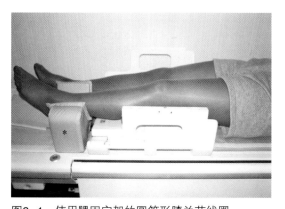

**图2-1　使用髁固定架的圆筒形膝关节线圈**

多数情况下，MR成像仪配置的膝关节专用线圈为圆筒形。按照指南所示使用髁固定架可使膝关节很容易保持在过度伸展位

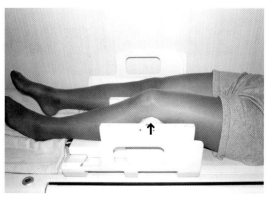

**图2-2　使用衬垫的圆筒形膝关节线圈**

去掉固定架并将衬垫放入腘窝处（箭头），膝关节即可保持平均15°的屈曲

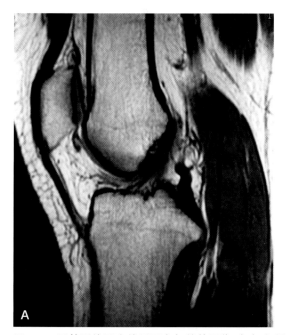

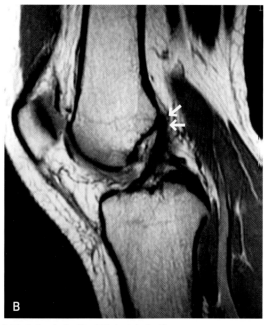

**图2-3　圆筒形线圈内使用固定架的伸展位（A）与轻度屈曲位（B）的质子密度加权像**

膝关节轻度屈曲时前交叉韧带前缘与髁间窝上端的骨缘分离，股骨附着处（箭头）显示更清晰

---

### ■ 检查时的着装建议

◆　长及膝盖的丝袜或长袜会影响成像画质，检查时应脱掉。

◆　线圈缆线会与皮肤直接接触，故有烫伤的风险，建议检查时穿长裤。

◆　女性应避免穿下摆能敞开的浴袍型服装。

# 2.2 矢状面像的设定

- 一般来说，膝关节 MRI 的矢状面像成像的基本范围包括股骨髁至胫骨平台的所有横断面像，以及外侧的腓骨头（图 2-4）。膝关节外侧支持组织（参考第 6 章）中的外侧副韧带（LCL）与股二头肌肌腱（BFT）在腓骨头附着处构成联合腱，在矢状面像中呈 V 形低信号。在膝关节外伤病例中，该附着处的损伤非常常见，如果将此部位囊括进矢状面像中，就能大大提升诊断精度。

- 层厚为 2.5 mm 时，成年男性约需拍 30 个层面。

- 在用线圈固定膝关节时，为防止交叉韧带、侧副韧带等扭转，应避免膝关节过度外旋或内旋。

- 请注意：拍摄斜面图像时，如沿横断面长轴设定矢状面，图像会受到骨皮质的部分容积效应影响，导致前交叉韧带股骨附着处显像模糊（图 2-5）。可通过不设定角度拍摄的正矢状面像进行诊断（前交叉韧带全长被分为 2 ~ 3 张矢状面像，但只要习惯就可以无障碍读片）。

- 以上下方向为长轴的矢状面像，通常相位编码设定为 A-P（前后方向）。此时腘窝动、静脉的血流运动伪影加强（图 2-6）。将相位编码设为 S-I（上下方向）可避免上述问题，但此时必须注意折返造成伪影的可能（必须采取预防折返的措施）。

## 灵活利用体表标记

本书未涉及骨、软组织肿瘤相关内容，但许多疾病需要与膝关节滑囊扩张、骨棘、游离体等肿瘤性病变相鉴别。针对能通过触诊或视诊发现的病变，应在进入 MR 检查室前，在病变部位周围贴上多个体表标记（直接贴在病变部位会变形）。如果 MRI 图像中未显示病变，则充分说明该部位没有肿瘤。另外，还可以用于对体表与深处进展范围差异的诊断。标记内容物为黏液或果冻状的（过期）药剂时，其 T1、T2 加权图像均呈高信号，诊断方便，是理想的标记物类型。

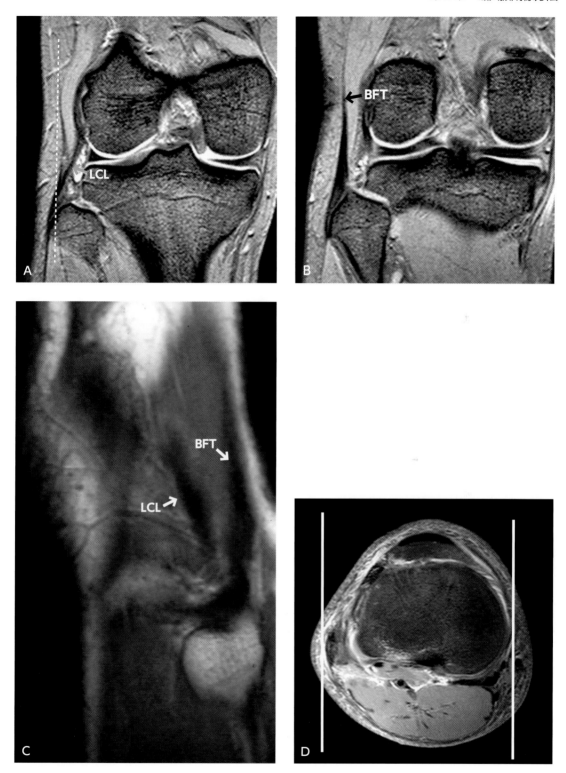

**图2-4　矢状面的体位设定（右膝）**

外侧副韧带（LCL，A）与股二头肌肌腱（BFT，B）在腓骨头附着处形成联合腱。在矢状面像（C）上呈现出前外侧副韧带与股二头肌的"V"字形低信号区域。若要拍摄包含腓骨头的图像（图A虚线），需从横断面开始设定（图D实线）

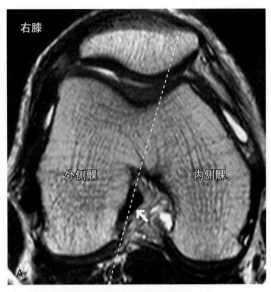

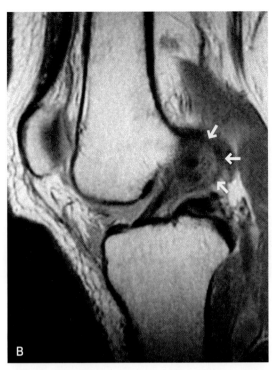

**图2-5 矢状面设定的失败案例（右膝）**

横断面像中附着于外侧髁内侧面的前交叉韧带与所设分层平行（图A虚线）。斜矢状面像中骨皮质表现为部分容积效应（图B箭头），前交叉韧带显示不清

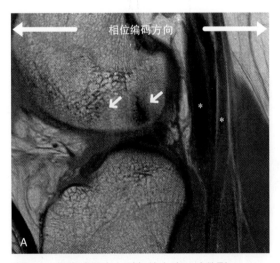

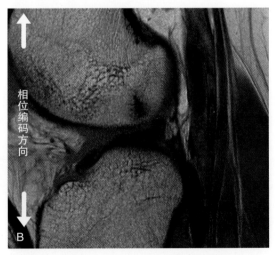

**图2-6 相位编码方向引起的血流运动伪影**

相位编码方向设为A-P（前后方向）时，腘窝动、静脉（*）的血流运动伪影加重（A）。相位编码方向改为S-I（上下方向）即可避免上述现象（B）

# 2.3 T1 加权像及应用快速自旋回波序列的质子密度加权像

- 许多成像仪按照 MRI 的惯例自动拍摄 T1 及 T2 加权像，但当主要目的是显示韧带及半月板时，T1 加权像的意义较小。

- 要想在正常状态时显示低信号的韧带或半月板，与质子相近的中间图像法比 T1 加权像更容易显示周围关节软骨、关节液的对比（图 2-7）。

- 与传统的自旋回波序列（spin echo，SE）相比，快速自旋回波序列（FSE）可在大幅缩短成像时间的同时高分辨率成像，故在膝关节 MRI 领域得到了广泛应用。

- 但应注意以下 2 点：

  ①如果不将回波链长度（ETL）控制在最小，那么图像将会模糊；

  ②脂肪高信号可能导致半月板病变等对比度下降。

- 在质子密度加权像中采用 FSE 时，应注意将回波链长度控制在最小限度（最多 5 ~ 6）以内。

- 针对②所述情况，常与脂肪抑制技术同时使用。

## 水表现为高信号的中间图像法

- 在基于 FSE 的质子密度加权像中，在回波链的最后加以 −90° 的脉冲，可强制其恢复纵向磁化［如 DRIVE（Philips）、FRFSE（GE）、RESTORE（Siemens）、T2 Plus（东芝）等］。利用该技术，可在重复时间（repetition time，TR）较短的情况下，实现对 T2 加权像的对比增强。通过使关节液高信号化（已不能称为"质子密度加权像"）来增强软骨、韧带、半月板的显像效果（图 2-8）。

---

**T2加权像及T2*加权像**

T2（T2*）加权像在使关节液高信号化，提高韧带、半月板病变对比度方面非常有效。特别是拍摄时间短、对比度高的梯度回波（GRE）T2* 加权像，能有效呈现微小病变。但是考虑到魔角效应的影响，在拍摄膝关节 MRI 的矢状面像和冠状面像时，应按实际情况选择 GRE、长回波时间（echo time，TE）的 SE 及 FSE。

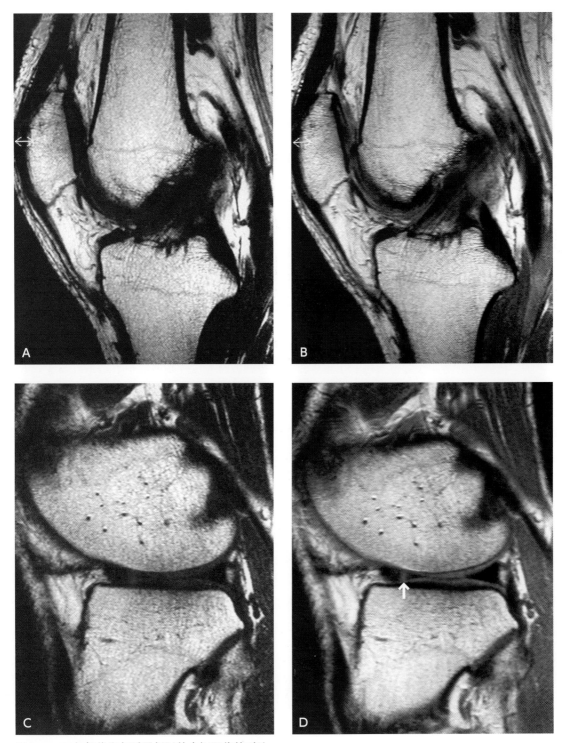

图2-7 T1加权像和与质子相近的中间图像的对比

正常膝关节与半月板断裂病例。T1加权像（SE 350/14，A、C）；与质子相近的中间图像（FSE 1324/17，ETL 5，B、D）。与T1加权像相比，与质子相近的中间图像更容易显示前交叉韧带及关节软骨的轮廓，且半月板的断裂处（图D箭头）对比鲜明

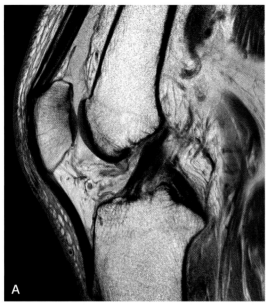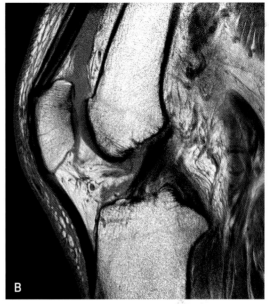

图2-8　关节液表现为高信号的"质子密度加权像"（添加DRIVE）与传统的质子密度加权像

与传统方法（B）相比，高信号的关节液与软骨、前交叉韧带无差异，成像更鲜明（A）。FOV 150 mm，层厚3 mm，层间距0.3 mm，23张，扫描矩阵512，864 ZIP，成像时间均约6分钟

# 2.4　魔角效应

- 魔角效应（magic angle effect）是韧带等索状物与静磁场方向成 55° 角左右时，由内部分子排列方向引起的信号强度特异性上升的现象。
- 容易与韧带断裂等异常现象混淆。
- 魔角效应在 T1 加权像、质子密度加权像以及 T2 加权像系列中轻微翻转的梯度回波（T2* 加权像）等回波时间（TE）较短的情况下比较显著（图 2-9）。
- 除韧带外，外侧半月板等部位也会出现魔角效应（图 2-10）。
- 解决魔角效应的一个方法是延长 TE。因此，在 T2* 加权像中出现该现象时，采用长 TE 的 SE 或 FSE 的 T2 加权像即可解决上述问题（图 2-11）。

Erickson SJ, Prost RW, Timins ME: The "magic angle" effect: background and clinical relevance. Radiology 1993; 188: 23-25.

Peterfy CG, Janzen DL, Tirman PF, et al: "Magic-angle" phenomenon：a case of increased signal in the normal lateral meniscus on short-TE MR images of the knee. AJR Am J Roentgenol 1994; 163:149-154.

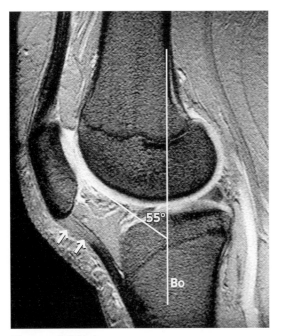

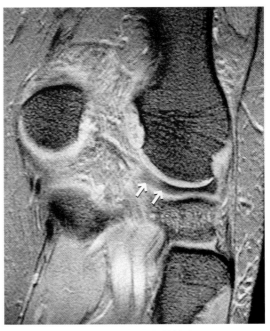

**图2-9　魔角效应**

T2*加权像（GRE 560/14，翻转角30°）。髌腱上部局部为高表达信号（箭头），这是肌腱等与静磁场方向（B0，上下方向）成55°角左右时可观察到的现象

**图2-10　外侧半月板后角的魔角效应**

T2*加权冠状面像。正常外侧半月板局部信号增强（箭头）

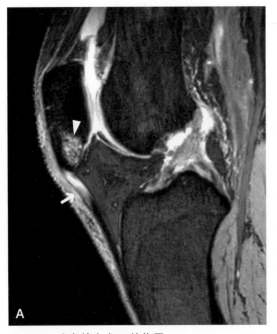

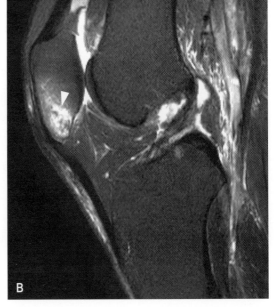

**图2-11　魔角效应中TE的作用**

脂肪抑制T2*加权像（TR/TE = 19.54/7）（A）及脂肪抑制T2加权像（FSE 5619/90）（B）。T2*加权像中髌腱侧部的局部高信号（图A箭头）在延长TE后消失；髌骨下缘有骨挫伤（三角箭头）

# 2.5　同相位成像与反相位成像

- 梯度回波（GRE）中，TE 不同会使脂肪和水的信号略有差异。
- 水与脂肪的共振频率相差大约 3.5 ppm（脂肪较低）。在 1.5 T 的场强下相当于 224 Hz（63.9 MHz×3.5 ppm）。
- 在 1.5 T 的场强下，TE 周期为 4.5 ms 时，水与脂肪的共振频率一致（同相位 220 Hz = 4.5 ms）（表 2-1）。
- 此中间 TE（反相位成像）可使同一像素内水与脂肪的信号抵消，从而产生信号缺失。例如皮下脂肪与肌肉、血管等的边界处会产生黑缘（边界效应，图 2-12）。
- 场强为 1.0 T 时，各数值变为原来的 1.5 倍。场强为 0.5 T 时，各数值变为原来的 3 倍。场强为 3.0 T 时，各数值变为原来的一半。

表 2-1　1.5 T 场强下同相位成像与反相位成像的 TE（ms）

| 方法 | TE 值 | | | | | | | | | | | |
|------|---|---|---|---|---|---|---|---|---|---|---|---|
| 同相位成像 | | 4.5 | | 9.0 | | 13.5 | | 18.0 | | 22.5 | | 27.0 |
| 反相位成像 | 2.3 | | 6.8 | | 11.3 | | 15.8 | | 20.3 | | 24.8 | |

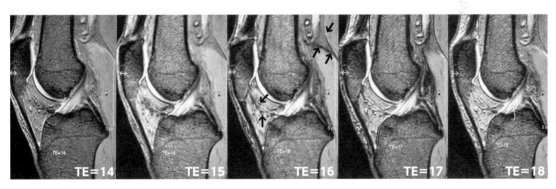

图2-12　梯度回波法中不同TE图像的差异（1.5 T场强）

从左向右，TE 分别为14 ms、15 ms、16 ms、17 ms、18 ms。TE为14 ms及18 ms时属于同相位成像，为16 ms左右时属于反相位成像。反相位成像时，皮下脂肪与肌肉、血管的边界处会出现边界效应，表现为黑缘（箭头）

# 2.6 横断面像的用途

- 诊断沿上下方向走行的韧带及半月板时，主要依赖矢状面像和冠状面像，但横断面像也能为诊断提供有用的信息。
- 横断面像能更清晰地显示在股骨附着处的交叉韧带。对于通过矢状面像难以诊断的前交叉韧带部分断裂，横断面像非常有效。
- 横断面像可在前交叉韧带重建术中用于评价肌腱或髌腱的横截面积。
- 横断面像能清晰显示内侧滑膜皱襞和最厚的膝关节软骨，可用于髌骨半脱位的精细检查。
- 横断面像能清晰且全面地显示半月板囊肿等半月板周围液体潴留。

# 2.7 平行于前交叉韧带的斜冠状面像

- 通过矢状面像确定前交叉韧带的走行方向，然后平行于韧带拍摄斜冠状面像。
- 正常情况下，胫骨附着处前交叉韧带的纤维束呈扇形散开分布（图 2-13）。
- 对于前交叉韧带断裂病例，斜冠状面像能提升对损伤部位的显像效果（图 2-14）。

## ■ 积极参与患者的诊疗

可能很多放射科医师的工作是在 MR 室里做出检查指示和读片，建议积极参与患者的诊疗。一般来说，必要的信息都应该写在 MRI 检查表上，但偶尔会有医师忘记注明半月板的内侧、外侧情况，或发病时间不明的情况。这时直接询问患者是最好的办法。很多时候，通过询问患者受伤的经过，能自然地锁定疾病。这时如能通过体表观察或触诊确认疼痛部位，就能掌握更多信息。高水平的体格检查并非外行人能轻易做到的事，但养成询问患者情况、自己确认病变的习惯，有助于更加准确地做出诊断。

Roychowdhury S, Fitzgerald SW, Sonin AH, et al: Using MR imaging to diagnose partial tears of the anterior cruciate ligament: value of axial images. AJR Am J Roentgenol 1997; 168:1487-1491.

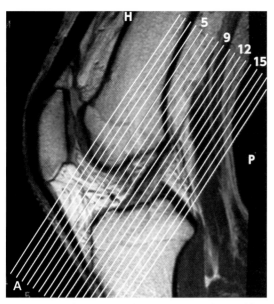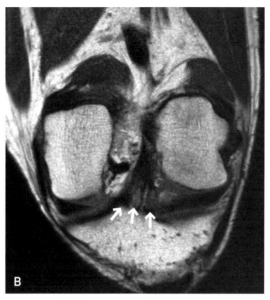

**图2-13　正常的平行于前交叉韧带走行方向的斜冠状面像**

质子密度加权矢状面像（A），质子密度加权斜冠状面像（B），平行于矢状面（A）中前交叉韧带走行方向拍摄，可见胫骨附着处前交叉韧带的纤维束呈扇形散开分布（图B箭头）

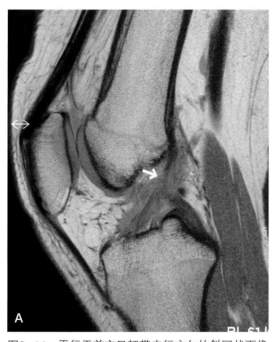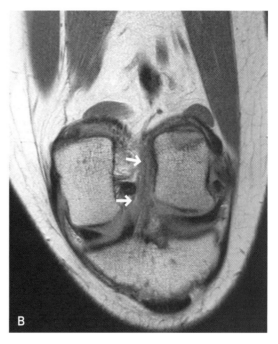

**图2-14　平行于前交叉韧带走行方向的斜冠状面像**

10～15岁女性，前交叉韧带部分断裂。质子密度加权矢状面像（A）和质子密度加权斜冠状面像（B）。虽然通过矢状面像也可以诊断前交叉韧带部分断裂（图A箭头），但斜冠状面像能更清晰地显示韧带纤维不连续（图B箭头）

# 2.8 脂肪抑制技术

- 脂肪抑制技术主要用于诊断大半为脂肪髓的骨髓内部、皮下脂肪组织病变。
- 方法：利用水和脂肪的共振频率差（1.5 T 场强下为 224 Hz），加以一定脉冲照射，仅抑制脂肪信号（CHESS技术、ChemSat 技术）;或采用短反转时间反转恢复序列［short TI (tau) inversion recovery，STIR］，即反转恢复序列（IR）设定 TI 值，使脂肪表现为零信号的方法等。
- 此外，还有选择性水激励法（water selective excitation）。与上述选择性抑制脂肪信号的"前置脉冲"不同，该方法的"激励脉冲"仅激励水。利用水和脂肪共振频率的相位差，以二项式组合脉冲，如 1-1、1-2-1、1-3-3-1 等分割激励脉冲。无论哪种方法都有一长一短（表2-2）。
- 在检查骨髓、皮下组织等脂肪丰富的组织内的水肿或液体潴留时，必须使用脂肪抑制法。本书常用的脂肪抑制质子密度加权像、脂肪抑制 T2 加权像、STIR 等被称为流体敏感序列（fluid-sensitive sequence），成像效果良好。

表 2-2 各种脂肪抑制法的比较

| 方法 | 优点 | 缺点 |
|---|---|---|
| 脂肪抑制脉冲照射法 | 成像时间可略微延迟，对成像方法的制约较少 | 磁场不均匀可能导致共振频率出现偏差，进而出现非均一的残留脂肪，特别在 FOV 较大时边缘明显 |
| 短反转时间反转恢复法 | 可完全且均一地抑制脂肪 | IR 脉冲照射对拍摄技术要求较高（需保证层间距及延长成像时间等） |
| 选择性水激励法 | 成像时间基本不可延长 | 对磁场不均一更加敏感 |

# 2.9  金属伪影

- 在 MRI 检查中，如果患者体内有磁性物体必然会产生伪影。
- 评估前交叉韧带重建术后稳定性时，由于局部磁场受干扰，图像会出现歪曲。此时频率编码方向出现特有的折返状"缺失"，相位编码方向出现更大范围的伪影增强（图 2–15）。
- 采用对磁场不均一敏感的梯度回波时金属伪影更明显。

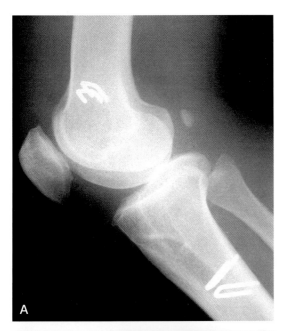

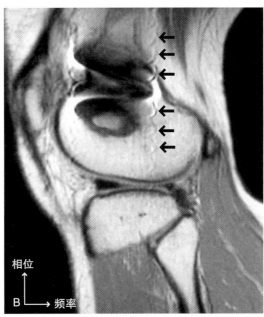

相位

频率

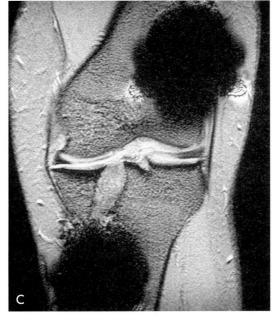

图2-15  金属伪影

前交叉韧带重建术后经X线片（A）确认股骨及胫骨等稳定。但在MRI检查中由于局部磁场受到干扰，图像出现歪曲（图B箭头）及信号"缺失"（质子密度加权像，相位编码方向为上下，频率编码方向为左右）。该伪影由磁场不均一造成，当采用敏感的梯度回波时，金属伪影会更显著（图C为T2*加权像）

● MRI 成像时偶尔会发现极微小的金属片（或金属粉）（图 2-16）。虽然这样的小金属片只影响局部的图像效果，但作为导体在通电时可能会造成组织灼伤，检查时应格外注意，并经常观察该部位的情况。

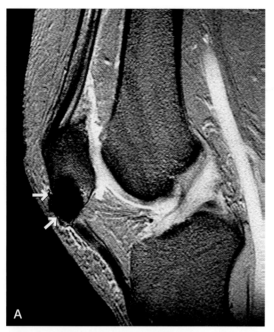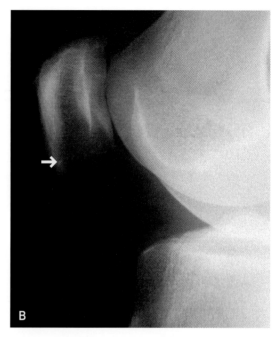

图2-16　极微小的金属粉引起的伪影

A. T2*加权像观察到局部信号"缺失"及歪曲（箭头）。B. X线片中仅可见极微小的金属粉末（箭头）

# 2.10　软骨的成像方法

● 膝关节可大致分为承重的股胫（femoro-tibial，FT）关节和参与膝关节屈伸运动的髌股（patello-femoral，PF）关节。

● 髌骨软骨最厚可达 4 mm，是人体最厚的软骨。

● 关节软骨可分为表面层（superficial zone）、移行层（transitional zone）、深放射层（radial zone）及钙化层（calcified zone）。

● 关节软骨由水（70%）、Ⅱ型胶原（20%）、蛋白聚糖（10%）构成。

● 蛋白聚糖可细分为透明质酸、核心蛋白、糖胺聚糖（glycosaminoglycan，GAG）。糖胺聚糖是构成关节软骨的核心物质，会随着软骨损伤或变性而减少。糖胺聚糖带负电荷。

- 关节镜检查只能观察到软骨表面，无法掌握软骨层内部的性状，且存在观察死角。
- X 线片可根据 Kellgren- Lawrence 分级评定软骨损伤、变形性关节炎（表 2–3 ）。
- 关节镜或 MRI 常通过 ICRS（International Cartilage Repair Society）分级评定软骨损伤程度（表 2–4 ）。
- 今后，通过 MRI 诊断"形"与"质"将更加重要（表 2–5 ）。

表 2–3　Kellgren-Lawrence 分级

| 分级 | X 线片表现 |
| --- | --- |
| 0 级 | 正常 |
| Ⅰ 级 | 有可疑的关节间隙狭窄，形成微小骨赘 |
| Ⅱ 级 | 出现轻度的关节间隙狭窄，形成骨赘 |
| Ⅲ 级 | 出现中度的关节间隙狭窄，形成骨赘，软骨下骨存在硬化 |
| Ⅳ 级 | 出现严重的关节间隙狭窄，形成大的骨赘，软骨下骨高度硬化 |

表 2–4　ICRS 分级

| 分级 | MRI 表现 |
| --- | --- |
| 0 级 | 正常 |
| Ⅰ 级 | 基本正常（表层出现凹陷或细微龟裂） |
| Ⅱ 级 | 异常（软骨损伤小于软骨厚度的 50%） |
| Ⅲ 级 | 严重异常（软骨损伤大于 50%，且深达钙化层） |
| Ⅳ 级 | 严重异常（软骨损伤深达软骨下骨） |

表 2–5　软骨的影像学诊断

- ■ 观察软骨的"形"
  需要高像素图像：空间分辨率
  - 需要 0.1 ～ 0.9 mm 的空间分辨率
  - 设定适当的断面
  需要与关节液形成对比：对比分辨率
  - 软骨灰色 – 关节液白色；软骨白色 – 关节液黑色
- ■ 观察软骨的"质"
  利用弛豫时间差等

Kellgren JH, Lawrence JS: Radiological assessment of osteo-arthrosis. Ann Rheum Dis 1957; 16:494-502.

Årøen A, Løken S, Heir S, et al: Articular cartilage lesions in 993 consecutive knee arthroscopies. Am J Sports Med 2004; 32, 211-215.

# 观察软骨的"形"

- 观察软骨的"形"时需要高像素图像，因此需要具备 0.1 ~ 0.9 mm 的空间分辨率。设备需要装配能得到最高信噪比的多通道线圈或应用。

- 针对软骨损伤轴设定断面非常重要（图 2-17）。

- 需要使软骨与关节液形成对比（对比分辨率）。比如软骨为灰色、关节液为白色的对比（bright fluid imaging，T2* 加权像等）；或软骨为白色、关节液为黑色的对比（dark fluid imaging，脂肪抑制 T1 加权梯度回波等）（图 2-18）。

- 两种方法都能达到 90% 以上灵敏度（sensitivity），80% 以上特异度（specificity）。

- 此外，3D 补偿的梯度回波技术也能显示软骨。该方法是在梯度磁场内以回波点为中心，左右对称排列各信号。例如，True FISP（Siemens）、Balanced FFE（Philips）、FIESTA（GE）等。利用比较高的翻转角来增加关节液等水信号的强度，以形成高对比度的图像。该方法的优点在于能够缩短 TR，可在短时间内获得高质量的软骨图像（图 2-19）。

- 还有能得到 3 个方向高分辨率图像的 3D 成像（图 2-20）以及 3 T 放大图像（图 2-21）。

---

### ▌磁化传递对比成像、磁化传递（magnetization transfer，MT）技术

- MRI 成像基本依靠自由水的质子。

- 体内除自由水以外还有与高分子蛋白结合的结合水等。因此，其共振频率范围跨越数千赫兹。

- 给予偏离自由水以共振频率几千赫兹的非共振脉冲照射时，自由水与蛋白结合水的信号均被抑制（MT 效果），MRI 对比度增加，即磁化传递对比（magnetization transfer contrast，MTC）成像。

- 特异性抑制以胶原蛋白及蛋白多糖为主要成分的关节软骨信号，增强与 T2 加权像中呈高信号的关节液的对比（图 2-22）。

- 但是 MT 脉冲照射可引起以比吸收率（specific absorption rate，SAR）衡量的生物热效应，扫描时间也会略有延长。

- FSE 技术中常用的 180° 脉冲照射也可产生上述 MT 效果，产生自动改善软骨对比度的效果。

Disler DG, McCauley TR, Kelman CG, et al: Fat-suppressed three-dimensional spoiled gradient-echo MR imaging of hyaline cartilage defects in the knee; comparison with standard MR imaging and arthroscopy. AJR Am J Roentgenol 1996; 167: 127-132.

Ramnath RR, Magee T, Wasudev N, et al: Accuracy of 3-T MRI using fast spin-echo technique to detect meniscal tears of the knee. AJR Am J Roentgenol 2006; 187: 221-225.

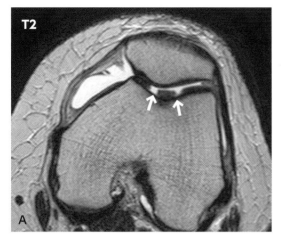

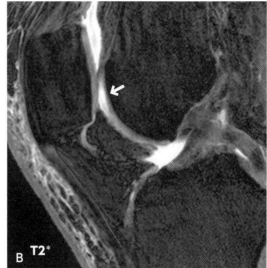

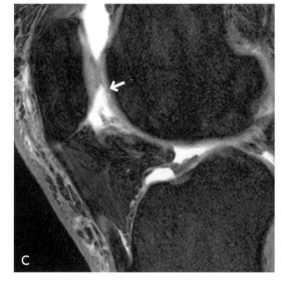

**图2-17　不同断面呈现的关节软骨的不同图像**

40余岁女性，T2加权横断面像（A）和2层的T2*加权像（B、C）。通过横断面像能明确判断沿股骨滑车上下走行的2根软骨发生龟裂（图A箭头），但在与龟裂方向平行的矢状面像中，部分显像不清（图C箭头）

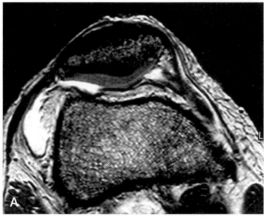

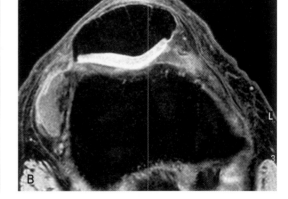

**图2-18　关节软骨的显像方法**

A. bright fluid imaging，应用MTC技术的T2加权像（TR/TE = 38/14，30°，非共振MTC，扫描时间4 min 32 s）。B. dark fluid imaging，脂肪抑制T1加权GRE像（TR/TE = 32/6.8，25°，脂肪抑制，扫描时间5 min 3 s）。应用MTC技术的T2加权像可使关节液呈高信号（bright fluid imaging），软骨呈低信号，从而形成对比。脂肪抑制T1加权像GRE技术则使关节液呈低信号（dark fluid imaging），软骨呈高信号。两种图像均为层厚1.5 mm，FOV 130 mm，矩阵 256×512

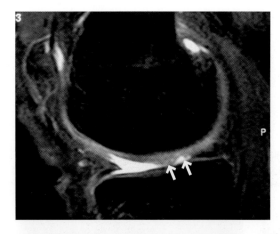

图2-19　通过3D补偿的梯形回波显像的软骨

平衡快速场回波技术（balanced FFE）（TR/TE= 12/6.0, 70°，与1-3-3-1分割的水激励法并用，层厚1.6 mm，FOV 140 mm，矩阵256×512，扫描时间4 min 6 s），关节液表现为高信号，与软骨不规则处（箭头）的对比度良好

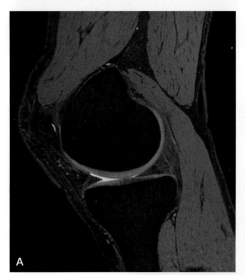

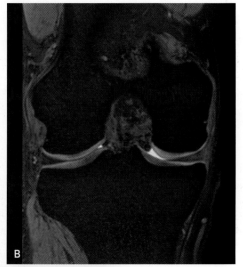

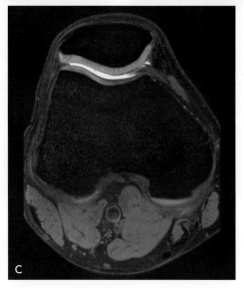

图2-20　3D成像得到的3个方向高分辨率图像

脂肪抑制T2*加权像（A，3D-GRE19/7.0+13.3）与再次成像的冠状面像（B）及横断面像（C）。根据矢状面像（根据膝关节大小拍摄260～320张图像）的原图重建的冠状面像及横断面像（计算所用时间极短），主要用于观察软骨、半月板、滑膜、关节游离体等

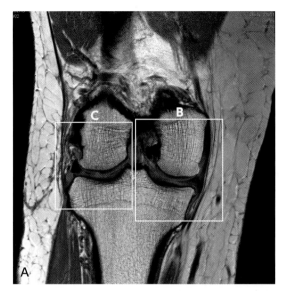

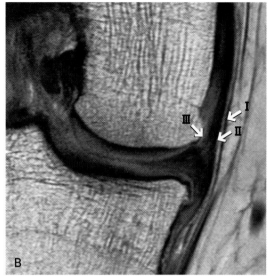

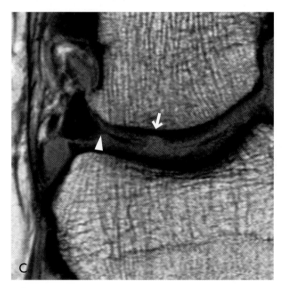

图2-21　3 T场强下的放大图像

1024 矩阵图像（A，FSE 2025/20　3.0/0.3，FOV 160，1024×1024）及放大图（B、C）。内侧放大图显示了第1~3层图像（图B Ⅰ ~ Ⅲ），其效果可与应用显微线圈的高分辨率图像（图5-3）匹敌。外侧放大图清晰显示了外侧髁的软骨损伤（图C箭头）及外侧半月板自由缘的断裂变形（图C三角箭头）

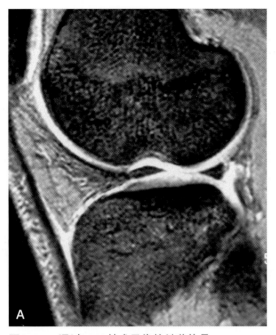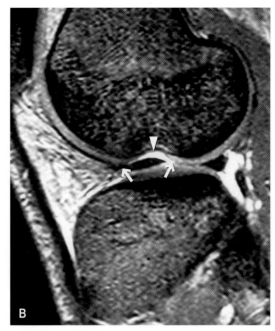

**图2-22 通过MTC技术显像的关节软骨**

A. T2\*加权像（GRE 545/15，30°）。B. 应用MTC技术的T2\*加权像（参数与图A相同）。在T2\*加权像中，关节软骨和关节液均呈高信号。软骨信号因MT效果得到特异性抑制（图B箭头），与高信号的关节液（图B三角箭头）形成对比增强

---

### ■ 3 T的优点及注意事项

- ◆ 提高信噪比

  高分辨率图像：层厚变薄、FOV 减小，1024 矩阵等。

  成像时间缩短，成像系列增加。

- ◆ T1 延长，T2 略微缩短（对于膝关节影响不大）。
- ◆ 化学位移显著化（调整带宽，与脂肪抑制并用）。
- ◆ 射频渗透降低，信号不均一（采用多通道，平行成像）。
- ◆ 磁化率效果增强（金属伪影的处理，磁化率成像的应用）。
- ◆ 比吸收率（SAR）增强（注意热效应）。

## 观察软骨的"质"

- ● 为了观察软骨的"质"，需要使用 T2 Mapping、T2\* Mapping、T1ρ Mapping、dGEMRIC、gag-CEST 技术（表 2-6）。
- ● T2 Mapping 能反映出软骨内的含水量。正常软骨的移行层 T2 较高，该数值会因软骨变性或损伤而增加。T2 Mapping 技术应用多回波自旋回波序列测算每个像素的 T2 值，经色彩编码后与 MRI 图像重合。不需要特殊的应用程序，可直接在临床机器上成像（图 2-23）。

- T2 Mapping 的缺点是会受到魔角效应（参考"2.4 魔角效应"）影响，T2 值易随静磁场与胶原纤维的方向变化。
- 在常规 MRI 的基础上加入 T2 Mapping 的检查，能够提升对软骨的诊断能力。
- T2* Mapping 使用 1 ms 以下的超短回波时间，是将 T2* 值 map 化的技术。与 T2 值相比，T2* 值极小，应用传统的方法时，软骨下端等 T2 值极小的部位常无法显像，但使用 T2*Mapping 就可以进行质性诊断（图 2-24）。
- T1ρ Mapping（spin-lattice relaxation in the rotating frame）简单来说就是"不使用造影剂的 GAG 浓度评价法"。多次改变自旋锁定时间（spin lock time）拍摄，测算各个像素的 T1ρ 值并进行 map 化。随着变性，GAG 浓度降低，水分子运动增强，T1ρ 值延长。
- 磁共振软骨延迟增强成像（delayed gadolinium enhanced magnetic resonance imaging of cartilage，dGEMRIC）使用离子型造影剂评价 GAG 浓度。GAG 带负电，与 Gd-DTPA$^{2-}$ 相斥，因此 GAG 浓度较低的软骨会发生变性、损伤部位会有 Gd 聚集，T1 时间缩短（沾染）。
- CEST（chemical exchange saturation transfer）通过改变偏共振饱和脉冲的频率进行多次照射以实现微量组织定量。其中的饱和脉冲照射与 MTC 技术相似。其以 GAG 的羟基（-OH）为目标，被称为 gag-CEST。可测定 pH，但缺点是会受到 B0 不均匀的影响，必须严格进行磁场校正。现阶段 3 T 的检测能力较低。

表 2-6 软骨的质性诊断技术

| 技术 | 目标 | 优点/缺点 |
|---|---|---|
| T2 Mapping（图 2-25A） | 胶原蛋白 水 | 广泛普及 依赖魔角效应 |
| T2* Mapping（图 2-25B） | 胶原蛋白 | 使用超短回波时间技术 |
| T1ρ Mapping（图 2-25C） | GAG | 高射频照射，比吸收率上升 |
| dGEMRIC | GAG | 造影剂使用量加倍，不在医疗保险范围内，成像需要数小时 |
| gag-CEST（图 2-25D） | GAG pH | 必须对 B0 不均匀性进行校正 3 T 下检测能力低 |

注：GAG—糖胺聚糖（引用自 Gold 等的文献，有改动）。

Baum T, Joseph GB, Arulanandan A, et al: Association of magnetic resonance imaging-based knee cartilage T2 measurements and focal knee lesions with knee pain: data from the Osteoarthritis Initiative. Arthritis Care Res 2012; 64: 248-255.

Mosher TJ, Liu Y, Yang QX, et al: Age dependency of cartilage magnetic resonance imaging T2 relaxation times in asymptomatic women. Arthritis Rheum 2004; 50: 2820-2828.

Kijowski R, Blankenbaker DG, Munoz Del Rio A, et al: Evaluation of the articular cartilage of the knee joint; value of adding a T2 mapping sequence to a routine MR imaging protocol. Radiology 2013; 267: 503-513.

Gold GE, Chen CA, Koo S, et al: Recent advances in MRI of articular cartilage. AJR Am J Roentgenol 2009; 193: 628–638.

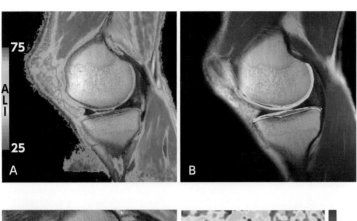

图2-23 T2 Mapping

原图像（A）与软骨放大像（B）。通过多回波自旋回波序列测算各像素的T2值并进行色彩编码（A）。对软骨部分半自动放大（B）

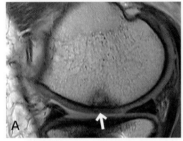
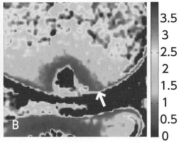

图2-24 T2* Mapping

质子密度加权像（A）与T2* Mapping（B）。股骨内侧髁存在软骨变性（图A箭头）。T2* Mapping中也可见除软骨外的软骨下骨等T2值超短区域的信号（图B箭头）

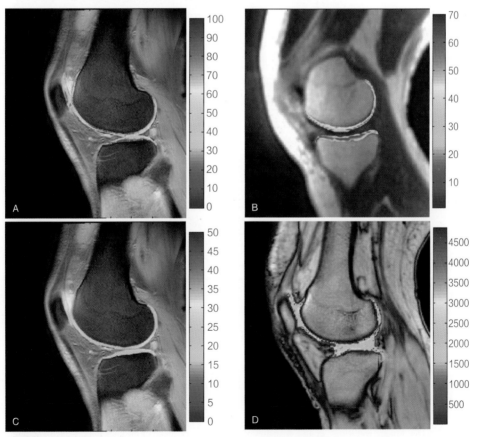

图2-25 T2 Mapping（A）、T2* Mapping（B）、T1ρ Mapping（C）及gag-CEST（D）图像

图像由笔者所在医院的相关机构提供，但T2 Mapping以外的图像在临床上的应用难度高

# ■ 本书采用的主要成像条件

1.5 T

层厚 3.0 ~ 3.5 mm，层间距 0.3 ~ 0.5 mm。

矢状面像 23 张，冠状面像及横断面像 18 张。

FOV 140 ~ 150 mm，矩阵 512×256 或 864×512。

与质子相近的中间图像（以下简称为质子密度加权像）

◆ 快速自旋回波序列（1300 ~ 2500）/（13 ~ 17），回波链长度 4 ~ 6（+DRIVE 等使水高信号化的脉冲）。

◆ 脂肪抑制质子密度加权像，在上述参数的基础上补充脂肪抑制（1–3–3–1 等水激励脉冲）※。

◆ T2* 加权像梯度回波（500 ~ 700）/（14 ~ 15），翻转角 25° ~ 30°。

◆ T2 加权像快速自旋回波序列（2500 ~ 3500）/（90 ~ 100），回波链长度 10 ~ 15。

◆ T1 加权像（仅限于对肿瘤、骨髓病变造影时）自旋回波序列（SE）（350 ~ 500）/（11 ~ 17）。

3.0 T

2D 图像

层厚 2.0 ~ 2.5 mm，层间距 0.2 ~ 0.3 mm。

矢状面像 26 ~ 30 张，冠状面像及横断面像 26 张。

FOV 150 mm，矩阵 864×512 或 1024×864。

◆ 质子密度加权像高速自旋回波序列（2400 ~ 2800）/（17 ~ 30），回波链长度 4 ~ 7（+DRIVE 等使水高信号化的脉冲）。

◆ 脂肪抑制质子密度加权像，在上述参数的基础上补充脂肪抑制（1–3–3–1 等水激励脉冲）※。

◆ T2 加权像、T1 加权像的成像条件与 1.5 T 时基本相同。

3D 图像

层厚 0.6 mm / −0.3 mm（重叠）。

矢状面像 280 张，冠状面及横断面再次成像，张数以适宜为度。

FOV 150 mm，矩阵 512×512（0.3 mm×0.3 mm×0.3 mm isovoxel）。

◆ 脂肪抑制 T2* 加权像 3D-GRE 19/7.0 + 13.3（第一次回波及第二次回波合计），脂肪抑制（1–3–3–1 等水激励脉冲）※。

※：流体敏感序列

# 第 3 章
# 前交叉韧带

# 3.1 解剖

- 前交叉韧带（anterior cruciate ligament，ACL）位于关节内（intraarticular）、滑膜囊外（extrasynovial structure）。

- 平均长度为 38 mm，宽度为 11 mm。呈螺旋状排列的纤维贯穿全长。

- 前交叉韧带的体积与身高成比例，男性前交叉韧带的体积比女性更大。

- 前交叉韧带主要由前内束（anteromedial bundle，AMB）与后外束（posterolateral bundle，PLB）构成（图 3-1）。在 MRI 中很少能同时看清这两条纤维束，但并非完全不能同时看到（图 3-2）。

- 前内束与膝关节屈曲时的稳定性相关，屈曲时容易断裂。后外束与膝关节伸展时的稳定旋转相关，伸展时容易断裂。

- 前内束构成前交叉韧带的前部（在矢状面像中容易看清），容易受伤，是重要的部位。

- 前交叉韧带在股骨髁间部由后外侧向前内侧斜行。

- 前交叉韧带在最大伸展位及 90° 屈曲位时张力增加，张力主要来源于前内束。45° 屈曲时较为松弛。

- 股骨附着处的前交叉韧带长度约为 23 mm，与胫骨附着处的韧带相比较短，且解剖学上较脆弱。滑雪运动造成的前交叉韧带损伤约 80% 发生在股骨附着处（图 3-3）。

- 在胫骨端，前交叉韧带呈扇形附着于胫骨棘（tibial spine）到内侧半月板前角之间，其在胫骨附着处的平均长度为 30 mm（比股骨附着处长）（图 3-4，2-13B）。

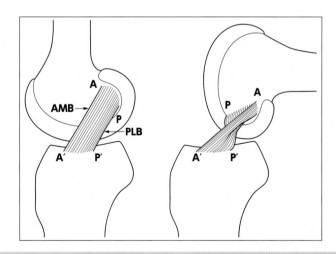

图3-1 前交叉韧带的两条纤维束（示意图）

前缘的前内束（AMB）与后缘的后外束（PLB）。前交叉韧带在最大伸展位及90°屈曲位时张力增加，张力主要来源于前内束，且该处较易受伤（根据Girgis 文献改编）

Fayad LM, Rosenthal EH, Morrison WB, et al: Anterior cruciate ligament volume: analysis of gender differences. J Magn Reson Imaging 2008; 27: 218-223.

Girgis FG, Marshall JL, Monajem A: The cruciate ligaments of the knee joint. Anatomical, functional and experimental analysis. Clin Orthop Relat Res 1975; 106: 216-231.

Kennedy JC, Weinberg HW, Wilson AS: The anatomy and function of the anterior cruciate ligament. J Bone Joint Surg 1974; 56: 223-235.

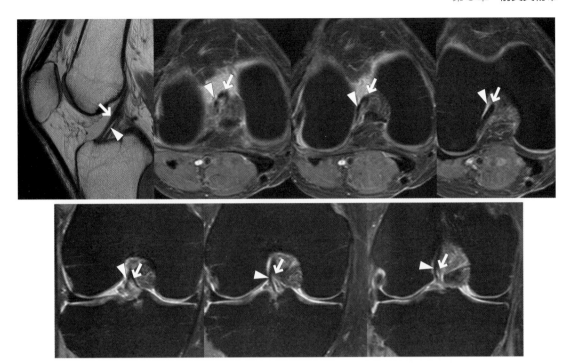

图3-2　前交叉韧带的两条纤维束

前交叉韧带的前内束（箭头）及后外束（三角箭头）。这两条纤维束的分离，时可见时不可见。两者多在胫骨附着处分开，但大部分情况下互相缠绕，共同附着于股骨上

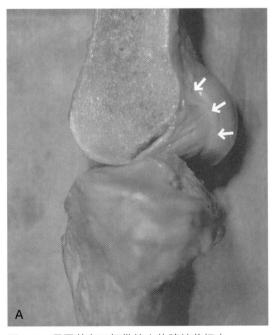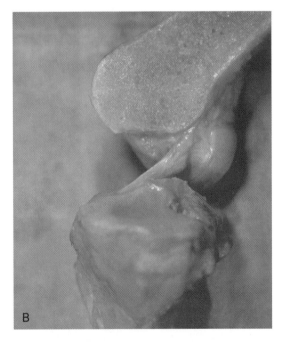

图3-3　暴露前交叉韧带的人体膝关节标本

伸展位（A）与轻度屈曲位（B）。前交叉韧带为带状韧带，在股骨髁间部斜向走行。在股骨附着处，韧带纤维末端在股骨外侧髁内侧平铺，附着处平坦宽阔（图A箭头）。膝关节屈曲时，前交叉韧带会脱离髁间窝顶，其与固定的股骨附着处形成的扭转，以长轴为中心加粗，更容易在MRI矢状面像中显示（B）

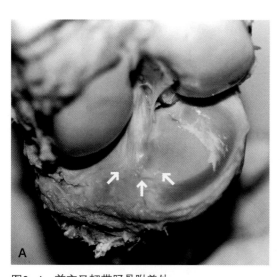
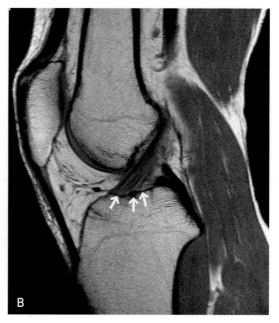

图3-4　前交叉韧带胫骨附着处

人体膝关节标本（A）与质子密度加权像（B）。韧带纤维在髁间隆起的前方呈扇形附着（箭头），因此结合牢固

# 3.2　正常前交叉韧带的磁共振图像

- 前交叉韧带起于股骨，止于胫骨，在髁间窝内呈缓和曲线走行。
- 在矢状面像中，前交叉韧带的前缘形态最平滑，在所有成像法中均呈低信号（图 3-5），与前内束的走行方向一致。
- 前交叉韧带前缘以外的中间及背侧部分呈轻微高信号。这是因为该处韧带纤维的走行密度低，且其中混有脂肪组织。
- 与后交叉韧带相比，前交叉韧带更容易表现为整体高信号。

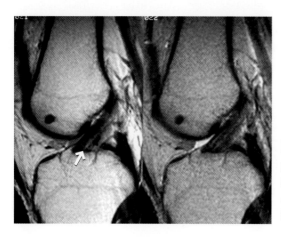

图3-5　正常的前交叉韧带

质子密度加权像（左，SE 2000/20），T2加权像（右，SE 2000/60）。前交叉韧带的前缘形态平滑，信号最低，与前内束走行方向一致。胫骨附着处附近由于存在脂肪组织等，表现为夹杂线状高信号（箭头）

# 3.3 前交叉韧带断裂的特征

- 前交叉韧带断裂在膝关节韧带损伤中很常见。
- 这是因为与后交叉韧带相比，前交叉韧带的纤维束较细，且其附着部位解剖形态脆弱。

---

**导致前交叉韧带受伤的动作**

❶ 膝关节屈曲、外翻、小腿外旋（滑雪事故最具代表性）。

❷ 膝关节过度伸展。

❸ 膝关节轻度屈曲位下的停顿、跳跃（特别是篮球、排球等非接触运动，在女性中尤其多见）。

---

- 女性发生前交叉韧带断裂的频率是男性的 4 ～ 8 倍，有学者指出这与女性激素相关。
- 典型症状为受伤者自述有砰然断裂音，且关节血肿迅速增大。60% ～ 80% 的关节血肿病例可见前交叉韧带断裂。合并骨折时，除关节血肿外还可观察到脂肪滴。
- 有些病例可在进行 MRI 检查时诊断为前交叉韧带断裂，其中包括不完全断裂、陈旧性断裂等情况，临床表现多样。

# 3.4 前交叉韧带完全断裂

- 韧带纤维束完全断裂。
- 约 70% 的完全断裂发生在前交叉韧带的中间部（图 3-6），约 20% 发生在股骨附着处（图 3-7）。
- 胫骨附着处的完全断裂较少。

## MRI表现

- 韧带纤维不连续。
- 前交叉韧带完全断裂较易诊断（正确诊断率在 90% 以上）。

Girgis FG, Marshall JL, Monajem A: The cruciate ligaments of the knee joint. Anatomical, functional and experimental analysis. Clin Orthop Relat Res 1975; 106: 216-231.

Wojtys EM, Huston LJ, Lindenfeld TN, et al: Association between the menstrual cycle and anterior cruciate ligament injuries in female athletes. Am J Sports Med 1998; 26: 614-619.

- 前交叉韧带断裂的特征是常在外侧股骨凹陷下方、胫骨平台背侧、股骨内侧髁边缘等处同时出现对吻性骨挫伤（kissing contusion）（详见后文，图3-26）等类型的骨挫伤（bone bruise）（图3-8）。

- 50%以上的前交叉韧带完全断裂伴有半月板断裂或复合韧带断裂。

- 特别是陈旧性前交叉韧带断裂病例，常伴内侧半月板断裂。

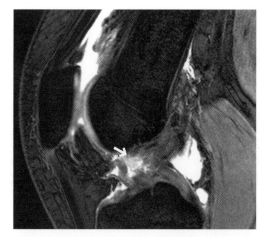

**图3-6 前交叉韧带完全断裂（韧带中间部）**

10~15岁男性，T2*加权像，前交叉韧带中间部连续性完全中断（箭头）

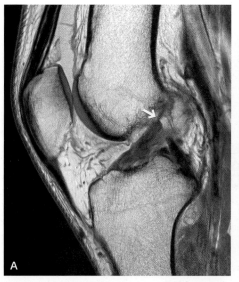
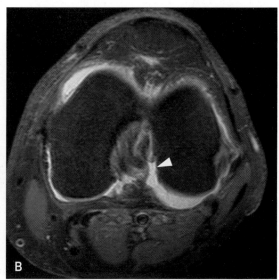

**图3-7 前交叉韧带完全断裂（股骨附着处）**

40余岁男性，质子密度加权像（A）和脂肪抑制质子密度加权横断面像（B）。A. 前交叉韧带股骨附着处连续性中断（箭头）。B. 需确认矢状面像、冠状面像、横断面像中股骨附着处均未显示前交叉韧带（三角箭头）

## ▌膝关节的体检试验①

- 前抽屉试验（anterior drawer test）→前交叉韧带
  膝关节屈曲90°，将小腿胫骨向前方提拉，检查前交叉韧带功能是否残存。

- 拉赫曼试验（lachman test）→前交叉韧带
  膝关节轻度屈曲，将小腿胫骨向前方提拉，判断前交叉韧带有无断裂。对于急性期疼痛的病例，该试验比前抽屉试验更有效。

- 轴移试验（pivot-shift test）→前交叉韧带
  在膝关节屈曲及伸展时施加外翻应力与内旋应力，检查前交叉韧带的断裂情况，阳性病例将出现错动脱位感或错动复位感。

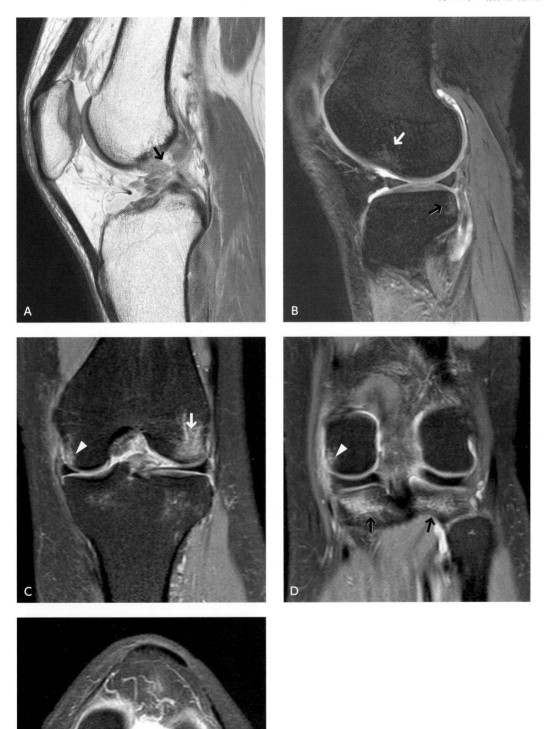

图3-8　前交叉韧带完全断裂伴骨挫伤

20余岁女性，质子密度加权像（A）、T2*加权像（B）、脂肪抑制质子密度加权冠状面像（C、D）以及脂肪抑制质子密度加权横断面像（E）。前交叉韧带中间部连续性中断（图A箭头），股骨外侧髁（白箭头）、胫骨平台背侧（黑箭头）以及股骨内侧髁边缘（三角箭头）同时出现骨挫伤

# 3.5 难以诊断的前交叉韧带部分断裂

- 前交叉韧带部分（不完全）断裂是指前内束或后外束中的一条，或一条纤维束中的一部分出现断裂。MRI 本就难以清晰地呈现这两条主要的纤维束，加之临床中不完全断裂的情况多于完全断裂，因此不完全断裂的定义较模糊，多数部分断裂被误诊为完全断裂。
- 很难通过 MRI 诊断前交叉韧带部分断裂。
- 前交叉韧带部分断裂多为前内束断裂。

## MRI表现

- 多数情况下，韧带纤维束表现连续。
- 可见细微的韧带内部高信号或韧带成角（angulation）。
- 急性期伴随水肿、出血、滑膜肿胀等症状时，常难以与完全断裂区分。

## 检查技巧

- 尽量在线圈内屈曲膝关节，以使前交叉韧带前缘与髁间窝顶分离，方可清晰成像（图3-9）。
- 尽量减小层厚，采用高分辨率图像。

---

**■ 调整体位的重要性**

　　使用常见的圆筒形线圈时，应在摆放体位时尽量使膝关节屈曲，以提升前交叉韧带的成像效果。此时可塞入适量的衬垫，让小腿不能移动，这一点非常重要。衬垫太少可能导致移动，太多则可能造成患者疼痛而难以坚持 20 分钟的检查，导致检查中断。检查前应向患者说明在检查中保持不动的重要性，尽量取得患者的理解。对于敏感易焦虑的患者，可在检查中多次询问情况。另外，并用脂肪抑制技术时，可使用调整磁场均匀度的衬垫，或将线圈尽量放置于接近磁场中心的位置。总而言之，检查前调整体位非常重要。

---

Yamato M, Yamagishi T: Can MRI distinguish between acute partial and complete anterior cruciate ligament tear? Nihon Igaku Hoshasen Gakkai Zasshi 1996; 56: 385-389.

Roychowdhury S, Fitzgerald SW, Sonin AH, et al: Using MR imaging to diagnose partial tears of the anterior cruciate ligament: value of axial images. AJR Am J Roentgenol 1997; 168: 1487-1491.

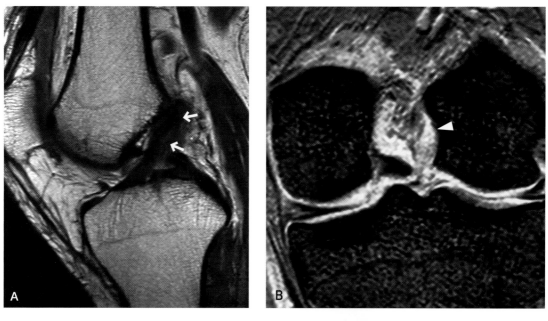

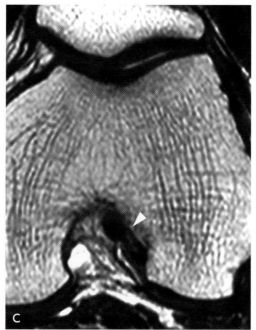

图3-9　前交叉韧带部分断裂

50余岁男性，质子密度加权像（A）、T2*加权冠状面像（B）和T2加权横断面像（C）。矢状面像显示股骨附着处前交叉韧带边缘不清晰（图A箭头），疑出现损伤，但仅凭这点难以诊断为前交叉韧带断裂。通过冠状面像与横断面像可见股骨附着处韧带内局限性高信号，由此诊断为部分断裂（图B、C三角箭头）

# 3.6  前交叉韧带急性断裂

- 前交叉韧带急性断裂是指受伤后数周内发生的断裂。

## MRI表现

- 韧带及周围组织水肿、连续性中断（图3-10、3-11）。
- 自受伤起至半年内，韧带内部持续出现线状高信号，表示间质撕裂（interstitial tear）。
- 股骨附着处断裂时，有时可见血肿、滑膜组织等堆积混杂（mass）的情况，此外，外侧髁出现部分容积效应。可通过轻度屈曲膝关节避免出现上述现象。
- 虽然难以与部分断裂区分，但前交叉韧带损伤很少被漏诊。

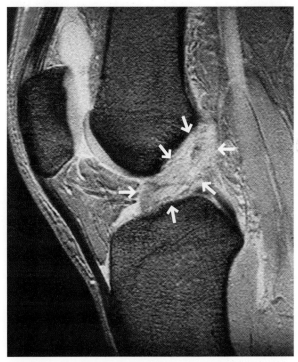

图3-10　急性期前交叉韧带断裂

15～20岁男性，T2*加权像，前交叉韧带连续性中断，全长均呈现明显水肿（箭头）

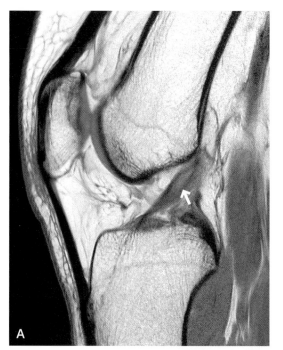

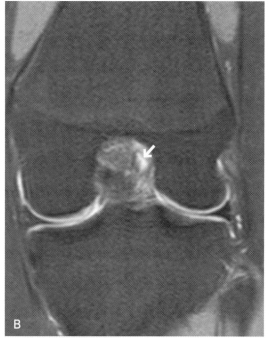

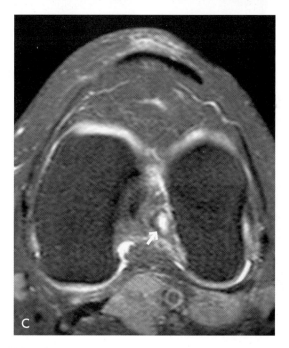

图3-11　急性期前交叉韧带部分断裂

15～20岁女性，2周前受伤。质子密度加权像（A）、脂肪抑制质子密度加权冠状面像（B）以及脂肪抑制质子密度加权横断面像（C）。前交叉韧带股骨侧的部分出现水肿，表现为高信号（箭头）

# 3.7 前交叉韧带急性断裂残端导致的伸膝障碍

- 前交叉韧带急性断裂的残端移位至髁间窝前方，会导致伸膝障碍。
- 结节状肿块位于髁间窝前方（类型1），或在前交叉韧带前方可见屈曲的舌状残端（类型2，图3-12、3-13）。
- 从组织学上来看，断裂或变形的前交叉韧带纤维出现了纤维化和炎症。
- 前交叉韧带重建术后造成伸膝障碍的膝前局限性纤维化（cyclops lesion）（参考图3-45），在前交叉韧带断裂后也会发生。

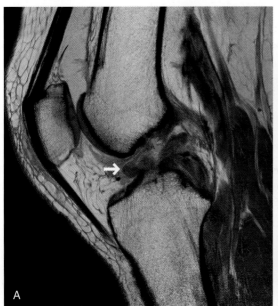

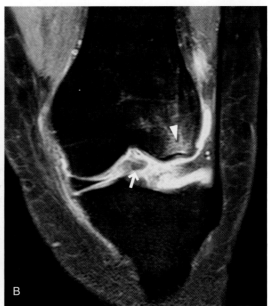

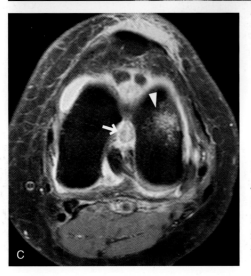

图3-12 前交叉韧带急性断裂的残端导致的伸膝障碍①

40余岁女性，1个月前出现前交叉韧带断裂。质子密度加权像（A）以及脂肪抑制质子密度加权冠状面像（B）和横断面像（C）。前交叉韧带完全断裂（图A绿箭头），髁间窝前方的前交叉韧带残端连续，可见块状软组织低信号（图A～C箭头）。前交叉韧带断裂伴外侧股骨凹陷下方骨挫伤（图B、C三角箭头）

● 另外，即便没有达到伸膝障碍的程度，前交叉韧带部分断裂（大部分是前内束）也可能造成前交叉韧带前方形成被称为 bell-hammer tear 的突出肿块阴影。

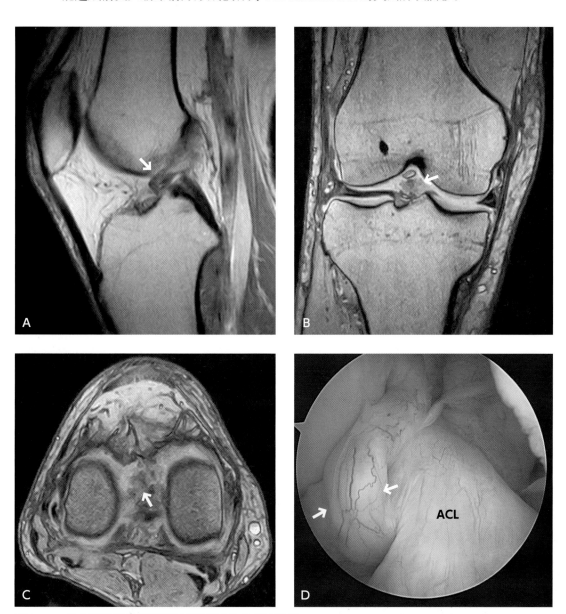

**图3-13　前交叉韧带急性断裂的残端导致的伸膝障碍②**

30余岁男性，数日前发生前交叉韧带部分断裂，出现伸膝障碍。质子密度加权像（A）、T2\*加权冠状面像（B）和横断面像（C）以及关节镜图像（D）。髁间窝前方可见块状软组织（图A～C箭头）。关节镜中可见前交叉韧带旁出现软组织肿块（图D箭头）

Huang GS, Lee CH, Chan WP, et al: Acute anterior cruciate ligament stump entrapment in anterior cruciate ligament tears; MR imaging appearance. Radiology 2002; 225: 537-540.

Runyan BR, Bancroft LW, Peterson JJ, et al: Cyclops lesions that occur in the absence of prior anterior ligament reconstruction. Radiographics 2007; 27: e26.

Lefevre N, Naouri JF, Bohu Y, et al: Sensitivity and specificity of bell-hammer tear as an indirect sign of partial anterior cruciate ligament rupture on magnetic resonance imaging. Knee Surg Sports Traumatol Arthrosc 2014; 22: 1112-1118.

# 3.8 前交叉韧带陈旧性断裂

- 受伤 8 周以上即为陈旧性断裂，此时韧带表现出的特征多种多样。

## 韧带缺损

- 损伤的韧带逐渐被吸收，受伤多年后髁间窝的韧带纤维完全消失的病例有很多（图3-14）。诊断通常无异议。

## 连续性中断的索状物

- 残留韧带表现为索状。
- 由于股骨附着侧的断裂较常见，因此韧带在胫骨侧残留的情况较多（图3-15）。
- 前交叉韧带血供丰富，因此股骨断端常与后交叉韧带粘连（图3-16、3-17）。当前交叉韧带在髁间窝顶与后交叉韧带粘连时，如仅通过矢状面像诊断，容易将其误诊为正常韧带。残留韧带有时也会粘连在髁间窝顶（图3-18）。

## 过长的索状物

- 髁间窝索状物为连续性的，但过长（图3-19A）。
- 被称为纤维瘢痕桥（bridging fibrous scar）的瘢痕组织替代了断裂的韧带（图3-19B）。

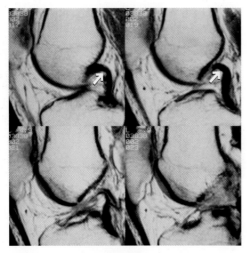

图3-14 前交叉韧带陈旧性完全断裂

30余岁男性，受伤后约2年，4张连续的质子密度加权像。股骨髁间部仅残留少量索状物，前交叉韧带完全消失，表现为陈旧性完全断裂。后交叉韧带屈曲呈锐角（箭头），是前交叉韧带断裂的二级表现

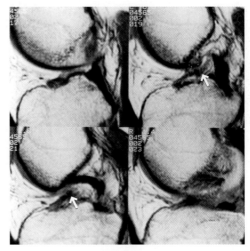

图3-15 胫骨侧的残留韧带

20余岁女性，4张连续的质子密度加权像。仅可见胫骨附着处残留的短韧带（箭头）

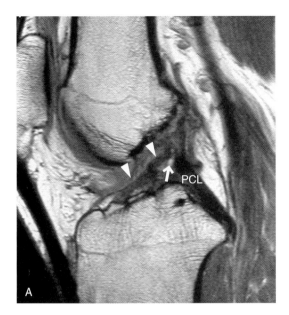

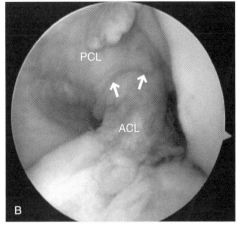

**图3-16　与后交叉韧带粘连的残留韧带①**

20余岁男性，质子密度加权像（A）及关节镜图像（B）。前交叉韧带（ACL）的残留韧带（箭头）在低位走行，股骨侧的断端与后交叉韧带（PCL）粘连（三角箭头）

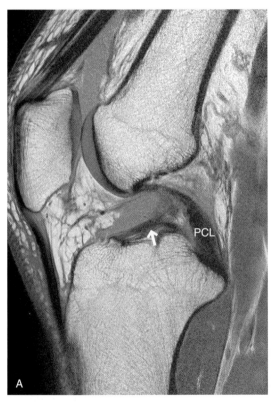

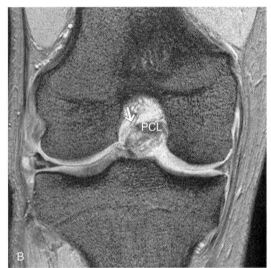

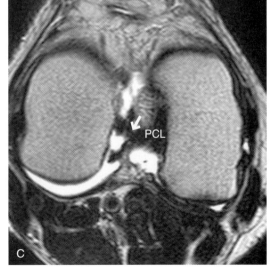

**图3-17　与后交叉韧带粘连的残留韧带②**

20余岁男性，2个月前受伤。质子密度加权像（A）、T2*加权冠状面像（B）和T2加权横断面像（C）。矢状面像中可见前交叉韧带的残留韧带在低位走行（图A箭头），冠状面像与横断面像中可见韧带断端与后交叉韧带（PCL）粘连（图B、C三角箭头）

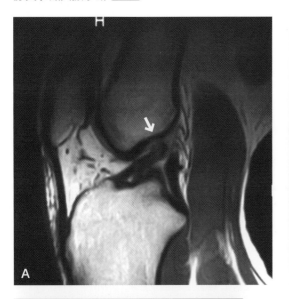
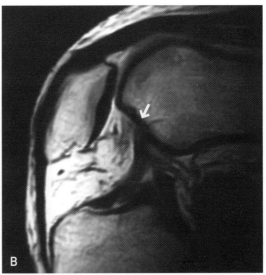

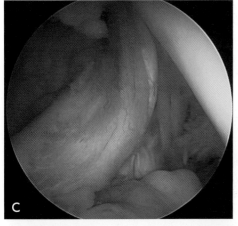

**图3-18　粘连于髁间窝顶的残留韧带**

15～20岁男性，质子密度加权像伸展位（A）、屈曲位（B）以及关节镜图像（C）。屈曲位中韧带与髁间窝顶的粘连（图A、B箭头）清晰可见。关节镜中可见不正常弯曲的残留韧带（C）

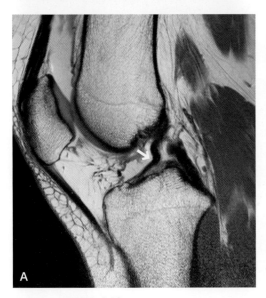
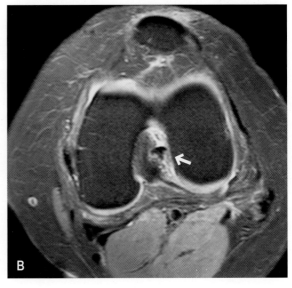

**图3-19　纤维瘢痕桥**

20余岁男性，5年前受伤后出现膝关节打软的症状。质子密度加权像（A）和脂肪抑制质子密度加权横断面像（B）。髁间窝索状物连续但屈曲变形（图A箭头）。横断面像中其尺寸较小（图B箭头），可判断该部位为代替韧带的瘢痕组织

- 请注意，未见明显延长时，纤维瘢痕桥表现与正常韧带一致（即假韧带）（图 3-20）。

---

**陈旧性前交叉韧带断裂形成的与正常韧带表现一致的假韧带**

❶ 在高位处与后交叉韧带粘连的残留韧带。

❷ 残留纤维几乎贯通全长。

❸ 纤维瘢痕桥轻微弯曲。

---

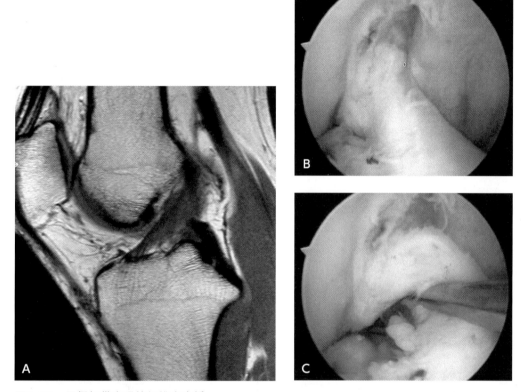

图3-20　呈假韧带表现的纤维瘢痕桥

20余岁男性，质子密度加权像（A）及关节镜图像（B、C）。MRI中可见髁间窝顶的索状物连续性良好，其表现与正常前交叉韧带十分相似。关节镜图像中，乍看也表现正常（B），但仔细探查时发现其并非正常韧带（C）

# 3.9　前交叉韧带变形

- 由于年龄增长或轻度外伤等，前交叉韧带内部可能出现黏液样变性。

- 青年和儿童也会出现黏液样变性。

- 严重变性时前交叉韧带水肿，整体呈高信号，可见部分韧带纤维的走行状似芹菜茎，故称为芹菜茎状前交叉韧带（图 3-21）。

- 有时会发生囊性变，形成韧带腱鞘囊肿（参考第12章）。
- 黏液样变性与韧带腱鞘囊肿合并的情况很常见，但这不影响膝关节的稳定性（图3-22、3-23）。

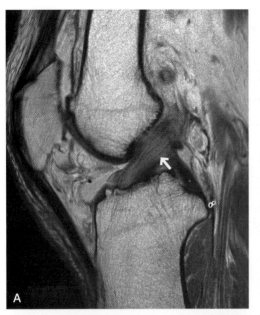
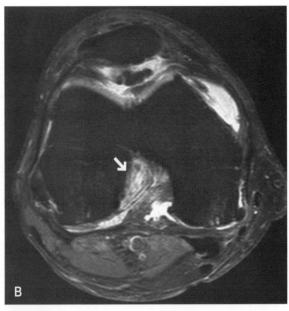

图3-21 芹菜茎状前交叉韧带（前交叉韧带的黏液样变性）

70余岁女性，质子密度加权像（A）和脂肪抑制质子密度加权横断面像（B）。前交叉韧带整体肿胀，表现为高信号（黏液样变性），可见部分韧带纤维的走行与"芹菜茎"相似（箭头）

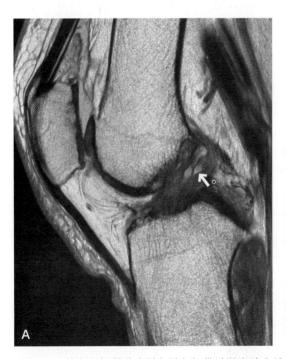
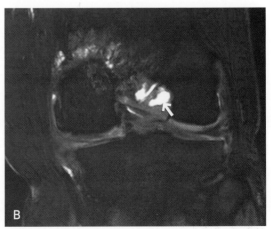

图3-22 前交叉韧带黏液样变性与韧带腱鞘囊肿合并

70余岁女性，质子密度加权像（A）和脂肪抑制T2*加权冠状面像（B）。前交叉韧带整体肿胀，高信号化（黏液样变性）的一部分韧带合并腱鞘囊肿（箭头），膝关节无不稳定表现

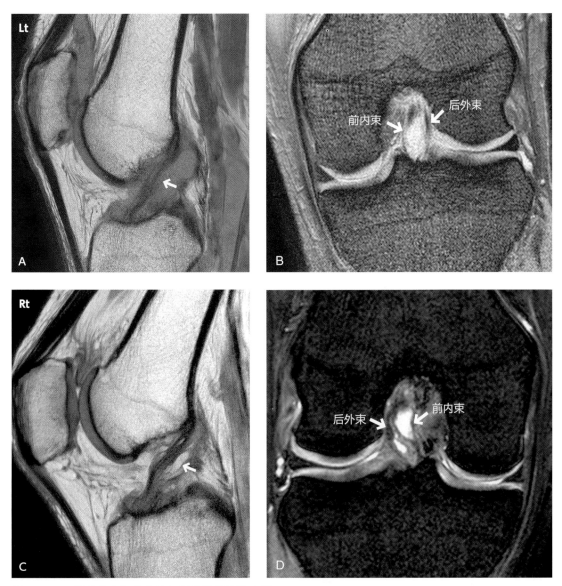

图3-23 双膝前交叉韧带变性与韧带腱鞘囊肿合并

30余岁女性，左膝和右膝的质子密度加权像（A、C）以及左膝和右膝的脂肪抑制T2*加权冠状面像（B、D）。双膝前交叉韧带肿胀，两条主要纤维束（前内束与后外束）之间合并韧带腱鞘囊肿

Bergin D, Morrison WB, Carrino JA, et al: Anterior cruciate ligament ganglia and mucoid degeneration; coexistence and clinical correlation. AJR Am J Roentgenol 2004; 182: 1283-1287.

# 3.10 前交叉韧带断裂的二级表现

- 膝关节 MRI 检查中，前交叉韧带的成像是诊断的首要依据，但其二级表现有时也可辅助诊断。常见的二级表现如下。

  ① 胫骨前移：前交叉韧带有防止胫骨向前移位的作用，因此前交叉韧带出现功能障碍时胫骨会向前移位。根据使用机型的线圈形状、检查时固定膝关节的方法不同，诊断标准也会略有差异，但股骨外侧髁的中间层面与胫骨后缘之间的距离超过 5.0 mm 可作为诊断标准之一（图 3-24）。

  ② 后交叉韧带弓形弯曲（PCL bowing）：与①所述表现相关，后交叉韧带呈锐角弯曲（后交叉韧带弓形弯曲）也是前交叉韧带断裂的二级表现（图 3-25）。

  ③ 骨挫伤：由于前交叉韧带失去阻止胫骨前移的作用，因此股骨，特别是外侧髁与胫骨平台后方会发生直接摩擦（图 3-26）。此时，骨内部会出现被称为骨挫伤的细微骨折的图像，可见微量出血、骨水肿的表现（也称为对吻性骨挫伤）。但对于韧带具有伸展性的青少年，出现上述表现时不一定是前交叉韧带断裂所致。另外，有病例因此出现较深的股骨外侧髁压迹（图 3-27）。

  ④ Segond 骨折：外侧关节囊的胫骨平台外侧撕脱性骨折称为 Segond 骨折，常伴发前交叉韧带断裂（伴发率几乎为 100%）（参考第 6 章）。

  ⑤ 包括半膜肌肌腱附着处撕裂在内的内侧胫骨平台背侧损伤（图 3-28，参考第 5 章）。

---

### ▌前交叉韧带断裂的二级表现

❶ 前抽屉征（外侧 > 5 mm）。

❷ 后交叉韧带弓形弯曲。

❸ 股骨外侧髁与胫骨平台后的骨挫伤。

❹ Segond 骨折。

❺ 半膜肌肌腱附着处撕脱性骨折。

---

Gentili A, Seeger LL, Yao L, et al: Anterior cruciate ligament tear; indirect signs at MR imaging. Radiology 1994; 193: 835-840.

Brandser EA, Riley MA, Berbaum KS, et al: MR imaging of anterior cruciate ligament injury; independent value of primary and secondary signs. AJR Am J Roentgenol 1996; 167: 121-126.

Prince JS, Laor T, Bean JA: MRI of anterior cruciate ligament injuries and associated findings in the pediatric knee; changes with skeletal maturation. AJR Am J Roentgenol 2005; 185: 756-762.

Cobby MJ, Schweitzer ME, Resnick D: The deep lateral femoral notch; an indirect sign of a torn anterior cruciate ligament. Radiology 1992; 184: 855-858.

Chan KK, Resnick D, Goodwin D, et al: Posteromedial tibial plateau injury including avulsion fracture of the semimembranous tendon insertion site; ancillary sign of anterior cruciate ligament tear at MR imaging. Radiology 1999; 211: 754-758.

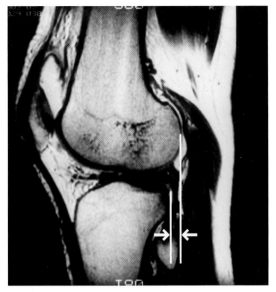

**图3-24　胫骨前移**

矢状面中间层面股骨外侧髁与胫骨后缘之间的距离（箭头之间）超过5.0 mm时，前交叉韧带功能障碍的可能性较高

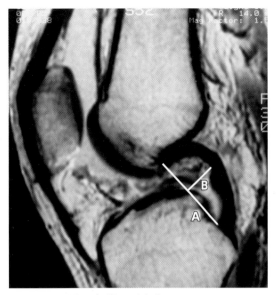

**图3-25　后交叉韧带弓形弯曲**

后交叉韧带屈曲也是二级表现之一。学界提出了各种测量方法

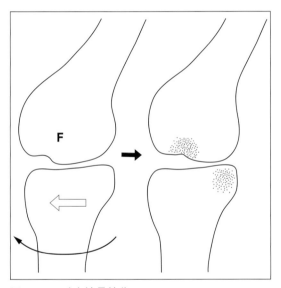

**图3-26　对吻性骨挫伤**

如果同时施加将小腿向前方拖拽的外力（⇦）与内旋力（⤸），则前交叉韧带断裂的风险增大。股骨外侧髁压迹（F）上方与胫骨平台后方可见骨损伤（点阵区域）

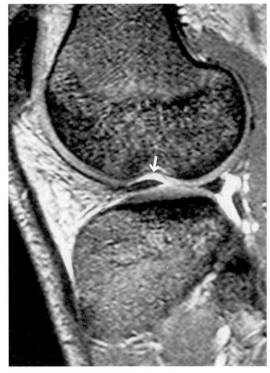

**图3-27　较深的股骨外侧髁压迹**

15～20岁男性。前交叉韧带完全断裂，应用MTC技术的T2*加权像（与图2-22B相同）。股骨外侧髁压迹可见较深的关节软骨缺损（箭头，参考图3-46）

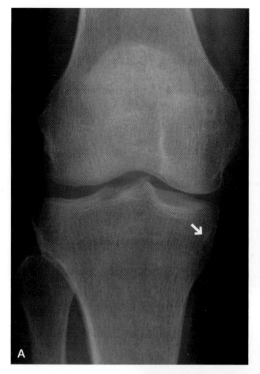
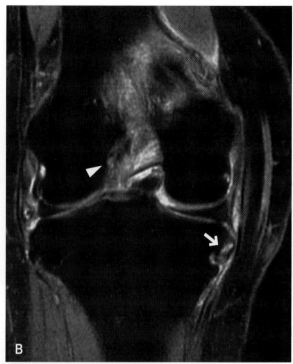
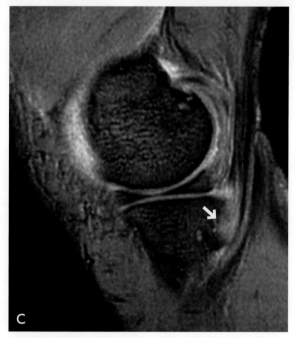

**图3-28　半膜肌肌腱附着处的撕脱性骨折**

60余岁女性，正位X线片（A）、脂肪抑制质子密度加权冠状面像（B）及T2*加权像（C）。可见内侧胫骨平台背侧的半膜肌肌腱附着处出现撕脱性骨折（箭头），前交叉韧带断裂（三角箭头）

# 3.11　胫骨髁间嵴骨折

- 前交叉韧带在胫骨附着处呈扇形散开，牢固地附着于髁间嵴前侧（图 3-4）。
- 骨强度未发育成熟的青少年容易因过度伸展等造成胫骨髁间嵴撕脱性骨折。
- 临床表现与前交叉韧带断裂相似。
- 临床中常用 Meyers-Mckeever 分类法评价撕脱骨块的位置（图 3-29）。
- Meyers-Mckeever 分类达到 3 型以上者，即撕脱骨块游离时，适宜进行手术治疗（图 3-30）。
- 前交叉韧带股骨附着处发生撕脱性骨折的情况罕见（图 3-31）。

## MRI要点

- X 线片中撕脱骨块显示不明确时，需通过 MRI 确认撕脱骨块的大小、位置。
- 检查前交叉韧带是否有实质性损伤。
- 损伤造成的骨髓水肿程度轻，且呈局限性（图 3-32）。

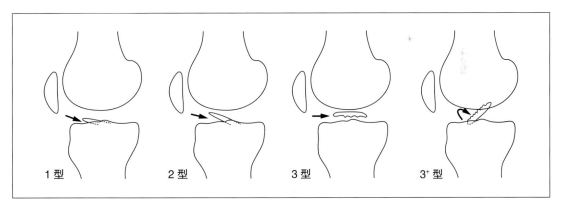

图3-29　胫骨髁间嵴骨折

Meyers-Mckeever 分类图解。1型：撕脱骨块轻度移位，仅前端上浮。2型：骨块有移位，但骨块后侧仍与胫骨髁间嵴相连。3型：骨块游离。3⁺型：骨块翻转

（引自Meyers等的文献）

Meyers MH, Mckeever FM: Fractures of intercondylar eminence of the tibia. J Bone Joint Surg Am 1959; 41-A: 209-222.

Prince JS, Laor T, Bean JA: MRI of anterior cruciate ligament injuries and associated findings in the pediatric knee: changes with skeletal maturation. AJR Am J Roentgenol 2005; 185: 756-762.

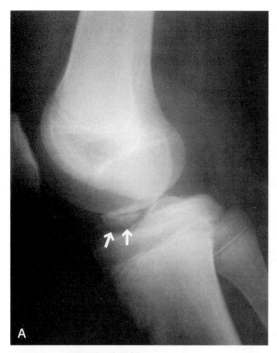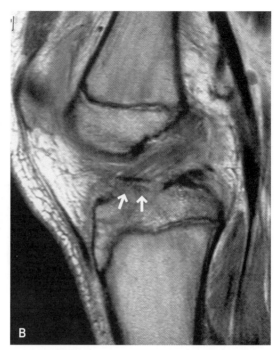

图3-30　胫骨髁间嵴骨折

13岁男童，侧位X线片（A）和质子密度加权像（B）。骨强度未发育成熟的青少年容易因过度伸展等造成前交叉韧带附着处的胫骨髁间嵴撕脱性骨折。撕脱的骨块头侧游离（箭头），表现为Meyers-Mckeever分类3型。通过MRI可确认撕脱骨块的大小和位置，并可检查前交叉韧带有无实质性损伤

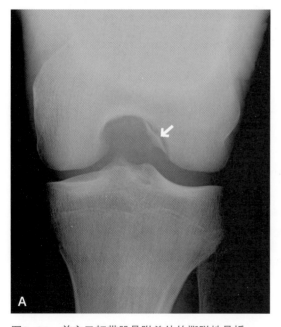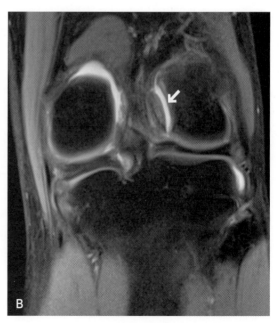

图3-31　前交叉韧带股骨附着处的撕脱性骨折

20余岁男性，正位X线片（A）、脂肪抑制质子密度加权冠状面像（B）、脂肪抑制质子密度加权横断面像（C）及T2*加权像（D）。前交叉韧带整体肿胀，表现为高信号（图D三角箭头）。股骨附着处可见撕脱骨块，中间存在关节液（箭头）

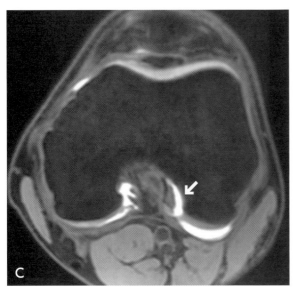
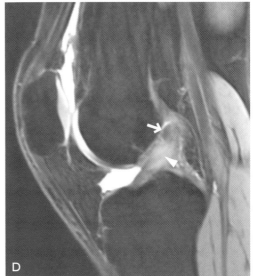

图3-31（续）　前交叉韧带股骨附着处的撕脱性骨折

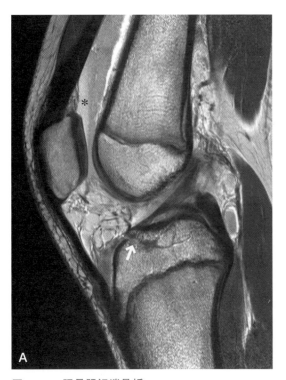
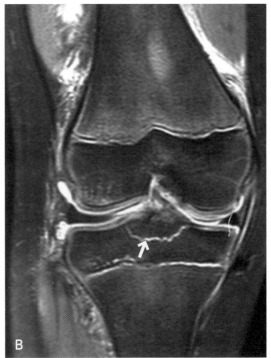

图3-32　胫骨髁间嵴骨折

9岁女童，质子密度加权像（A）和脂肪抑制质子密度加权冠状面像（B）。撕脱（脱离）骨块几乎没有移位，仅前端上浮，表现为Meyers-Mckeever分类1型（箭头）。有关节出血（*），骨折线周围骨髓水肿几乎不可见

# 3.12 前交叉韧带重建术

- 前交叉韧带重建术的适应证范围需考虑韧带的损伤程度及伴发的功能丧失、患者年龄及生活方式、对体育活动的要求程度、其他韧带及半月板是否损伤等多种因素。

- 应在受伤 3 周后，炎性变化消失后实施重建术。

- 多采用不打开关节囊，直接在关节镜下手术的方式（图 3-33 ）。

- 根据重建所需移植组织的部位不同，手术方式多样，但以下两种为主流手术方式。
  ①利用半腱肌与股薄肌的肌腱（semitendinosus-gracilis tendon，ST/G ）（图 3-34 ）。
  ②利用骨 - 髌腱 - 骨（bone-patellar-tendon-bone，BPTB ）法。

- 在股骨、胫骨建立骨隧道，模拟原前交叉韧带走行，将移植肌腱固定在髁间部。

- 近年，学界也提倡模拟两条主要纤维束（前内束和后外束）的走行，重建两条移植肌腱的方法（图 3-35 ）。

- 移植肌腱的固定方法有固定锚钉、内置纽扣、螺钉等。

- 实施重建术的要点是韧带的等距及预防韧带撞击。

- 重建韧带的等距指在膝关节伸展及屈曲的过程中，骨隧道内口距离不变。因此，股骨与胫骨骨隧道位置的设定尤其重要。

- 若胫骨骨隧道开口位置偏前，则股骨髁间部前端间隙变窄，易造成重建韧带撞击。此外，由于前端存在骨棘，当股骨髁间窝狭窄时，需进行髁间窝成形术（notchplasty）

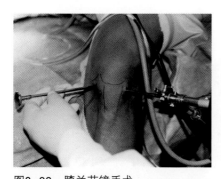

**图3-33 膝关节镜手术**
从髌骨肌腱两侧内外打孔，称为portal，由此插入关节镜及探针。行前交叉韧带重建术时还需打开胫骨、股骨骨隧道，以切开术取胭绳肌肌腱、髌腱

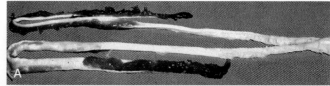

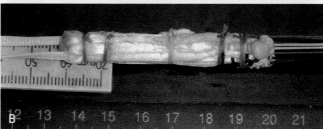

**图3-34 利用半腱肌与股薄肌肌腱的韧带重建**
A. 取半腱肌（长者）与股薄肌的肌腱。B. 将半腱肌的肌腱折为4股，股薄肌的肌腱折为2股，捆扎制作成移植肌腱

McCauley TR: MR imaging evaluation of the postoperative knee. Radiology 2005; 234: 53-61.

White LM, Kramer J, Recht MP: MR imaging evaluation of the postoperative knee; ligaments, menisci, and articular cartilage. Skeletal Radiol 2005; 34: 431-452.

Zbojniewicz AM, Meyers AB, Wall EJ: Post-operative imaging of anterior cruciate ligament reconstruction techniques across the spectrum of skeletal maturity. Skeletal Radiol 2016; 45: 517-530.

削除骨组织。

- 理想状态是最大伸展位时，胫骨骨隧道应与 Blumensaat 线平行。
- 手术过程中残留的细小金属片及固定移植肌腱所用的骨钉会引起金属伪影，但很少对诊疗造成重大影响（图 3-36）。
- 术后移植肌腱会出现暂时性缺血坏死，但数周后会有滑膜被覆，数月后会再次形成血供，成纤维细胞开始增殖，胶原纤维开始增加。
- 以 BPTB 法行重建术时，因髌腱两侧存在骨块，能与骨孔周围骨建立牢固的初期固定力。但术后可能出现髌股关节紊乱、髌骨前侧疼痛、髌骨骨折等并发症（1% ~ 2%）。术后，髌腱中央部上下侧移取肌腱的部位会残留沟状不平整区域（图 3-37）。
- 原则上，骨骺线闭合前的青少年不适合施行前交叉韧带重建术，但可通过改变骨隧道的设置方法，将骨软骨损伤最小化。一种方法是在低位开股骨侧骨孔，避免接触骨骺线。此时可在股骨侧使用 endobotton 技术建立小隧道。无法避免接触骨骺线时，10% ~ 20% 的病例术后可见骨桥。其并发症表现为发育不全、移植肌腱松动、运动能力受限等。

---

**■ 前交叉韧带重建术的适应证**

- ◆ 前交叉韧带完全断裂。
- ◆ 日常活动中感到膝关节非常不稳定。
- ◆ 患者希望恢复体育运动。
- ◆ 一般在骨骺线闭合后手术。

---

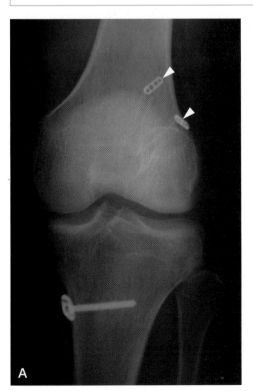

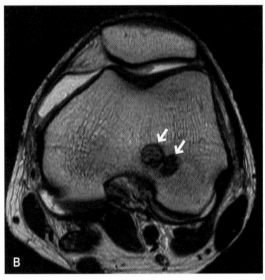

**图3-35　前交叉韧带双束重建术**

正位X线片（A）和T2加权横断面像（B）。模拟两条主要纤维束（前内束及后外束）的走行，开两条骨隧道（箭头），重建移植肌腱。股骨端多连于endobotton（三角箭头）上

# 3.13 重建韧带的 MRI 表现

- 韧带重建术后，正常的重建韧带在所有成像条件下均表现为均质低信号索状物。
- 重建韧带内部的 MR 信号一般在术后数月轻微增强，但由于再次形成血供及滑膜被覆，会在 18 ～ 24 个月内重新表现为低信号（图 3-36）。可频繁观察到信号变化，但这种变化未必与膝关节的不稳定或功能障碍相关（图 3-37、3-38）。
- 移植肌腱束间存在轻微高信号属于正常表现。

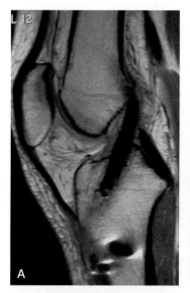 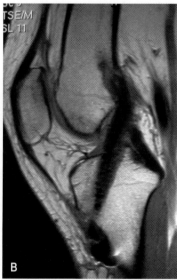 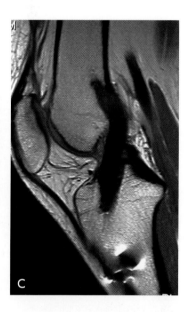

图3-36 前交叉韧带重建术

术后1个月（A）、3个月（B）、1年（C）的质子密度加权像。重建韧带在术后数月内可见轻度的均质性信号增强（B），但1年后表现为均质的低信号（C）。骨钉等可造成金属伪影，但很少对诊断造成较大影响

Schatz JA, Potter MG, Rodeo SA, et al: MR imaging of anterior cruciate ligament reconstruction. AJR Am J Roentgenol 1997; 169: 223-228.

Rak KM, Gillogly SD, Schaefer RA, et al: Anterior cruciate ligament reconstruction: evaluation with MR imaging. Radiology 1991; 178: 553-556.

Saupe N, White LM, Chiavaras MM, et al: Anterior cruciate ligament reconstruction grafts; MR imaging features at long-term follow-up—correlation with functional and clinical evaluation. Radiology 2008; 249: 581-590.

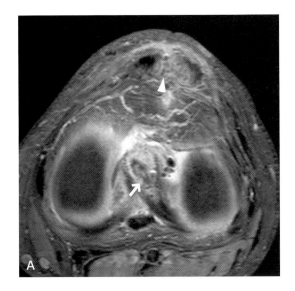

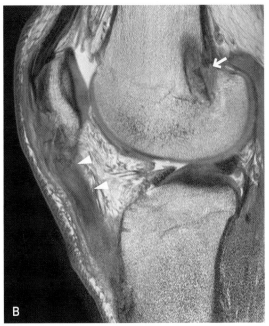

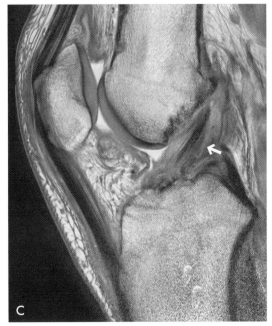

图3-37　基于BPTB法（髌腱移植）的前交叉韧带重建术

15～20岁男性，施行基于BPTB法的前交叉韧带重建术后3个月的脂肪抑制质子密度加权横断面像（A）和髌腱中央部（B）及两层偏中间部（C）的质子密度加权像。可见基于BPTB法重建的移植肌腱（箭头），在髌腱中央部的上下可见取肌腱时造成的沟状不平整区域（图A、B三角箭头）

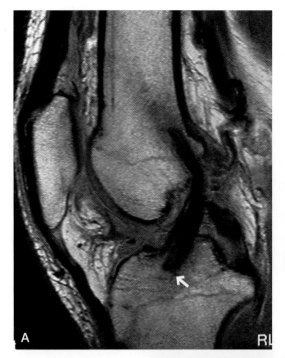
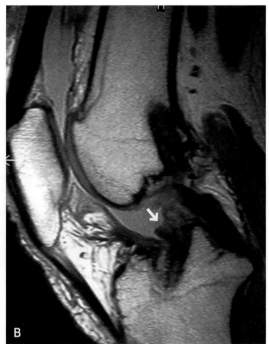

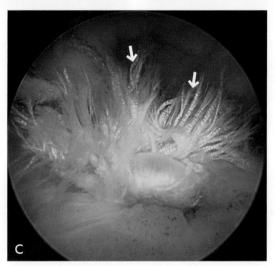

图3-38　前交叉韧带重建术与移植肌腱的断裂

术后2周（A）、6周（B）的质子密度加权像和关节镜图像（C）。仅胫骨骨隧道入口处有移植肌腱插入（图A箭头）。也有用固定带等固定以最大程度减少移取肌腱组织的方法。使用endobutton等技术可使股骨骨隧道及皮肤切口最小化，也可减少金属伪影。如移植肌腱断裂，髁间窝的走行部位表现为连续性中断的高信号（图B箭头），关节镜图像中可见纤维断裂（图C箭头）

# 3.14 重建韧带的再断裂及并发症

- 重建韧带再断裂表现为索状物连续性中断及内部高信号。

- 胫骨骨隧道开口偏前时，股骨髁间部下端更容易发生撞击，易再次断裂（图3-39）。

- 重建韧带未完全断裂，仅部分纤维束断裂时，可能出现韧带延长的现象（图3-40）。

- 胫骨的骨隧道多年后可能会扩大（图3-41）。一般来说，以BPTB法行重建术时胫骨骨孔直径为10 mm，以腘绳肌肌腱行重建术时骨孔直径为8 mm。术后3个月扩大，多年后缩小。

- 关于骨隧道扩大的成因有诸多说法，如坏死、异物反应、移植肌腱与骨组织缺乏相容性、关节液流入移植肌腱内等。

- MRI中可见与关节液同等信号强度的单房性或多房性液体潴留，这可能导致胫骨前（图3-42）、髁间窝或腘窝突出。

- 尚未证明骨孔扩大、囊肿形成与移植肌腱的断裂及不稳定性相关。

- 曾有病例在骨孔周围出现感染性肿胀（图3-43）。

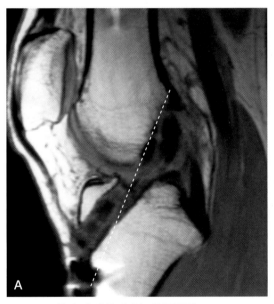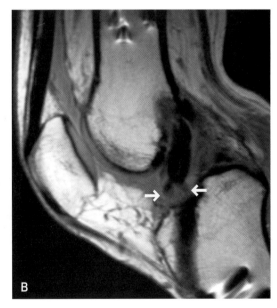

**图3-39 撞击造成的重建韧带再断裂**
伸展位（A）与屈曲位（B）质子密度加权像。伸展位时，胫骨骨隧道位于Blumensaat线（虚线）前方，该部位受撞击导致重建韧带断裂（箭头）

Horton LK, Jacobson JA, Lin J, et al: MR imaging of anterior cruciate ligament reconstruction graft. AJR Am J Roentgenol 2000; 175: 1091-1097.

McCauley TR: MR imaging evaluation of the postoperative knee. Radiology 2005; 234: 53-61.

Ghazikhanian V, Beltran J, Nikac V, et al: Tibial tunnel and pretibial cysts following ACL graft reconstruction; MR imaging diagnosis. Skeletal Radiol 2012; 41: 1375-1379.

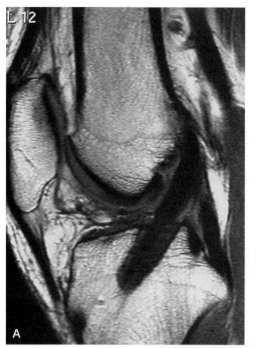
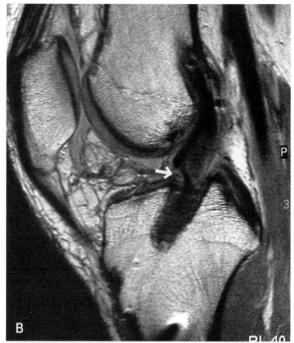
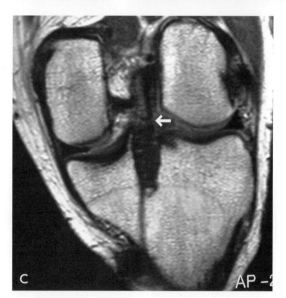

图3-40　重建韧带的部分损伤、弯曲

20余岁男性，术后6个月质子密度加权像（A）与术后1年的质子密度加权矢状面像（B）、冠状面像（C）。重建韧带在术后6个月表现正常，但在术后1年时表现为高信号与不自然的弯曲（箭头）

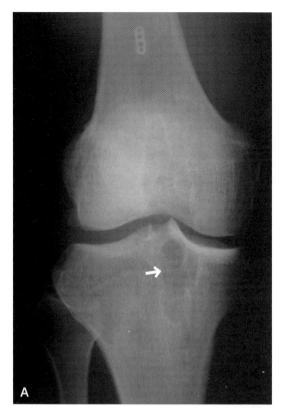
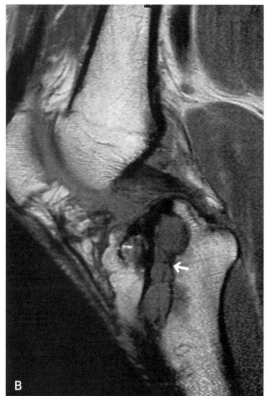
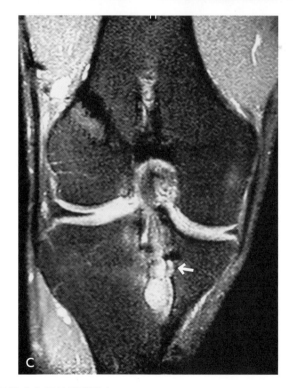

**图3-41 重建韧带的囊肿性变化及骨隧道扩大**

20余岁男性，术后3年6个月正位X线片（A）、质子密度加权像（B）及脂肪抑制质子密度加权冠状面像（C）。X线片下可见胫骨骨隧道扩大（图A箭头），MRI表现为囊肿样占位（图B、C箭头）

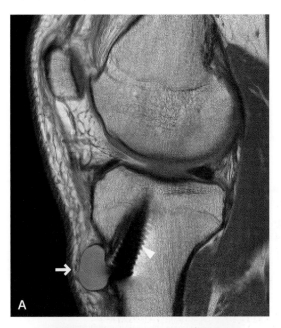

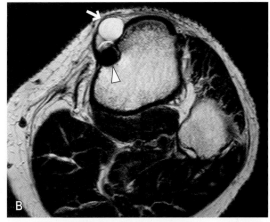

**图3-42　胫骨骨孔出口处形成囊肿**

40余岁男性，术后2年，可触到胫骨皮下肿块。A. 质子密度加权像。B. T2加权横断面像。胫骨出口处存在固定螺钉（三角箭头），其前方可见皮下囊肿（箭头）

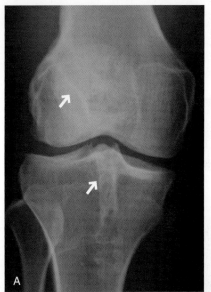

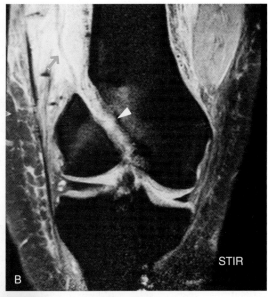

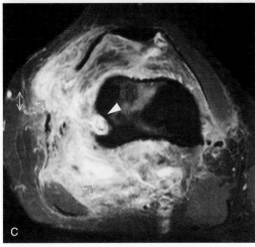

**图3-43　重建韧带周围感染**

30余岁女性，术后1年正位X线片（A）、STIR冠状面像（B）以及Gd造影剂增强脂肪抑制T1加权横断面像（C）。X线片中股骨与胫骨骨孔状似无异常（图A箭头），而MRI中可见呈增强信号的软组织与水肿性变化从股骨骨孔内部（图B、C三角箭头）及股骨骨孔出口处开始向周围进展（图B、C绿箭头）

# 膝前局限性纤维化（Cyclops 病变）

- 在重建韧带的胫骨骨孔入口部前方发生的纤维化增生，可能导致膝关节伸展障碍，这种症状被称为膝前局限性纤维化（Cyclops 病变）（图 3-44）。
- 纤维性增生的表现多样，既可能表现为轻度纤维化，也可能形成结节。
- 在各种成像条件下，膝前局限性纤维化常表现为可反映其纤维化的低到中的信号强度（图 3-45、3-46）。

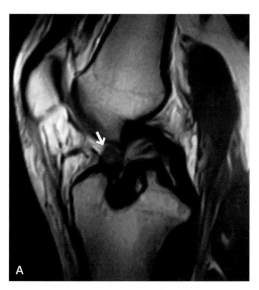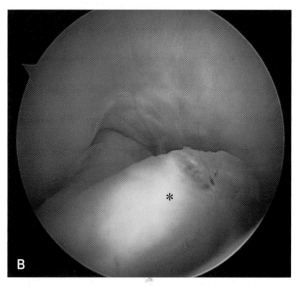

**图3-44　膝前局限性纤维化**

30余岁男性，前交叉韧带重建术后1年半出现膝关节伸展障碍，质子密度加权像（A）和关节镜图像（B）。胫骨骨孔前方可见纤维性增生（箭头、*）

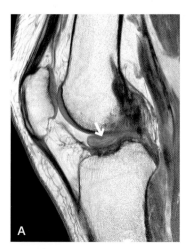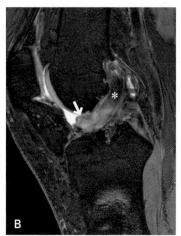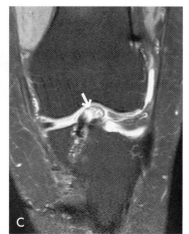

**图3-45　膝前局限性纤维化**

40余岁男性，前交叉韧带重建术后1年半，质子密度加权像（A）、T2*加权像（B）和脂肪抑制质子密度加权冠状面像（C）。在保持连续性的重建韧带（*）远段的前方、胫骨骨孔上方，可见表现为中间信号的软组织（箭头）

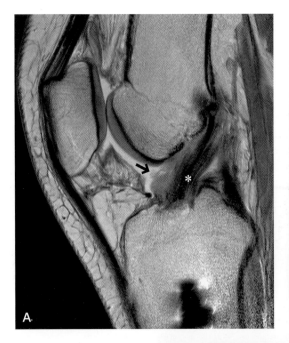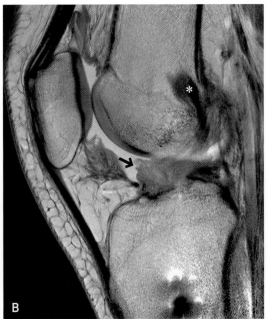

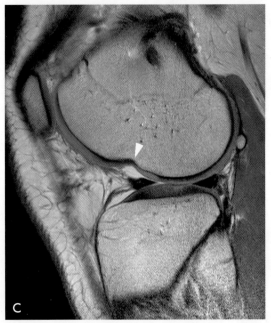

图3-46　膝前局限性纤维化前方的轻度增生

15～20岁男性，前交叉韧带重建术后1年，质子密度加权像（A～C）。重建韧带（*）远段前方的软组织呈中间信号（图A、B箭头），可见由前交叉韧带断裂引起的较深的股骨外侧髁压迹（图C三角箭头）

---

■ **什么是Cyclops病变?**

Cyclops，即独眼巨人，传说是希腊神话中的一个巨人族群，居住于西西里岛，能为宙斯锻造"雷霆"。用膝关节镜观察重建后的移植肌腱时，其突出的纤维性增生形似"独眼"，因此得名"Cyclops病变"。

# 3.15 髌下脂肪垫的关节镜术后变化

- 行膝关节镜时，至少需要经髌下脂肪垫做 2 条通路。术后该部位纤维化，形成瘢痕组织，逐渐被吸收。1 年后，在半数以上病例中，该症状消失（图 3-47）。
- 少数情况下，纤维性瘢痕在术后多年依然存在（图 3-48）。该瘢痕几乎不会引起任何功能障碍，但合并炎症时可能引发水肿。
- 如果髌下脂肪垫形成了大面积瘢痕组织，则可能造成膝关节伸展障碍或关节强直（图 3-49）。

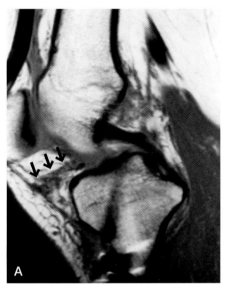 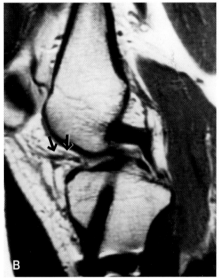

图3-47 行膝关节镜后髌下脂肪垫的纤维性瘢痕

20余岁女性，术后3个月（A）及术后1年（B）的质子密度加权像。髌下脂肪垫下的关节镜通路（箭头）形成瘢痕组织并逐渐被吸收

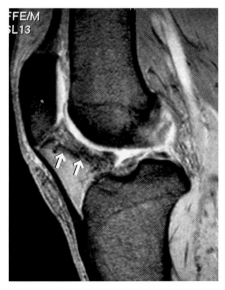

图3-48 关节镜术后4年仍可见的纤维性瘢痕

30余岁女性，T2*加权像。髌下脂肪垫内残留瘢痕化的关节镜通路（箭头）

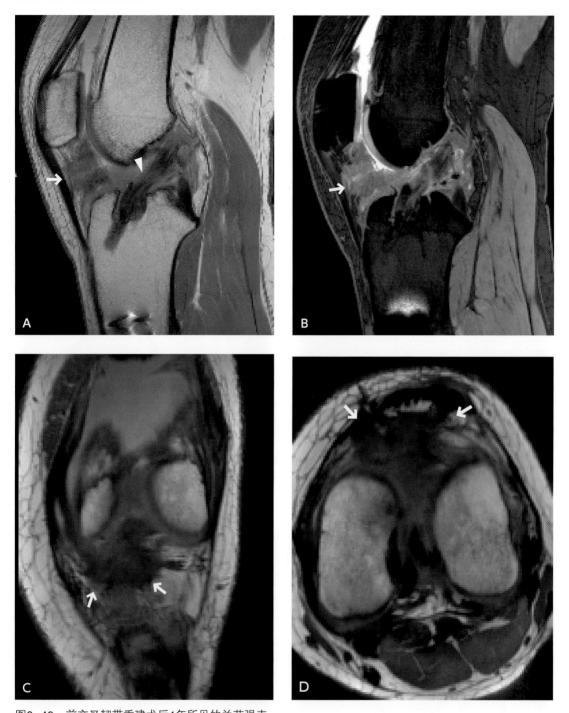

图3-49　前交叉韧带重建术后1年所见的关节强直

30余岁女性，质子密度加权像（A）、T2*加权像（B）以及质子密度加权冠状面像（C）和横断面像（D）。前交叉韧带重建后（图A三角箭头）在髌下脂肪垫内有大面积瘢痕组织形成（箭头）

McCauley TR: MR imaging evaluation of the postoperative knee. Radiology 2005; 234: 53-61.

Bradley DM, Bergman AG, Dillingham MF: MR imaging of cyclops lesions. AJR 2000; 174: 719-726.

# 3.16　前交叉韧带断裂的非手术治疗

- 针对骨骺线闭合前的青少年患者、活动量少的患者、自觉症状较少的患者，一般采取非手术方法治疗前交叉韧带的不完全断裂（图 3-50、3-51）。
- 从受伤早期阶段开始穿戴护具，积极增加运动负荷，以期修复损伤。
- 观察过程中可能发生继发性半月板或软骨损伤（图 3-52）。此外，发生再受伤、再断裂时，可行重建术。

---

### 专业运动员与普通人

专业运动员与普通人在诊断时的要求不同。对于专业运动员，膝关节障碍是"致命"的。即便是对于普通人来说只需在今后运动中多加注意的半月板微小断裂，对于运动员来说也是关乎"生死"的大事。实际上，用 MRI 图像向他们告知病情时，医师心情也很沉重。专业运动员需要过度使用膝关节，所以膝关节往往伤痕累累。有些运动员年纪轻轻就患上了退行性关节炎。所以对专业运动员膝关节处损伤的诊断困难重重，需要格外用心（这绝不代表对普通人的诊断就可以疏忽）。但如果运动员下定决心，表示即便在比赛中膝关节损坏也无妨，严格的影像学诊断标准就失去了意义，这非常令人遗憾。

---

Umans H, Wimpfheimer O, Haramati N, et al: Diagnosis of partial tears of the anterior cruciate ligament of the knee; value of MR imaging. AJR Am J Roentgenol 1995; 165: 893-897.

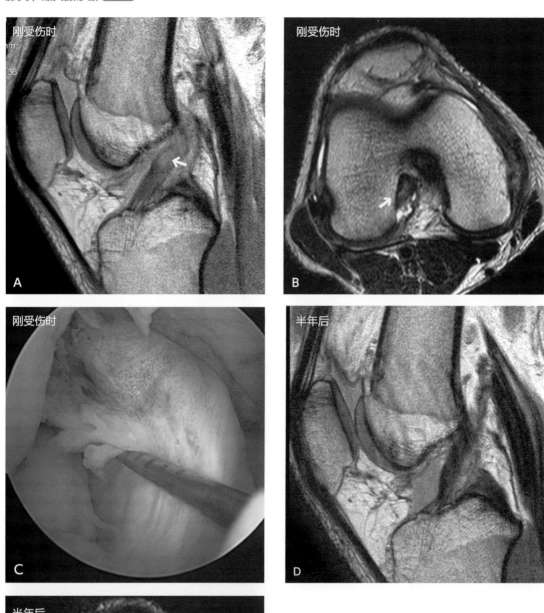

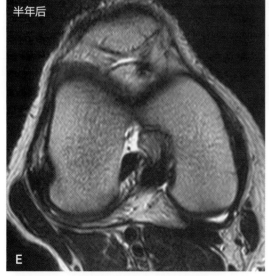

图3-50　前交叉韧带断裂的非手术治疗

15~20岁男性，刚受伤时与受伤半年后的质子密度加权像（A、D）和T2加权横断面像（B、E）以及刚受伤时的关节镜图像（C）。刚受伤时，前交叉韧带的股骨附着处附近表现为局限性高信号，表示存在不完全断裂（图A、B箭头）。关节镜下可见韧带略显松弛，但仍被覆滑膜（C）。非手术治疗半年后（D、E），韧带内部高信号消失，临床功能得以保留

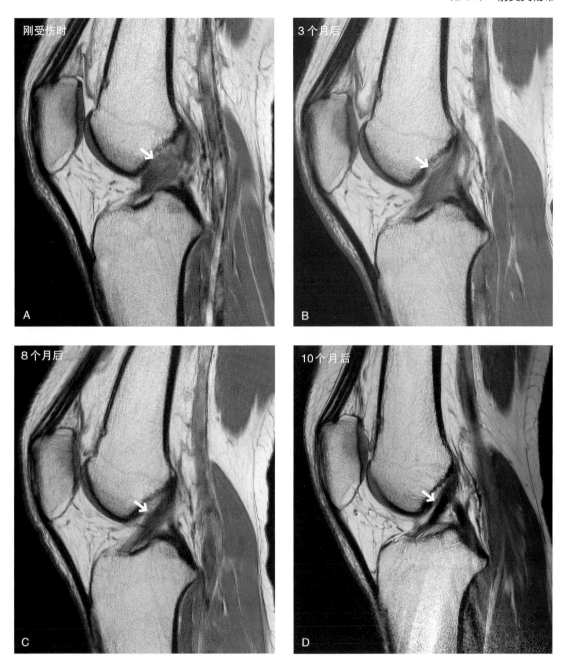

图3-51　前交叉韧带断裂的非手术治疗

40余岁女性，刚受伤时（A）和受伤3个月后（B）、8个月后（C）、10个月后（D）的质子密度加权像。刚受伤时前交叉韧带几乎全长都存在水肿性变化（图A箭头），之后逐渐消退（图B、C箭头），10个月后趋近正常（图D箭头），功能得以恢复

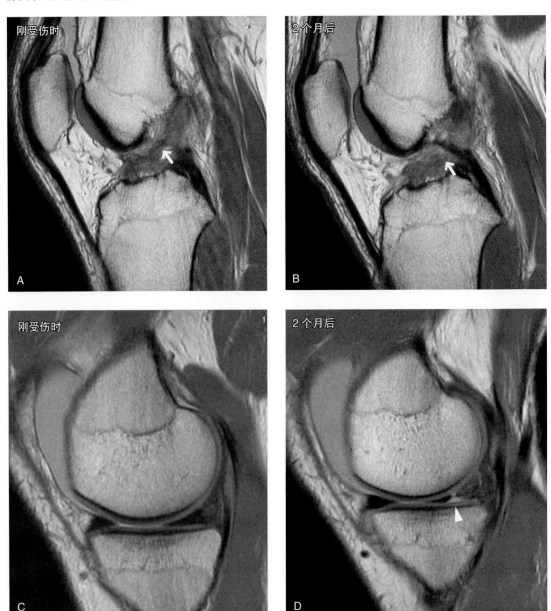

**图3-52　前交叉韧带断裂后发生半月板断裂**

20余岁男性，刚受伤时（A、C）和2个月后（B、D）的质子密度加权像，可见刚受伤时前交叉韧带完全断裂（图A箭头），2个月后没有大的变化（图B箭头），但内侧半月板后节出现新的断裂（图D三角箭头）

# 第 4 章
# 后交叉韧带

# 4.1 解剖

- 后交叉韧带（posterior cruciate ligament，PCL）与前交叉韧带一样，是位于关节内、滑膜囊外的结构。

- 平均长度为 38 mm，宽 13 mm。胫骨侧略细，部分埋于关节腔内。胫骨附着处位于关节面下方 1 cm 处。

- 后交叉韧带的宽度约为前交叉韧带的 2 倍，韧带张力约为其他韧带的 2 倍以上，血供丰富。

- 与前交叉韧带一样，后交叉韧带也由 2 条主要纤维束，即前外束与后内束构成。前者较粗。但在 MRI 中，无法区分正常韧带的 2 条纤维束，因为与前交叉韧带不同，后交叉韧带表现为基本均一的结构。后交叉韧带损伤往往仅为单条纤维束断裂（参考"4.3 后交叉韧带断裂的 MRI 表现"）。

- 后交叉韧带在膝关节屈曲及伸展的所有角度下均承受张力。

- 与在髁间部斜向走行的前交叉韧带不同，后交叉韧带的头尾方向几乎平行（图 4-1）。因此，矢状位很容易显像。一般 MRI 检查中不会出现正常后交叉韧带显像不清的问题。

- 在矢状面像中可见在前后方截断后交叉韧带的板股韧带（又称半月板股骨韧带，连结外侧半月板后角与股骨内侧髁背侧面，请注意其与后文所述内侧副韧带深层同名），被称为"第三交叉韧带"。需注意不要将其误诊为后交叉韧带或半月板病变。截断点前方为板股前韧带（也称 Humphrey 韧带），后方为板股后韧带（Wrisberg 韧带）（图 4-2），其中 Wrisberg 韧带略大。关于二者在 MRI 图像中显现的概率，各文献记述

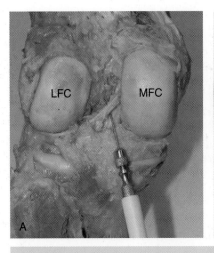 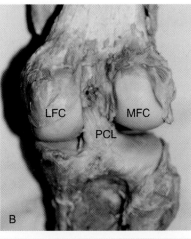

图4-1 露出 Wrisberg 韧带的人体膝关节标本（A）与露出后交叉韧带的人体膝关节标本（B）

Wrisberg 韧带从股骨外侧髁（LFC）下方的外侧半月板后角斜行至股骨内侧髁（MFC）（图A韧带下方为针尖）。后交叉韧带（PCL）位于 Wrisberg 韧带深部，其头尾方向几乎平行（B）。后交叉韧带较宽

Sonin AH, Fitzgerald SW, Hoff FL, et al: MR imaging of the posterior cruciate ligament: normal, abnormal, and associated injury patterns. Radiographics 1995; 15: 551-561.

Grover JS, Bassett LW, Gross ML, et al: Posterior cruciate ligament: MR imaging. Radiology 1990; 174: 527-530.

Bintoudi A, Natsis K, Tsitouridis I: Anterior and posterior meniscofemoral ligaments; MRI evaluation. Anat Res Int 2012; 2012: 839724.

不一，Humphrey 韧带为 12% ～ 24%，Wrisberg 韧带为 23% ～ 64%，二者共同显现的概率为 12% ～ 16%，二者皆缺失的概率不到 10%。

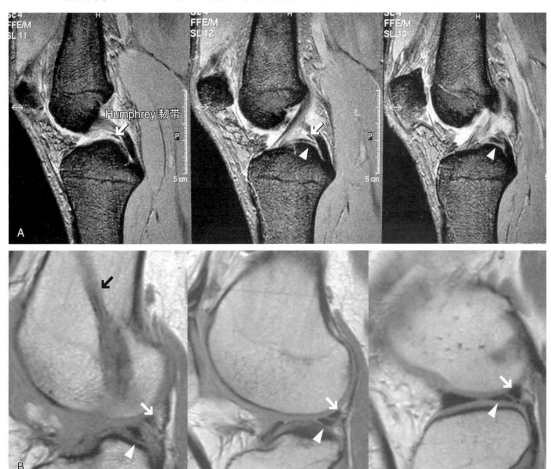

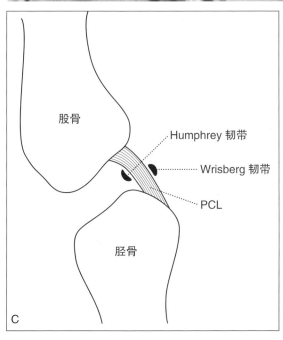

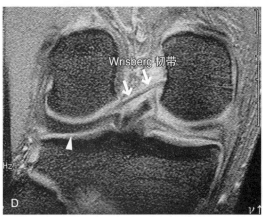

**图4-2　Humphrey韧带与Wrisberg韧带**

Humphrey韧带（图A箭头）、Wrisberg韧带（图B、D箭头），以及结构示意图（C）。MR矢状面像中可见在前后方向截断后交叉韧带（PCL）的板股韧带（前方为Humphrey韧带，后方为Wrisberg韧带）。注意不要将其误诊为后交叉韧带或半月板病变。三角箭头示外侧半月板，图B黑色箭头示重建术后的前交叉韧带

# 4.2 后交叉韧带断裂

- 后交叉韧带较粗且坚固，因此该部位很少发生韧带损伤（在所有膝关节损伤中仅占3%～20%。在需要手术治疗的膝关节外伤中该部位外伤的占比不足1%。但后交叉韧带损伤的临床诊断困难也是其背景因素）。
- 后交叉韧带需要在强大的外力作用下才会受伤，体育运动导致的受伤很少见，多由交通事故造成。
- 后交叉韧带很少单独受伤，常伴有前交叉韧带、侧副韧带和半月板等的损伤。
- 后交叉韧带损伤即便引起了功能丧失或功能低下，其对负重时稳定性的影响也比前交叉韧带断裂少，缺乏自觉症状。此外，后交叉韧带损伤造成半月板或软骨二次损伤的概率也比前交叉韧带损伤低。

## 后交叉韧带损伤的原因

①受到直接作用于胫骨前方的外力：以交通事故中受伤的车上乘客为代表，膝关节处于屈曲位时，受到直接作用于胫骨前方的外力，此时胫骨被强制向后移位，这是后交叉韧带受伤最常见的原因。这种情况下，韧带多从中央断裂，伴发后方关节囊破裂。有时可见外侧髁背侧面及胫骨平台前方的骨挫伤（图4-3）。

②膝关节过度伸展：膝关节过度伸展很容易使后交叉韧带胫骨附着处发生撕脱性骨折，此时韧带本身大多不会断裂。前交叉韧带撕脱性骨折多见于青少年，后交叉韧带撕脱性骨折多见于老年人。过度伸展会造成股骨与胫骨摩擦，因此二者前侧可能发生骨挫伤（图4-4）。

③受到过度内旋、旋转的外力：继发于内、外侧副韧带断裂，常发生前交叉韧带及后交叉韧带损伤。

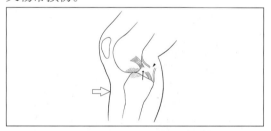

图4-3　直接作用于胫骨前方的外力导致的损伤
膝关节处于屈曲位时，受到直接作用于胫骨前方的外力（空心箭头），造成胫骨后移，常导致后交叉韧带中央部断裂（箭头）。可见外侧髁背侧面及胫骨平台前方的骨挫伤（点阵区域）（根据Sonin等的文献改编）

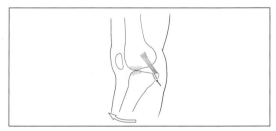

图4-4　膝关节过度伸展导致的损伤
过度伸展容易导致后交叉韧带胫骨附着处的撕脱性骨折（箭头），可见股骨与胫骨前方存在骨挫伤（点阵区域）（根据Sonin等的文献改编）

Margheritini F, Mariani PP: Diagnostic evaluation of posterior cruciate ligament injuries. Knee Surg Sports Traumatol Arthrosc 2003; 11: 282-288.

Sonin AH, Fitzgerald SW, Hoff FL, et al: MR imaging of the posterior cruciate ligament: normal, abnormal, and associated injury patterns. Radiographics 1995; 15: 551-561.

# 4.3 后交叉韧带断裂的 MRI 表现

- 很难通过体格检查诊断后交叉韧带断裂，因此 MRI 对诊断起重要作用。

①完全断裂（complete tear）：韧带纤维中断或消失（图 4-5、4-6）。但如前文所述，后交叉韧带较粗且牢固，因此完全断裂的情况不常见。

②不完全断裂（partial tear）：即韧带内损伤（intrasubstance injury），韧带整体具有连续性，特别是边缘部纤维仍保持连续。后交叉韧带断裂多为此种类型。MRI 图像显示韧带全长水肿，内部实质常见高信号（图 4-7）。Humphrey 韧带及 Wrisberg 韧带保持连续，如同被线裹住的"无骨火腿"（图 4-8）。后交叉韧带也可能表达为局限性高信号（图 4-9）。此外，两条主要纤维束（前外束与后内束）中仅一条断裂的情况，可通过 MRI 诊断（图 4-10、4-11）。少数情况下可见二者的交界，即后交叉韧带中央部的带状高信号（图 4-12）。

③后交叉韧带附着处撕脱性骨折（avulsion fracture）：后交叉韧带的胫骨附着处容易发生撕脱性骨折（图 4-13）。前交叉韧带撕脱性骨折多见于青少年，而后交叉韧带撕脱性骨折多见于老年人。撕脱骨块也有位于高位的情况。撕脱骨块与母床之间有关节液流入时会不稳定，容易引发关节出血（图 4-14）。

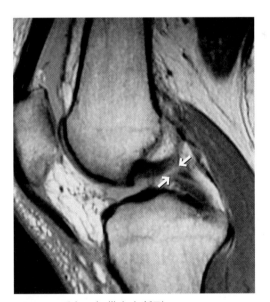

图4-5 后交叉韧带完全断裂

30余岁女性，质子密度加权像。后交叉韧带中间部完全断裂（箭头）

Sonin AH, Fitzgerald SW, Friedman H, et al: Posterior cruciate ligament injury; MR imaging diagnosis and patterns of injury. Radiology 1994; 190: 455-458.

Rodriguez W Jr, Vinson EN, Helms CA, et al: MRI appearance of posterior cruciate ligament tears. AJR Am J Roentgenol 2008; 191: 1031.

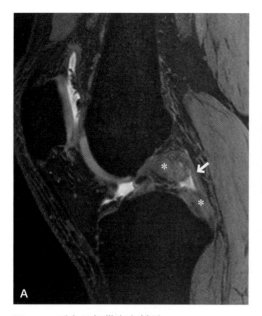
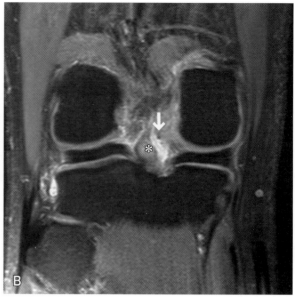

**图4-6　后交叉韧带完全断裂**

30余岁男性，受伤1月余，T2*加权像（A）和脂肪抑制质子密度加权冠状面像（B）。后交叉韧带中间部完全断裂（箭头）且残留韧带水肿（*）

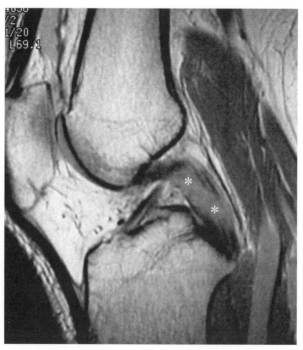

**图4-7　后交叉韧带不完全断裂（韧带内损伤）①**

30余岁男性，质子密度加权像。后交叉韧带边缘部纤维保持连续性，但全长水肿，实质部表现为高信号（*），提示存在韧带内损伤

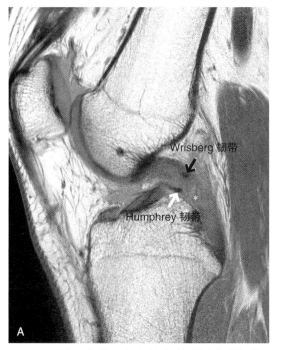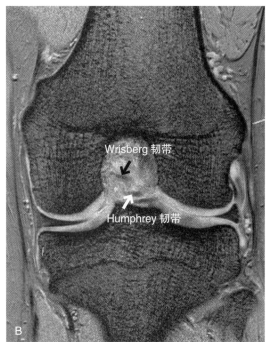

**图4-8　后交叉韧带不完全断裂（韧带内损伤）②**

30余岁男性，质子密度加权像（A）和T2*加权冠状面像（B）。后交叉韧带全长水肿，呈高信号（*）。在其前、后方走行的Humphrey 韧带及 Wrisberg 韧带被水肿的后交叉韧带包裹，形如"无骨火腿"

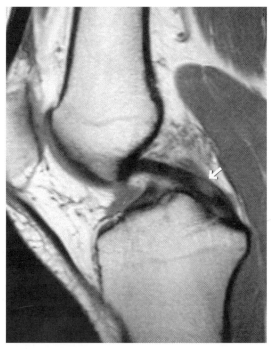

**图4-9　后交叉韧带不完全断裂（韧带内损伤）③**

20余岁女性，质子密度加权像。胫骨附近的后交叉韧带实质内部表现为局限性高信号（箭头）

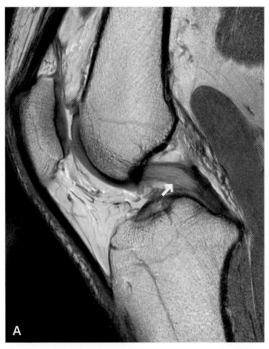
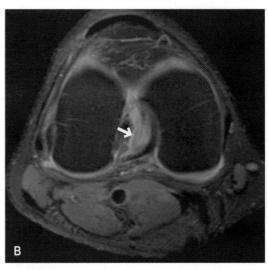

图4-10　后交叉韧带不完全断裂（韧带内损伤）④，前外束损伤

50余岁男性，质子密度加权像（A）和脂肪抑制质子密度加权横断面像（B）。后交叉韧带的2条主要纤维束中，仅前外束水肿，呈高信号（箭头）

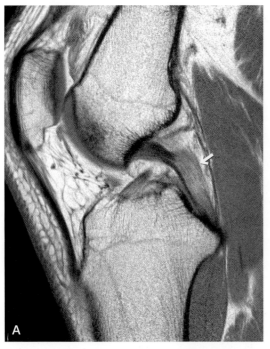
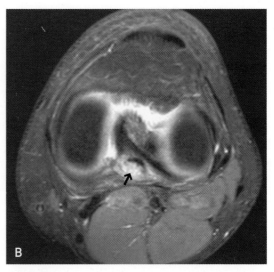

图4-11　后交叉韧带不完全断裂（韧带内损伤）⑤，后内束损伤

20余岁男性，质子密度加权像（A）和脂肪抑制质子密度加权横断面像（B）。仅后内束水肿，呈高信号（箭头）

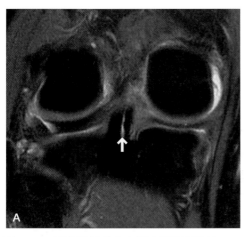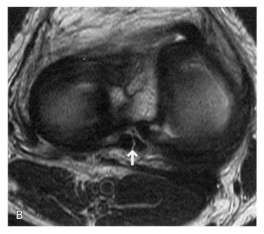

图4-12  后交叉韧带中央部走行的高信号

15～20岁男性，脂肪抑制质子密度加权冠状面像（A）和T2加权横断面像（B）。在后交叉韧带中央部走行的带状高信号区为后交叉韧带的前外束与后内束的交界（箭头）

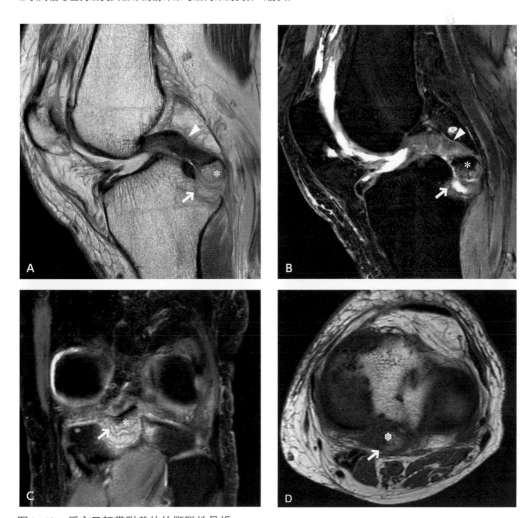

图4-13  后交叉韧带附着处的撕脱性骨折

60余岁男性，质子密度加权像（A）、T2*加权像（B）、脂肪抑制质子密度加权冠状面像（C）及T1加权横断面像（D）。后交叉韧带弯曲，呈高信号（图A、B三角箭头）。后交叉韧带胫骨附着处撕脱性骨折，可见10 mm的骨块（*），骨块与母床间有液体潴留（箭头）

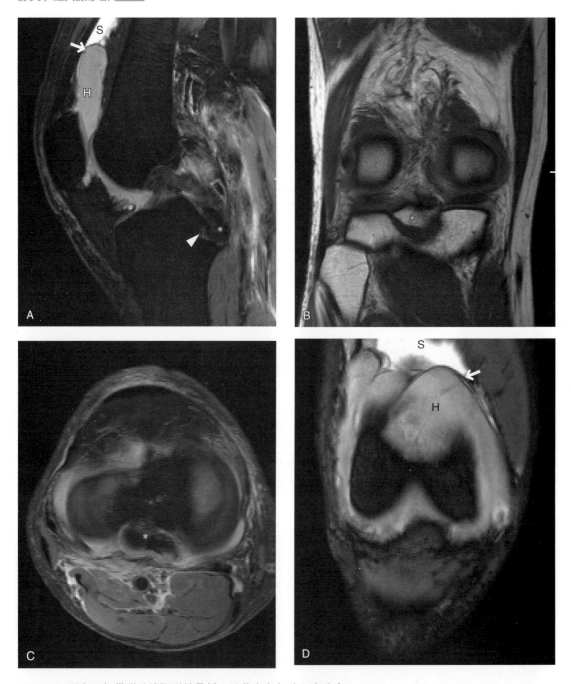

**图4-14 后交叉韧带附着处撕脱性骨折，关节出血与髌上囊分离**

40余岁男性，T2*加权像（A）、质子密度加权冠状面像（B）、脂肪抑制质子密度加权横断面像（C）和脂肪抑制T2*加权冠状面像（D）。后交叉韧带胫骨附着处存在撕脱骨块（*），但骨块与母床之间没有液体潴留（图A三角箭头）。关节出血（H），以髌上皱襞（图A、D箭头）为界，与髌上囊（S）分离

## 后交叉韧带的变性

- 随着年龄增长与微小外伤的累积，后交叉韧带内部会发生黏液样变性。
- 与前交叉韧带相同（参考第 3 章），严重变性时后交叉韧带也会水肿，整体呈高信号，可见部分后交叉韧带呈芹菜茎状表现（图 4-15）
- 有时会发生囊性变，形成后交叉韧带内腱鞘囊肿（参考 "12.1　关节内腱鞘囊肿"）（图 4-16）。

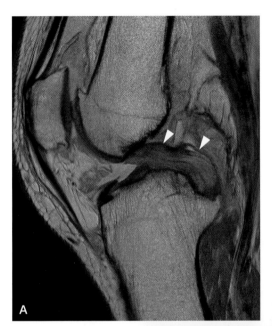
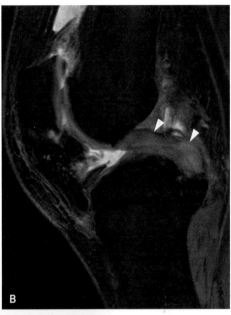
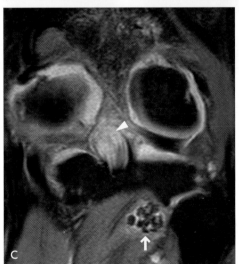

图4-15　芹菜茎状后交叉韧带（后交叉韧带的黏液样变性）

50余岁女性，质子密度加权像（A）、脂肪抑制质子密度加权像（B）及脂肪抑制质子密度加权冠状面像（C）。后交叉韧带整体水肿，呈高信号（黏液样变性）。可见部分韧带纤维走行状似芹菜茎（三角箭头）。腘窝肌腱鞘内有游离体（图C箭头）

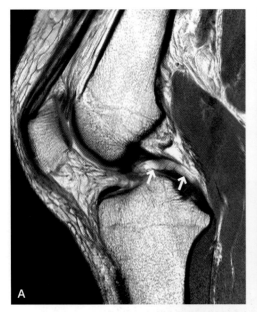
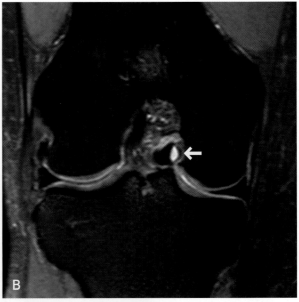
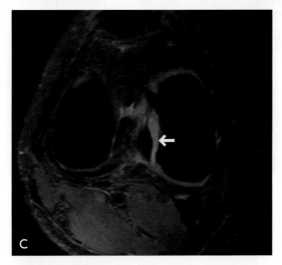

**图4-16 后交叉韧带内的腱鞘囊肿**

30余岁女性，质子密度加权像（A）、脂肪抑制质子密度加权冠状面像（B）及脂肪抑制质子密度加权横断面像（C）。后交叉韧带内部存在黏液状的液体潴留，提示韧带内腱鞘囊肿（箭头）

---

## ■ 膝关节的体检试验②

- ◆ 后抽屉试验（posterior drawer test）→后交叉韧带

  膝关节屈曲 90°，将小腿胫骨向后方推，可推出为阳性。检查后交叉韧带是否断裂。

- ◆ 胫骨后沉征（tibial posterior sagging sign）→后交叉韧带

  膝关节屈曲，如有陈旧性后交叉韧带功能障碍则胫骨向后沉。

- ◆ 足外翻试验（valgus stress test）→内侧副韧带（＋前交叉韧带、后交叉韧带）

- ◆ 足内翻试验（varus stress test）→外侧副韧带（＋前交叉韧带、后交叉韧带）

## 反Segond骨折

● 后交叉韧带断裂可能伴发内侧副韧带深层撕脱性骨折，由胫骨内侧缘附着的半月板胫骨韧带（meniscotibial ligament）撕脱性骨折引起。其与伴发前交叉韧带断裂的胫骨外侧缘的撕脱性骨折（Segond 骨折，参考第 6 章）相对，称为反 Segond 骨折（图 4-17）。小腿外翻与外旋力的叠加，导致紧邻内侧半月板的内侧副韧带深层损伤，多伴有内侧半月板的断裂。

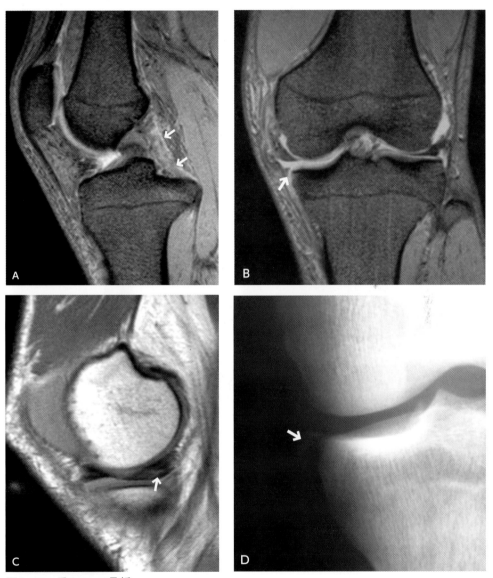

图4-17　反Segond骨折

30余岁男性，T2*加权像（A）、T2*加权冠状面像（B）、质子密度加权像（C）及正位X线片（D）。后交叉韧带内断裂（图A箭头）。位于内侧副韧带深层的半月板胫骨韧带撕脱性骨折（图B、D箭头），伴有内侧半月板断裂（图C箭头）

Escobedo EM, Mills WJ, Hunter JC: The "reverse Segond" fracture: association with a tear of the posterior cruciate ligament and medial meniscus. AJR Am J Roentgenol 2002; 178: 979-983.

# 后交叉韧带断裂经长期演变后的MRI表现

- 经长期演变后，断裂后交叉韧带的内部由高信号变为正常信号（图4-18）。此时做体格检查，后交叉韧带往往表现出明显的功能障碍，因此不能轻易做出已治愈的诊断，这一点很重要。此外，后交叉韧带断裂时，也可见前交叉韧带的二级表现中提到的后交叉韧带弓形弯曲。

- 韧带内损伤的修复是基于韧带纤维整体进行的，因此与前交叉韧带陈旧性损伤不同，后交叉韧带很少会因修复而变细（图4-19），这得益于后交叉韧带丰富的血供。

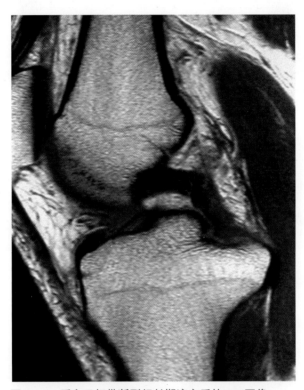

**图4-18　后交叉韧带断裂经长期演变后的MRI图像**

30余岁男性（受伤1年后），质子密度加权像。体格检查结果为后交叉韧带功能障碍，但后交叉韧带的MRI表现正常，没有变细

Tewes DP, Fritts HM, Fields RD, et al: Chronically injured posterior cruciate ligament; magnet resonance imaging. Clin Orthop Relat Res 1997; 335: 224-232.

Irizarry JM, Recht MP: MR imaging of the knee ligaments and the postoperative knee. Radiol Clin North Am 1997; 35: 45-76.

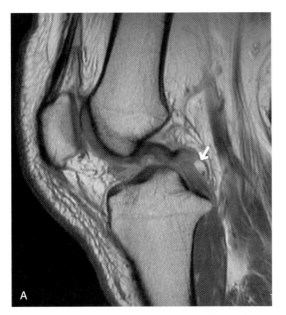 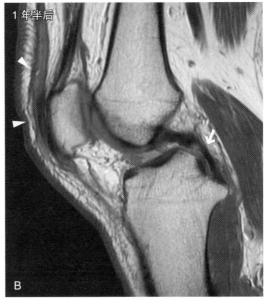

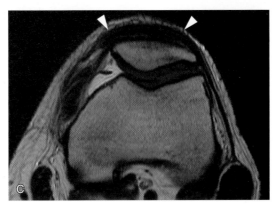

图4-19　后交叉韧带断裂后韧带萎缩

30余岁男性，刚受伤时膝关节的质子密度加权像（A）及受伤1年半后的质子密度加权横断面像（B）和质子密度加权轴位像（C）。刚受伤时后交叉韧带远侧水肿，呈高信号，发生囊肿样变化（图A箭头）。1年半后该部位萎缩（图B箭头），膝关节前大面积区域呈低信号（图B、C三角箭头），提示髌前滑囊炎瘢痕化，这与髌前纤维化不同

# 第5章
# 包含内侧副韧带的内侧支持组织

# 5.1 解剖

- 内侧副韧带（medial collateral ligament，MCL）在不同的书中的分层有所不同，但一般可大致分为3层（图5-1、5-2）。

  第1层：最表层为筋膜层，由腓肠肌等筋膜构成。

  第2层：内侧副韧带浅层（又名胫侧副韧带，tibial collateral ligament），前方穿过关节裂隙（split）与第1层融合，形成内侧支持带，背侧通过后斜纤维与第3层融合。

  第3层：膝内侧关节囊，其中一部分形成内侧副韧带深层。

- 第1层与第2层之间由纤维脂肪组织（fibrofatty tissue）填充，内部有股薄肌、半腱肌走行。

- 第2层与第3层之间，即内侧副韧带浅层与深层之间的纤维脂肪组织内有微小的滑液囊（图5-3）。

- 内侧副韧带浅层上下走行，宽约15 mm，长8～12 cm，厚2～3 mm。

- 内侧副韧带浅层与下方背侧的后斜纤维束（后斜韧带）融合，附着于胫骨的同时固定在半月板上（图5-4）。

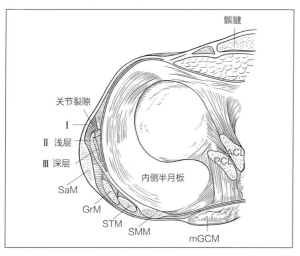

图5-1　内侧副韧带的3层结构

第1层（Ⅰ）：腓肠肌等肌膜。第2层（Ⅱ）：内侧副韧带浅层。第3层（Ⅲ）：包括内侧副韧带深层在内的内侧关节囊。SaM，缝匠肌；GrM，股薄肌；STM，半腱肌；SMM，半膜肌；mGCM，腓肠肌内侧头；PCL，后交叉韧带；ACL，前交叉韧带（改编自Warren等的文献）

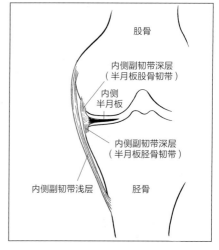

图5-2　内侧副韧带的示意图

内侧副韧带浅层（又名胫侧副韧带）与深层（又名内侧囊韧带）。内侧副韧带浅层附着于关节裂隙下方7～8 cm处（请注意位置相当低）。深层牢固地附着在半月板上，也被称为半月板胫骨韧带、半月板股骨韧带

Warren LF, Marshall JL: The supporting structures and layers of the medial side of the knee: an anatomical analysis. J Bone Joint Surg Am 1979; 61: 56-62.

De Maeseneer M, Van Roy F, Lenchik L, et al: Three layers of the medial capsular and supporting structures of the knee; MR imaging-anatomic correlation. Radiographics 2000; 20: S83-S89.

- 内侧副韧带浅层的附着点为关节裂隙上方 5 cm 处的股骨内侧髁至关节裂隙下方 6 ~ 7 cm 的胫骨体内侧（图5-2）。因此，需注意韧带末端（特别是下部的末端）可能由于视野挤压而无法显示。末端位于鹅足深部的背侧。

- 内侧副韧带深层在浅层正下方纵向增厚，牢固地附着在内侧半月板上，将半月板与股骨、胫骨连接。因此，这两段韧带被称为半月板股骨韧带与半月板胫骨韧带，但无关节液潴留的正常膝关节往往难以显示该部位（图5-5）。

- 内侧副韧带浅层不与半月板直接相连。

- 内侧副韧带可防止小腿外翻及外旋。

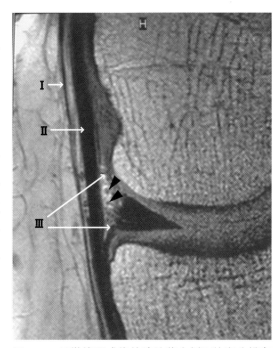

图5-3　显微线圈成像的膝关节内侧面的高分辨率图像（FOV 50 mm，层厚1.5 mm）

如图5-1所示，从表层开始依次为较薄的筋膜层（Ⅰ）、内侧副韧带浅层（Ⅱ）、内侧副韧带深层（Ⅲ），以及内侧副韧带浅层与深层间的微小滑液囊、血管（三角箭头）

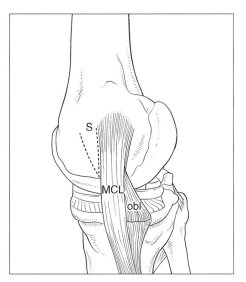

图5-4　内侧副韧带浅层（MCL）与下方背侧的后斜韧带（obl）

内侧副韧带浅层前方存在关节裂隙（S）的开口（参照图5-1）

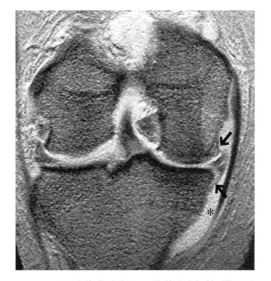

图5-5　因关节液潴留而显像的内侧副韧带深层

内侧副韧带或内侧半月板损伤。内侧副韧带的浅层与深层之间出现液体潴留（*）时，深层可显像（箭头）

Lee JK, Yao L: Tibial collateral ligament bursa; MR imaging. Radiology 1991; 178: 855-857.

De Maeseneer M, Lenchik L, Starok M, et al: Normal and abnormal medial meniscocapsular structures; MR imaging and sonography in cadavers. AJR Am J Roentgenol 1998; 171: 969-976.

# 5.2 内侧副韧带损伤

- 在膝关节的韧带损伤中，内侧副韧带损伤的发生频率最高。

- 小腿外翻容易造成内侧副韧带单独损伤。内侧副韧带形成牵引拉伸损伤的同时，也可见外侧股骨、胫骨摩擦造成的骨挫伤、骨髓水肿（图5-6）。

- 在临床上，内侧副韧带断裂可分为3级。

  1级：细微断裂（扭伤或劳损），主要表现为韧带拉长，但无功能障碍，可采取非手术治疗。

  2级：部分断裂。

  3级：完全断裂。

- 包括MRI在内的诊断手段难以鉴别2级与3级损伤，所以常记作2～3级。

- 1级的内侧副韧带断裂，MRI图像中可见沿韧带纤维细微断裂所致水肿的高信号区（图5-7）。但内侧半月板断裂或变形时也可见水肿症状。少数情况下，可见浅层韧带自身出现水肿（图5-8）。

- 2～3级的断裂可见韧带纤维连续性中断、血肿、水肿造成的异常信号（图5-9、5-10）。

- 不止内侧副韧带的韧带组织水肿，周围的内侧支持带、股内侧肌筋膜也会出现大范围的水肿性变化（图5-9、5-11）。

- 半数以上的内侧副韧带断裂发生在股骨侧，但也有胫骨侧断裂的情况（图5-12）。

- 内侧副韧带断裂多为复合性损伤，常合并前交叉韧带断裂、外侧半月板撕裂。合并内侧半月板损伤的情况名为"多诺霍三联征"，是美式足球等运动引发的复合伤，非常著名但实际很少见。

- 合并内侧副韧带损伤的内侧半月板损伤多为外周纵行撕裂。

- 内侧副韧带为关节外结构，不会因其单独损伤形成关节积液。

- 如果内侧副韧带深层的关节囊没有断裂，则无法通过关节镜确诊内侧副韧带断裂（图5-10B）。

- 断裂后的韧带组织被瘢痕组织替换修复，所以很多情况下，一些MRI中看似正常的韧带实际上有功能障碍（图5-13、5-14）。需注意，退行性关节炎引起膝关节内翻时，内侧副韧带屈曲也可见同样的增厚现象。

- 内侧副韧带损伤还包括浅层、深层的骨附着处撕裂损伤（图5-15、5-16）。

Schweitzer ME, Tran D, Deely DM, et al: Medial collateral ligament injuries: evaluation of multiple signs, prevalence and location of associated bone bruises, and assessment with MR imaging. Radiology 1995; 194: 825-829.

Blankenbaker DG, De Smet AA, Fine JP: Is intra-articular pathology associated with MCL edema on MR imaging of the non-traumatic knee? Skeletal Radiol 2005; 34: 462-467.

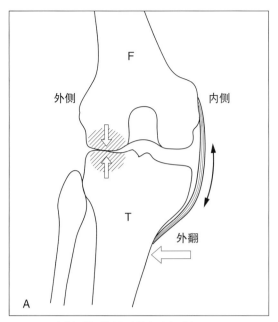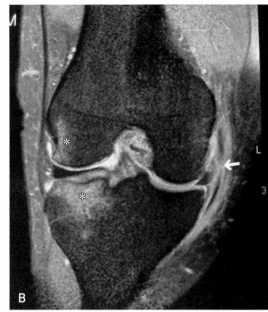

**图5-6　内侧副韧带断裂的发生机制**

内侧副韧带断裂的发生机制示意图（A）、20余岁男性的脂肪抑制质子密度加权冠状面像（B）。内侧副韧带因小腿外翻而形成牵引拉伸损伤（图B箭头），同时外侧的股骨与胫骨摩擦，造成可见的骨挫伤、骨髓水肿（图A斜线区域及图B*）。F，股骨；T，胫骨

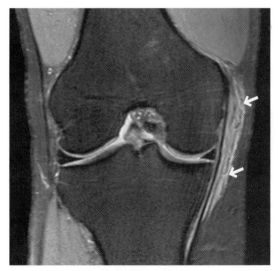

**图5-7　内侧副韧带细微断裂（1级）**

20余岁男性，1天前滑雪受伤，脂肪抑制质子密度加权冠状面像。沿内侧副韧带浅层的细微断裂造成的水肿，表现为区域高信号（箭头）

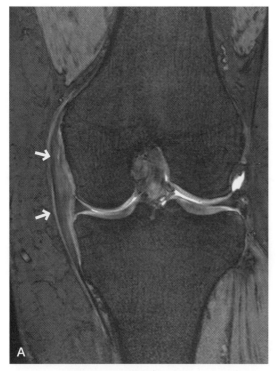

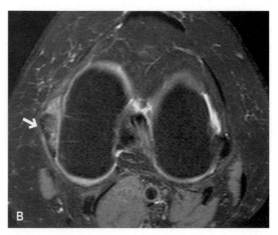

**图5-8　内侧副韧带细微断裂（1级）造成浅层整体的水肿**

40余岁女性，3个月前跌倒。脂肪抑制质子密度加权冠状面像（A）、脂肪抑制质子密度加权横断面像（B）。表现为内侧副韧带浅层整体的水肿

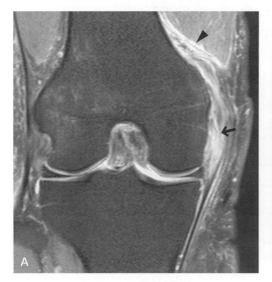

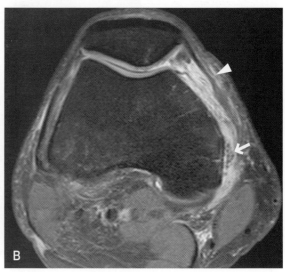

**图5-9　内侧副韧带部分断裂（2级）**

40余岁男性，脂肪抑制质子密度加权冠状面像（A）和横断面像（B）。内侧副韧带浅层股骨侧部分连续性中断，可见水肿性改变（箭头）。也可见内侧支持带（图B三角箭头）及股内侧肌筋膜（图A三角箭头）区域的水肿

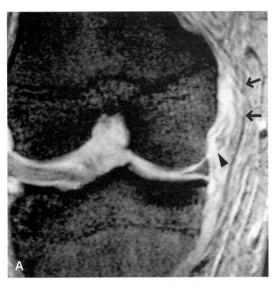

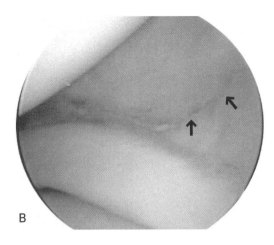

**图5-10　内侧副韧带完全断裂（3级）**

15~20岁男性，T2*加权冠状面像（A）及关节镜图像（B）。内侧副韧带上部完全断裂（图A箭头），周围出现大范围的明显的水肿。关节镜中可见关节囊断裂，反映内侧副韧带深层（半月板股骨韧带）断裂（图A三角箭头，图B箭头）

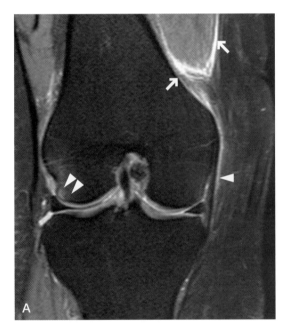

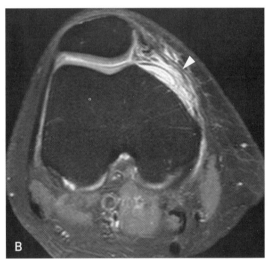

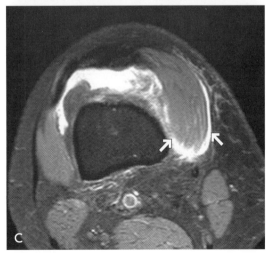

**图5-11　内侧副韧带细微断裂（1级）+ 内侧肌筋膜等大范围的间质挫伤**

40余岁女性，1周前发生膝关节外伤。脂肪抑制质子密度加权冠状面像（A）和脂肪抑制质子密度加权横断面像（B、C）。可见内侧副韧带浅层细微断裂造成的水肿（图A三角箭头）。沿内侧支持带（图B三角箭头）及内侧肌筋膜（图A、C箭头）也可见大范围水肿，股骨外侧髁边缘也有水肿（图A双三角箭头）

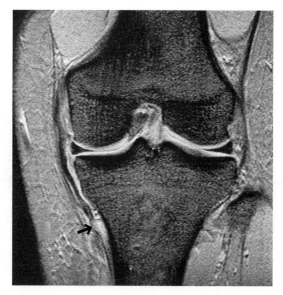

图5-12　胫骨侧可见内侧副韧带部分断裂

20余岁女性，T2*加权冠状面像。内侧副韧带浅层在胫骨附着处附近断裂（箭头）

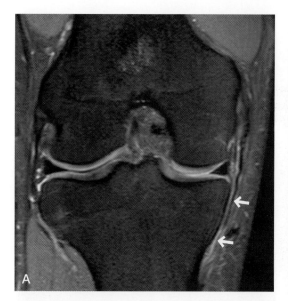 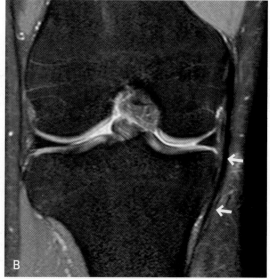

图5-13　胫骨侧可见内侧副韧带部分断裂后的进展过程

20余岁女性，刚受伤时（A）及7个月后（B）的脂肪抑制质子密度加权冠状面像。内侧副韧带浅层在胫骨附着处附近表现为1级断裂（图A箭头）。7个月后，可见纤维增生（图B箭头）

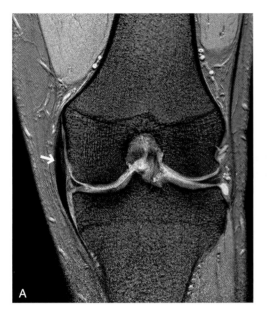
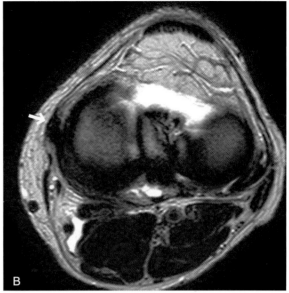

**图5-14 陈旧性内侧副韧带断裂，瘢痕增生**

50余岁男性，内侧副韧带有损伤史。T2*加权冠状面像（A）及T2加权横断面像（B）。断裂后的韧带组织由瘢痕组织替换修复，韧带仍粗厚（箭头），乍看形似正常韧带，应引起注意

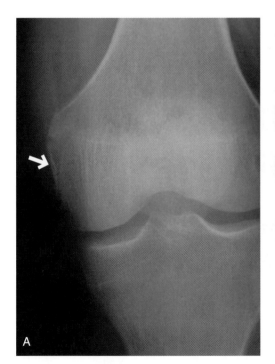
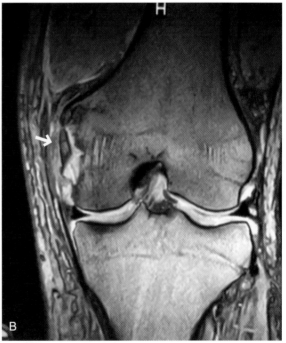

**图5-15 内侧副韧带浅层股骨附着处的撕脱性骨折**

30余岁男性，正位X线片（A）和T2*加权冠状面像（B）。股骨内侧髁边缘有骨性不规整（图A箭头），内侧副韧带浅层股骨附着处可见游离的小骨块（图B箭头）

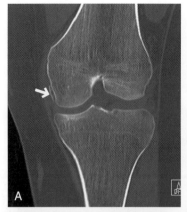
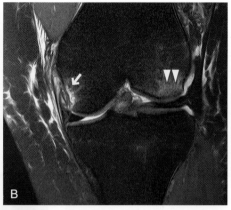
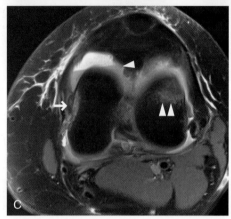

图5-16 内侧副韧带深层股骨附着处的撕脱性骨折

15~20岁女性，正位X线片（A）、脂肪抑制质子密度加权冠状面像（B）和横断面像（C）。可见内侧副韧带浅层股骨附着处有撕脱的游离的小骨块（箭头）。股骨外侧髁有骨挫伤（图B、C双三角箭头），伴有关节出血（图C三角箭头）

# 5.3　鹅足与鹅足滑囊炎、内侧副韧带下滑囊炎

- 腘绳肌是起自坐骨结节的构成大腿后侧的肌群的总称（腘绳肌，即"hamstrings"，原意是"大腿肉的绳子"。因屠夫制作火腿时需通过猪后腿腘窝肌腱悬挂而得名）。腘绳肌内侧有半腱肌、半膜肌，外侧有股二头肌。

- 鹅足是由缝匠肌（起自髂前上棘）、股薄肌（耻骨下支）、半腱肌（坐骨结节）在胫骨内侧面融合形成的联合腱。半膜肌附着于其后方。

- 膝关节后内侧的支持组织主要由半膜肌肌腱与鹅足组成。

- 鹅足滑囊是沿膝关节内侧面下行的鹅足（缝匠肌、股薄肌、半腱肌等的肌腱，图5-17 ～ 5-19）与内侧副韧带间的滑膜囊（图5-20、5-21），与膝关节腔之间不连续。

- 鹅足滑囊炎多见于肥胖人群和运动员。

- 体格检查可触及外伤或炎症引起的水肿（图5-22）。

- 鹅足滑囊炎也会出现在内侧副韧带损伤后。

- 鹅足滑囊背侧存在半膜肌肌腱－内侧副韧带滑囊，横断面像中如从前方包裹半膜肌

肌腱般，表现出标志性的倒"U"形图像（图 5-23）。

- 内侧副韧带浅层与深层之间的潜在腔隙有液体潴留的情况，称为内侧副韧带下滑囊炎（图 5-24）。

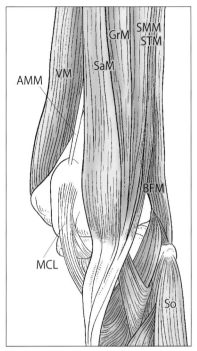

**图5-17　膝关节内侧斜后方的肌腱**

半膜肌与半腱肌形成内侧腘绳肌，缝匠肌、股薄肌与半腱肌的肌腱形成鹅足（仅半膜肌止于胫骨后方，与鹅足分离）。AMM，大收肌；BFM，股二头肌；GrM，股薄肌；MCL，内侧副韧带；SaM，缝匠肌；SMM，半膜肌；So，比目鱼肌；STM，半腱肌；VM，股内侧肌

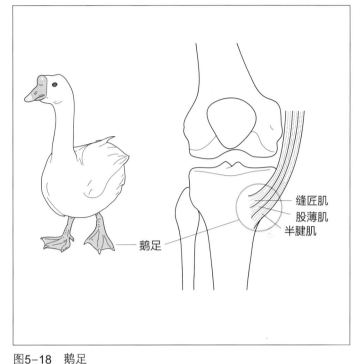

**图5-18　鹅足**

如字面所示，缝匠肌、股薄肌、半腱肌的肌腱如鹅的3根脚趾，附着于胫骨内侧面

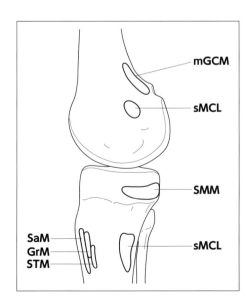

**图5-19　膝关节内侧面的各肌腱、韧带的附着处**

GrM，股薄肌；mGCM，腓肠肌内侧头；SaM，缝匠肌；sMCL，内侧副韧带浅层；SMM，半膜肌；STM，半腱肌

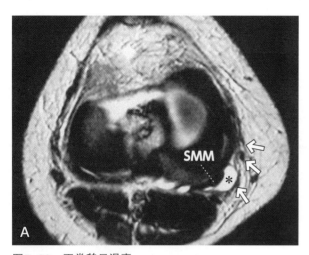
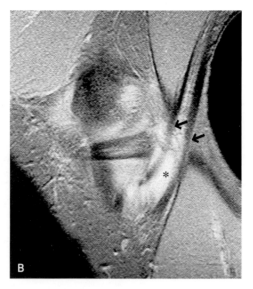

**图5-20　正常鹅足滑囊**

40余岁女性，T2加权横断面像（A）和T2*加权像（B）。鹅足（箭头）的深部存在小液囊（*）。SMM，半膜肌

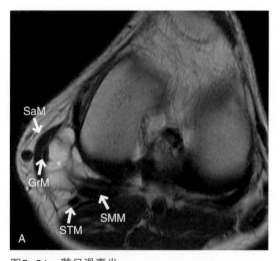
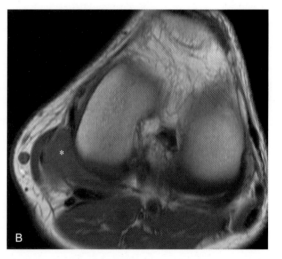

**图5-21　鹅足滑囊炎**

50余岁男性，T2加权横断面像（A）和T1加权横断面像（B）。鹅足深处的多房性滑囊水肿（*）。SaM，缝匠肌；GrM，股薄肌；STM，半腱肌；SMM，半膜肌

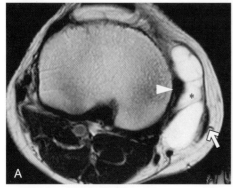
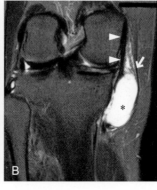

**图5-22　鹅足滑囊炎**

40余岁男性，T2加权横断面像（A）及脂肪抑制T2加权冠状面像（B）。鹅足（箭头）和内侧副韧带（三角箭头）之间存在多房性滑囊水肿（*）

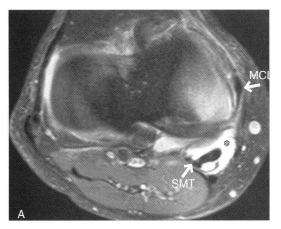

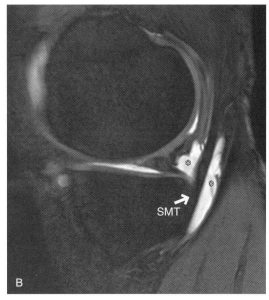

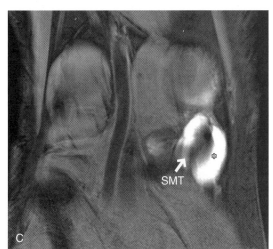

**图5-23　半膜肌肌腱-内侧副韧带滑囊炎**

50余岁男性，脂肪抑制质子密度加权横断面像（A）、脂肪抑制T2*加权像（B）和脂肪抑制T2*加权冠状面像（C）。半膜肌肌腱（SMT）与内侧副韧带（MCL）之间的倒"U"形滑囊水肿（*）

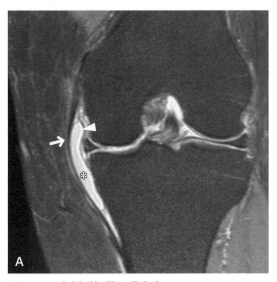

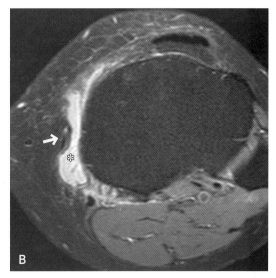

**图5-24　内侧副韧带下滑囊炎**

50余岁女性，脂肪抑制质子密度加权冠状面像（A）和横断面像（B）。内侧副韧带浅层（箭头）与深层（三角箭头）之间存在狭缝状的液体潴留腔（*），不断向前后方向进展

# 5.4　半膜肌肌腱损伤

- 半膜肌肌腱不是鹅足的组成结构，其在鹅足背侧走行。
- 半膜肌肌腱的中心腱附着于盂下结节，该附着处容易发生炎症（图5-25）。
- 可与前交叉韧带断裂合并，引起撕裂损伤（图5-26）。
- 其他纤维附着在背侧关节囊（通过胭斜韧带）、内侧半月板后角、内侧副韧带深部的关节囊。
- 半膜肌肌腱有时会变粗，向内侧关节腔的凹陷部（冠状隐窝或半月板隐窝）进展，需注意与游离体或半月板断裂鉴别（图5-27）。
- 该部位可出现腱鞘炎（图5-28）。

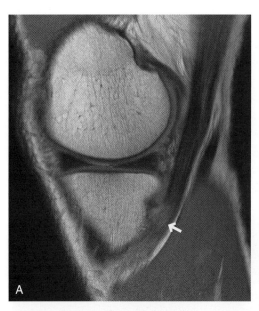 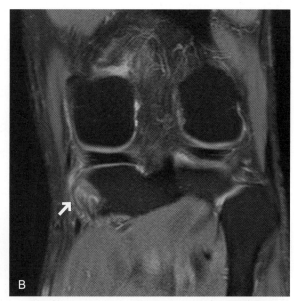

**图5-25　半膜肌肌腱的胫骨附着点炎**

30余岁男性，质子密度加权像（A）和脂肪抑制质子密度加权冠状面像（B）。半膜肌肌腱的胫骨附着点肿胀，表现为高信号（箭头）

Chan KK, Resnick D, Goodwin D, et al: Posteromedial tibial plateau injury including avulsion fracture of the semimembranous tendon insertion site; ancillary sign of anterior cruciate ligament tear at MR imaging. Radiology 1999; 211: 754-758.

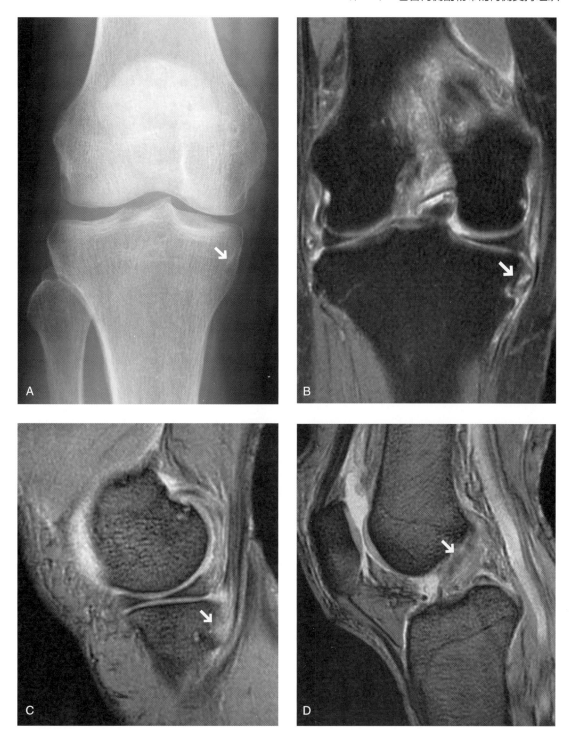

**图5-26　前交叉韧带断裂与半膜肌肌腱附着处撕裂损伤**

60余岁女性，正位X线片（A）、脂肪抑制质子密度加权冠状面像（B）以及T2*加权像（C、D）。胫骨内侧缘骨性不规整（图A箭头）。半膜肌肌腱的胫骨附着处因撕裂而水肿，表现为高信号（图B、C箭头）。可见前交叉韧带断裂（图D箭头）

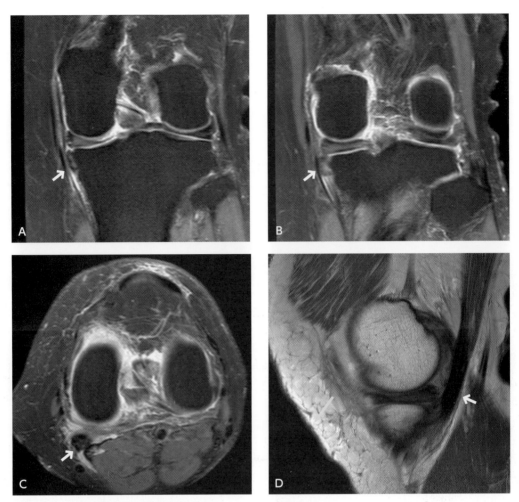

**图5-27 半膜肌肌腱在冠状隐窝处变粗**

70余岁女性，脂肪抑制质子密度加权冠状面像（A、B，B为A的背侧图像）和横断面像（C）以及质子密度加权像（D）。单从一张冠状面像（A）来看，像是内侧半月板断裂造成的冠状隐窝游离体（图A箭头），但半膜肌肌腱整体肥厚，图像（图B～D箭头）显示了其派生的附着处

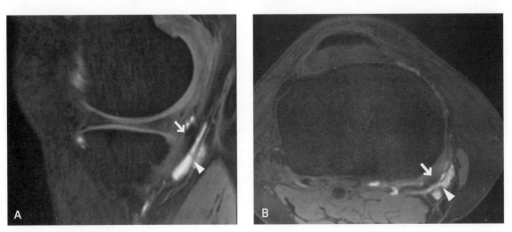

**图5-28 半膜肌腱鞘炎**

50余岁女性，脂肪抑制T2*加权像（A）和横断面像（B）。下行的半膜肌肌腱（箭头）周围有少量液体潴留（三角箭头）

# 5.5 内侧副韧带钙化（Pellegrini-Stieda 病）

- 在陈旧性内侧副韧带断裂的演变过程中，周围产生粗糙的钙质沉积的表现，被称为内侧副韧带钙化（又称 Pellegrini-Stieda 病，图 5-29、5-30）。
- 偶见于无外伤史的膝关节。
- 容易发生于内侧副韧带的股骨附着处。该病变需注意与附着处的撕脱性骨折相鉴别。
- 大的钙质沉积可发生骨化，内部可见脂肪髓（图 5-29）。

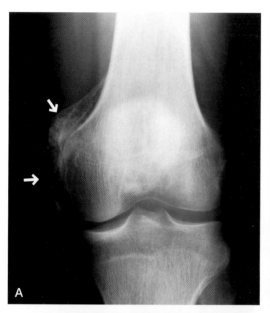 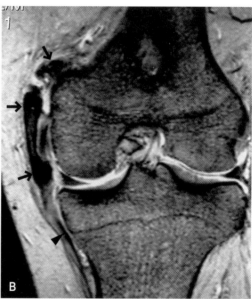

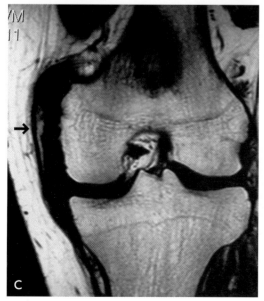

图5-29 Pellegrini-Stieda 病①

20余岁男性，正位X线片（A）、T2*加权冠状面像（B）和T1加权像（C）。患者11个月前因交通事故受伤，诉膝关节内侧水肿、膝关节运动时疼痛、轻度强直。X线片中可见沿内侧髁分布的粗糙骨化阴影（图A箭头）。T2*加权冠状面像中相同部位表现为显著的无信号区（图B箭头）。内侧副韧带浅层上部中断，但内侧副韧带浅层胫骨侧仍保留（三角箭头）。T1加权像中可见骨化部位中部分显示为脂肪髓的高信号（图C箭头）

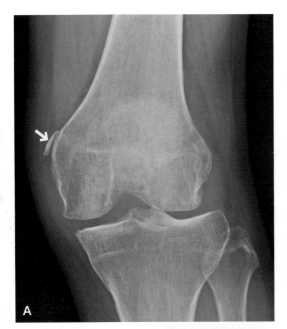
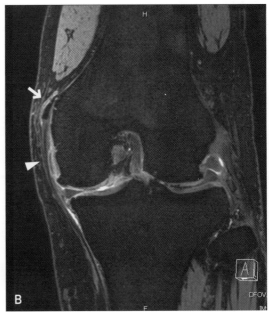
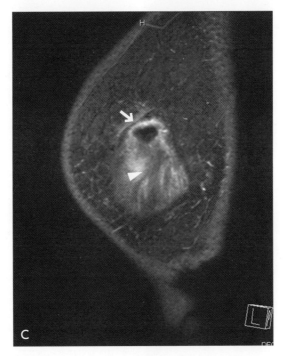

**图5-30 Pellegrini-Stieda 病②**

50余岁女性，有膝外伤史，膝关节内侧轻度水肿。正位X线片（A）、T2*加权冠状面像（B）及T2*加权像（C）。X线片中可见微小的骨化阴影（图A箭头），T2*加权像同部位表现为轻微的低信号（图B、C箭头）。内侧副韧带浅层仍保持连续性（图B、C三角箭头）

Wang JC, Shapiro MS: Pellegrini-Stieda syndrome. Am J Orthop 1995; 24: 493-497.

第 6 章

# 包含外侧副韧带的外侧支持组织

# 6.1　解剖

- 膝关节外侧的支持组织是几种组织的复合体，比膝关节内侧支持组织复杂得多。
- 与膝关节内侧相同，外侧支持组织也可分为3层。

  第1层：膝关节外侧表面的筋膜。从前方的髂胫束（iliotibial band，ITB）到后方的股二头肌肌腱（biceps femoris tendon，BFT）。

  第2层：从前方髌外侧支持带（lateral patellar retinaculum）到外侧副韧带（lateral collateral ligament，LCL，又名腓侧副韧带）。

  第3层：即最深层，由外侧膝关节囊构成，包括豆腓韧带（fabellofibular ligament）和弓状韧带。

- 其中，膝关节外侧支持组织代表性的结构从前至后依次为：髂胫束、外侧副韧带、股二头肌肌腱（图6-1）。
- 外侧副韧带与下行的股二头肌肌腱在腓骨头附着处形成联合腱（conjoint ligament）。该联合腱由在第1层浅表走行的股二头肌肌腱与第2层的外侧副韧带共同形成，因此在矢状面像中呈"V"字形，但很少仅通过1张矢状面显像（图6-2）。
- 外侧副韧带能抑制膝关节内旋与过伸展，在膝关节处于伸展位时最紧张。
- 与Segond骨折相关的前外侧韧带（anterolateral ligament，ALL）派生自外侧副韧带的股骨附着处，向前下方走行，于Gerdy结节和腓骨头间停止（图6-3）。前外侧韧带还有"外侧副韧带的前斜行纤维"等多种名称。实际上，前外侧韧带常难与外侧副韧带等周围支持组织区分，它与胫骨内旋时的稳定性相关。
- 腘肌肌腱（popliteus tendon，PoT）与上述的韧带走行略有差异（图6-3）。
- 腘肌肌腱起自外侧副韧带附着处正下方外侧髁的腘沟（图6-4），经过外侧副韧带深部斜向贯穿外侧半月板的半月板－关节囊接合处，形成腘肌肌腱，附着于胫骨上。因此，腘肌肌腱上半部分为关节内结构，可在关节镜下观察（图6-5）。需注意不要将外侧半月板边缘附近的腱鞘与半月板断裂混淆（图6-6、6-7）。
- 腘肌肌腱在向腓骨头方向走行中派生出一条细的腘腓韧带（popliteofibular ligament，PFL），其在MRI中表现为细的索状物（图6-8、6-9）。

Seebacher JR, Inglis AE, Marshall JL, et al: The structure of the posterolateral aspect of the knee. J Bone Joint Surg Am 1982; 64: 536-541.

Vinson EN, Major NM, Helms CA: The posterolateral corner of the knee. AJR Am J Roentgenol 2008; 190: 449-458.

Munshi M, Pretterklieber ML, Kwak S, et al: MR imaging, MR arthrography, and specimen correlation of the posterolateral corner of the knee: an anatomic study. AJR Am J Roentgenol 2003; 180: 1095-1101.

Claes S, Vereecke E, Maes M, et al: Anatomy of the anterolateral ligament of the knee. J Anat 2013; 223: 321-328.

Pomajzl R, Maerz T, Shams C, et al: A review of the anterolateral ligament of the knee; current knowledge regarding its incidence, anatomy, biomechanics, and surgical dissection. Arthroscopy 2015; 31: 583-591.

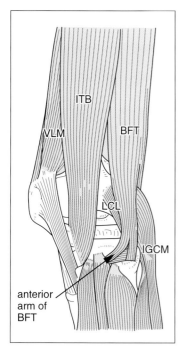

**图6-1　外侧支持组织的示意图**

构成外侧支持组织的结构从前方至后依次为髂胫束（ITB）、外侧副韧带（LCL）、股二头肌肌腱（BFT）。股二头肌肌腱的下端分离出前侧纤维（anterior arm of BFT）（箭头）。VLM，股外侧肌；IGCM，腓肠肌外侧头

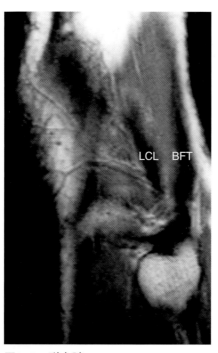

**图6-2　联合腱**

外侧副韧带（LCL）与股二头肌肌腱（BFT）的联合腱的质子密度加权矢状面像。在矢状面像中呈"V"字形，但很少在一个断面内呈现

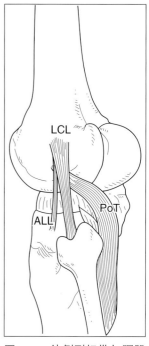

**图6-3　外侧副韧带与腘肌肌腱的示意图**

腘肌肌腱（PoT）起自外侧髁，经外侧副韧带（LCL）深部，穿过腘肌肌腱裂孔，向关节外走行。前外侧韧带（ALL，外侧副韧带的前斜行纤维）自外侧副韧带股骨附着处开始向前下方走行，于腓骨头前方的胫骨侧面停止

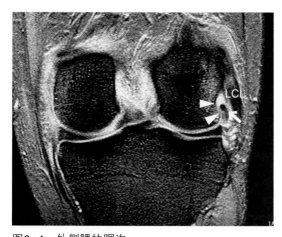

**图6-4　外侧髁的腘沟**

T2*加权冠状面像，腘肌肌腱（箭头）从腘窝（三角箭头）起向外侧副韧带（LCL）深部走行

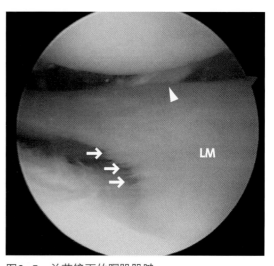

**图6-5　关节镜下的腘肌肌腱**

腘肌肌腱在外侧半月板（LM）对侧斜向走行（三角箭头）。半月板游离缘变性导致纤毛化（fibrillation）（箭头）

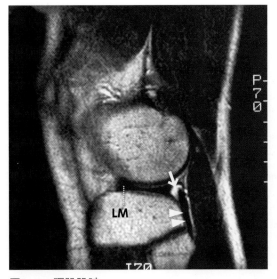

**图6-6　腘肌肌腱**

经过外侧半月板（LM）的T2加权矢状面像。腘肌肌腱（三角箭头）形成腱鞘，斜行贯通外侧半月板的半月板-关节囊接合处。该部位积液（箭头）属于正常现象，不能与半月板断裂混淆

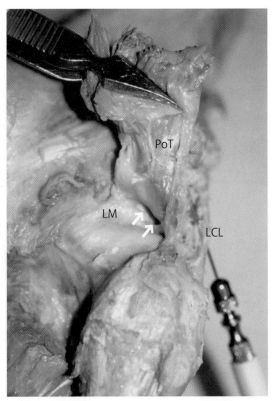

**图6-7　人体膝关节标本的腘肌肌腱、外侧副韧带和外侧半月板**

在肌腱移行部切断腘肌肌腱（PoT）并上翻。可见腘肌肌腱与外侧半月板（LM）之间有间隙（箭头）。外侧副韧带（LCL）深处置有针头

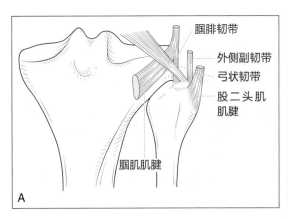

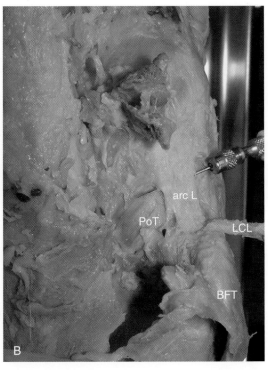

**图6-8　膝关节后外侧构造的示意图（A）与解剖图（B）**

从右膝斜后方观察，外侧副韧带（LCL）、股二头肌肌腱（BFT）、腘肌肌腱（PoT）向腓骨头方向走行途中派生出腘腓韧带。腘肌肌腱移行部经弓状韧带（arc L）深部穿出腘沟

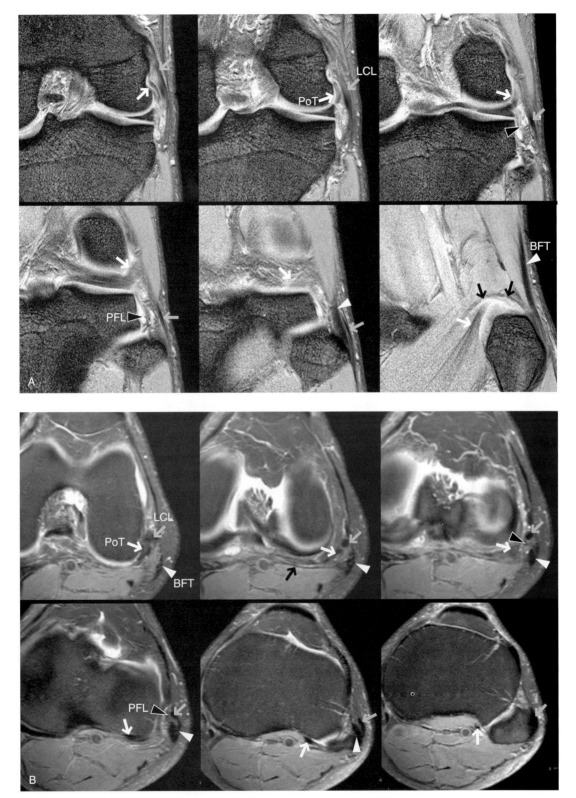

图6-9　膝关节后背侧结构的MRI表现

T2*加权冠状面像（A）及脂肪抑制质子密度加权横断面像（B）。腘肌肌腱（PoT，白箭头）从外侧髁的外侧副韧带（LCL，灰箭头）附着处正下方起下行，分离出腘腓韧带（PFL，黑三角箭头），肌腱移行部从弓状韧带（黑箭头）下方穿过，出腘沟。腓骨头上附着有腘腓韧带、外侧副韧带、股二头肌肌腱（BFT，白三角箭头）等多条韧带、肌腱

- 腘肌肌腱移行部表层覆有弓状韧带（arcuate ligament）（图 6-10）。
- 上述结构共同在膝关节后外侧形成支持组织，前交叉韧带断裂等损伤常合并后外侧支持组织的损伤（图 6-11）。

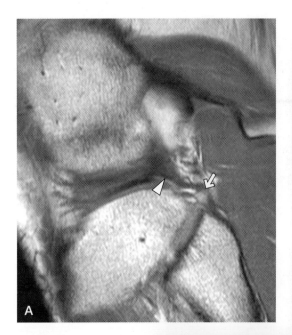
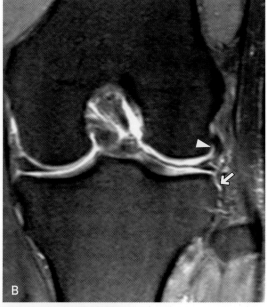

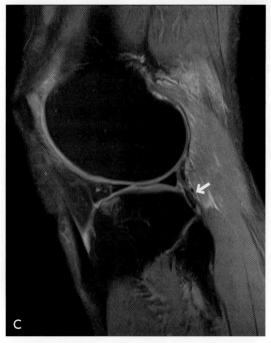

图6-10　腘腓韧带的损伤

30余岁女性，质子密度加权像（A）和脂肪抑制质子密度加权冠状面像（B）；20余岁男性，脂肪抑制质子密度加权像（C）。图A、B示腘腓韧带（箭头）部分损伤，呈弯曲状；腘肌肌腱（三角箭头）。图C病例中可见韧带内部呈局限性高信号（箭头）

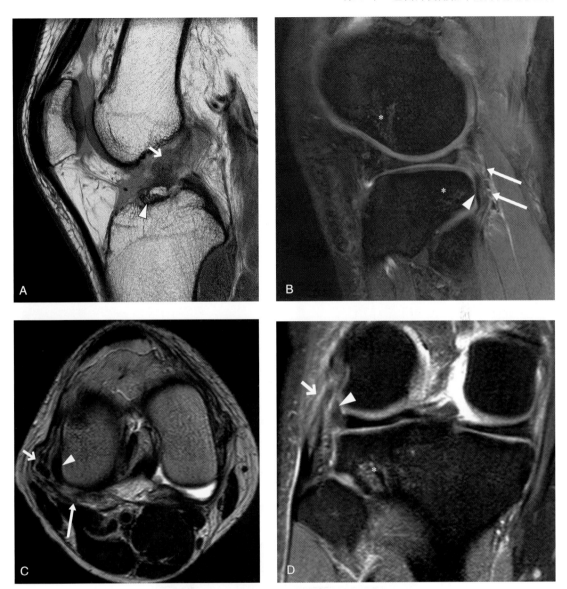

**图6-11　前交叉韧带断裂伴后外侧支持组织损伤**

30余岁男性，质子密度加权像（A）、脂肪抑制T2*加权像（B）、T2加权横断面像（C）以及脂肪抑制质子密度加权冠状面像（D）。髁间隆起骨折（图A三角箭头）伴前交叉韧带完全断裂（图A箭头），可见骨损伤（图B、D*）。腘肌肌腱（三角箭头）与外侧副韧带（箭头）保持连续性，但表现为部分高信号（图D箭头）。弓状韧带部分连续性中断，周围可见水肿、断裂（图B、C长箭头）

## MRI表现

- 正常外侧副韧带表现为低信号的带状结构。

- 外侧副韧带可通过冠状面像呈现。但由于其略微前倾的走行方向，常需要多张图像方可呈现。

- 腘肌肌腱斜向走行，因此在短 TE 成像时，需注意魔角效应引起的信号增强（参考第2章）。

# 6.2 外侧副韧带损伤

- 外侧副韧带断裂是 4 条交叉韧带、侧副韧带中损伤发生频率最低的。
- 外侧副韧带断裂多由交通事故等强大的外力作用引起，可能造成膝关节脱位等严重损伤或合并韧带损伤（图 6-11、6-12），也有伴腓骨神经损伤的重伤病例。

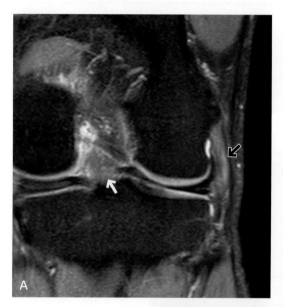
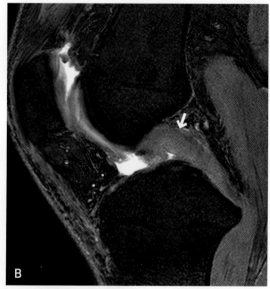
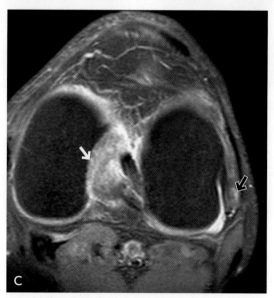

图6-12 后交叉韧带断裂伴外侧副韧带断裂

30余岁男性，交通事故伤，脂肪抑制质子密度加权冠状面像（A）、T2\*加权像（B）和脂肪抑制质子密度加权横断面像（C）。外侧副韧带近侧韧带的内部呈高信号，显示部分断裂（黑箭头）；后交叉韧带也表现为韧带内损伤（白箭头）

- 外侧副韧带单独损伤很少见（图 6-13），多伴上述其他外侧支持组织损伤，特别是后外侧膝关节囊破裂（图 6-14）。
- 外侧副韧带为关节外结构，断裂不会造成关节液潴留。
- 外侧副韧带断裂急性期表现为韧带纤维消失，连续性中断，伴水肿及出血性变化。
- 常见韧带中间部断裂或伴腓骨头撕脱性骨折（图 6-15）。
- 与外侧副韧带形成联合腱的股二头肌肌腱可能出现合并损伤（图 6-16）。
- 陈旧期时韧带增厚或表现为弯曲的索状物。

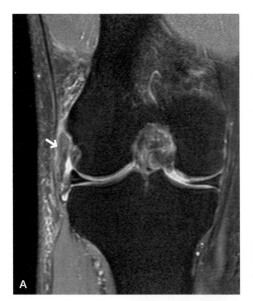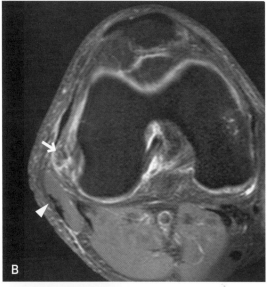

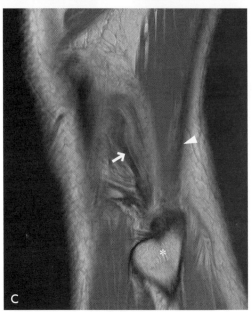

**图6-13　外侧副韧带的单独断裂**

40余岁男性，交通事故伤，脂肪抑制质子密度加权冠状面像（A）和横断面像（B）以及质子密度加权像（C）。可见外侧副韧带水肿，表现为高信号（箭头）。与外侧副韧带共同附着于腓骨头（*）的股二头肌无损伤（三角箭头）

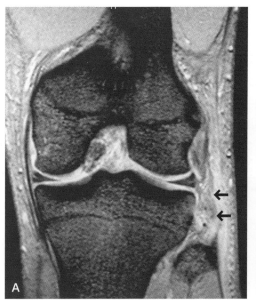
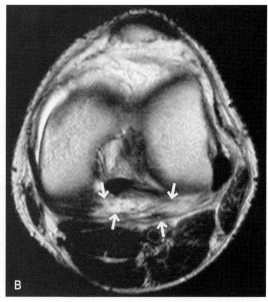

图6-14 外侧副韧带断裂伴后外侧膝关节囊破裂

10岁男性，交通事故伤，T2*加权冠状面像（A）和T2加权横断面像（B）。可见外侧副韧带的纤维连续性中断（图A箭头），后外侧膝关节囊水肿且连续性中断（图B箭头）

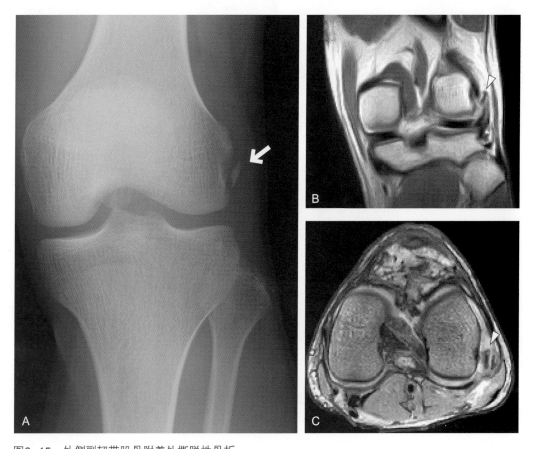

图6-15 外侧副韧带股骨附着处撕脱性骨折

20余岁男性，正位X线片（A）、质子密度加权横断面像（B）和T2*加权横断面像（C）。股骨外侧髁边缘有微小骨块（图A箭头）；外侧副韧带在股骨附着处不连续，有液体介于其中（图B、C三角箭头）

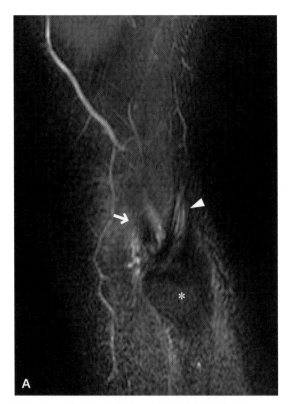
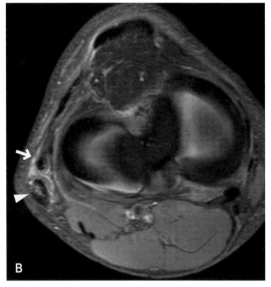

**图6-16 外侧副韧带损伤与股二头肌肌腱损伤**

30余岁男性，STIR像（A）和T2*加权横断面像（B）。腓骨头（*）正上方可见水肿的外侧副韧带（箭头）与股二头肌肌腱（三角箭头），呈高信号

---

### ■ 膝关节MRI报告是与骨科医师的"相互传球"

　　MRI 报告很像是影像科医师与骨科医师的"相互传球"。如果仅仅"抛出球"，即单方面给出报告，是不能提高自身诊断能力的。如果诊断报告中没有骨科医师想要的信息，对方也不会满意。无论何种情况，都对患者不利。只有在该循环中加入"回传"，也就是骨科医师提供的关节镜检查结果、X 线片等资料，以及医师自己的意见及对报告的反馈等，诊断中的"相互传球"循环才能够建立。也就是在"传球"的时候，要尽量考虑对方的想法，给出符合对方需求的报告。还要在写报告内容时考虑到下游医师的水平（如考虑对方是膝关节专业医师，还是内科等非本专业医师），方便对方阅读。此外，为了敦促对方"回传"，交流是最基本的方式，平时需要努力与他人保持友好的关系。当"传球"发生失误，诊断严重偏离时，应诚恳道歉，互相探讨原因，共同提升诊断技能。

# 6.3 腓骨头撕脱性骨折与股二头肌损伤

- 膝关节呈伸展位时如果受到强大的内翻力,容易发生腓骨头的撕脱性骨折(图6-17)。
- 撕脱的骨块向头侧移位时,骨块的长轴常为水平方向(撕脱后平行移动)。

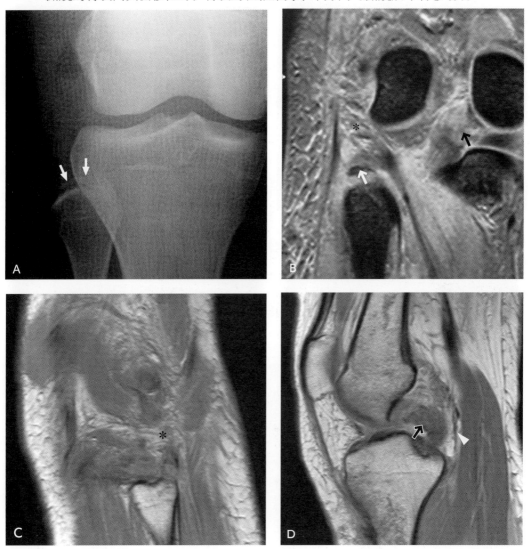

图6-17 腓骨头撕脱性骨折

15~20岁女性,交通事故伤,正位X线片(A)、T2*加权冠状面像(B)以及质子密度加权像(C、D)。腓骨头的外侧可见微小的撕脱骨块(小箭头)。MRI中撕脱骨块表现为无信号区(白箭头),未显示应在头侧附着的外侧副韧带(*);伴后交叉韧带断裂(黑箭头)、背侧关节囊破裂(三角箭头)

Huang GS, Yu JS, Munshi M, et al: Avulsion fracture of the head of the fibula (the "arcuate" sign); MR imaging findings predictive of injuries to the posterolateral ligaments and posterior cruciate ligament. AJR Am J Roentgenol 2003; 180: 381-387.

- 作为腓骨头撕脱性骨折的合并损伤，腓骨神经损伤的临床诊断非常重要。

- 腓骨头撕脱性骨折多伴有后交叉韧带断裂。此外，伴外侧副韧带、弓状韧带、关节囊等后外侧支持组织损伤的情况也很常见。

- 可见股二头肌远端，肌腱移行部至腓骨头附着处有损伤（图 6-18）。

## MRI要点

- 在确认头侧移位的撕脱骨块的同时，应检查其上附着的外侧副韧带及股二头肌肌腱有无损伤。

- 在矢状面像中，加入能显示附着于腓骨头上的外侧副韧带与股二头肌肌腱的层（位置相当靠外，参考第 2 章）。

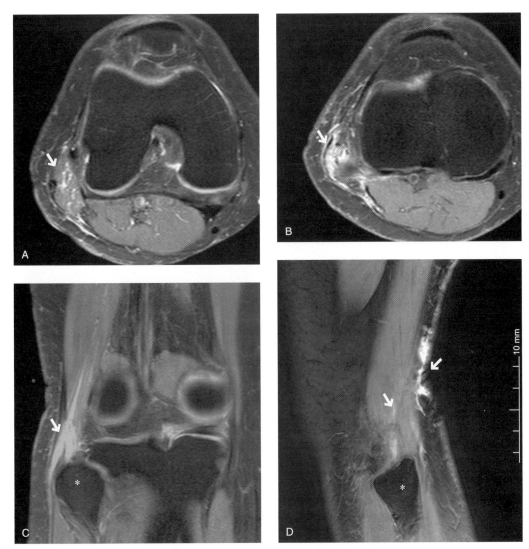

图6-18　股二头肌的肌腱移行部至腓骨头附着处的损伤

30余岁女性，脂肪抑制质子密度加权横断面像（A、B）、脂肪抑制质子密度加权冠状面像（C）以及T2*加权像（D）。附着于腓骨头（*）的股二头肌的肌腱移行部至腓骨头附着处可见水肿与高信号（箭头）

# 6.4 Segond 骨折

- Segond 骨折是发生在胫骨外侧边缘的纵向细微撕脱性骨折（图 6-19、6-20）（参考第 4 章）。
- 多为小腿的内翻与内旋力使外侧的关节囊韧带受到很强的牵引力所致。
- Segond 在 1879 年将该韧带状组织描述为"珍珠样、有弹性的、纤维束"。之后，该组织又先后被称为"外侧囊韧带中束"（Hughston，1976）、"外侧副韧带的前斜行纤维"（Irvine，1987）、"前外侧韧带（ALL）"（Vieira，2007）等。
- 目前有学者认为，Segond 骨折与髂胫束后方纤维、股二头肌前方纤维相关。
- 几乎所有（有研究称 95% 以上）病例均伴有前交叉韧带损伤。
- 治疗时优先治疗合并的前交叉韧带损伤，而不是特别针对撕脱性骨折本身展开治疗。

---

### ■ 以外国人名命名的疾病

本章中提到的 Segond 是法国人，因为日语的片假名发音与外语并不相通，所以日语中常写作"zugon""zegon""segon"。以外国人名命名的疾病数不胜数，仅本书中就提到了 Blount、Blumensaat、Humphrey、Wrisberg、Osgood、Saupe、Stieda、Wiberg 等多个人名。以发现者名字命名的疾病与医学词汇众多，且发现者多为外国人，这一现象不仅限于膝关节疾病。如果不了解，在会诊的时候常有难以融入的感觉。不如停止这样的命名方式，直接使用固有名词。比如大家熟知的 Segond 骨折，可以称为"胫骨外缘撕脱性骨折"。

---

## MRI要点

- 撕脱骨块本身通常不在 MRI 中成像。
- 这种情况下，冠状面像和横断面像更适合呈现关节囊损伤。
- 临床上怀疑 Segond 骨折时，最重要的是检查前交叉韧带的情况。

Dietz GW, Wilcox DM, Montgomery JB: Segond tibial condyle fracture: lateral capsular ligament avulsion. Radiology 1986; 159: 467-469.

Hughston JC, Andrews JR, Cross MJ, et al: Classification of knee ligament instabilities. Part II. The lateral compartment. J Bone Joint Surg Am 1976; 58: 173-179.

Irvine GB, Dias JJ, Finlay DB: Segond fractures of the lateral tibial condyle: brief report. J Bone Joint Surg Br 1987; 69: 613-614.

Campos JC, Chung CB, Lektrakul N, et al: Pathogenesis of Segond fracture: anatomic and MR imaging evidence of an iliotibial tract or anterior oblique band avulsion. Radiology 2001; 219: 381-386.

Vieira EL, Vieira EA, da Silva RT, et al: An anatomic study of the iliotibial tract. Arthroscopy 2007; 23: 269-274.

De Maeseneer M, Boulet C, Willekens I, et al: Segond fracture: involvement of the iliotibial band, anterolateral ligament, and anterior arm of the biceps femoris in knee trauma. Skeletal Radiol 2015; 44: 413-421.

Porrino J Jr, Maloney E, Richardson M, et al: The anterolateral ligament of the knee: MRI appearance, association with the Segond fracture, and historical perspective. AJR Am J Roentgenol 2015; 204: 367-373.

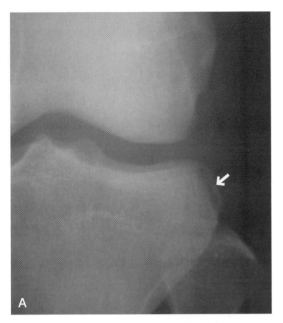

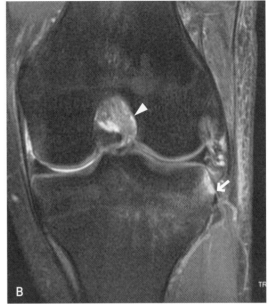

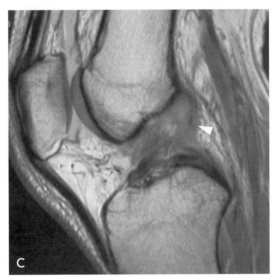

图6-19　Segond骨折

15~20岁男性，正位X线片（A）、脂肪抑制质子密度加权冠状面像（B）和质子密度加权像（C）。胫骨外侧髁边缘可见细微的撕脱骨块（箭头），伴前交叉韧带完全断裂（三角箭头）

### ■尽可能参考X线摄影的结果

　　放射科医师在检查时通常只对 MRI 结果进行读片，但 X 线片是膝关节疾病，甚至软骨肿瘤等疾病的诊断中不可或缺的检查。现在虽然已经具备了 PACS 环境，但 X 线片多未 CR、DR 化。这种情况下，应设法拍摄 X 线片。X 线片结果常在髁间嵴骨折、Segond 骨折等撕脱性骨折的诊断中起决定性的作用。如果为省事不进行 X 线检查，可能反而耽误诊断。因此，需要检查医师用心收集信息。

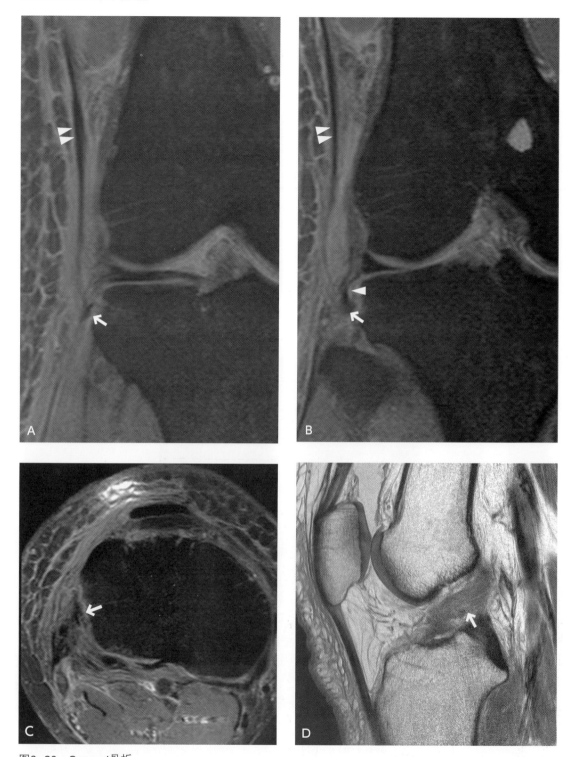

图6-20 Segond骨折

30余岁男性，脂肪抑制质子密度加权冠状面像（A、B）、脂肪抑制质子密度加权横断面像（C）以及质子密度加权像（D）。胫骨外侧髁边缘可见细微的撕脱骨块（箭头），位置比髂胫束（图A、B双三角箭头）略偏后，附着于可判断为前外侧韧带的索状物（图B三角箭头）上；前交叉韧带完全断裂（图D箭头）

# 6.5 Gerdy 结节撕脱性骨折

- 髂胫束的胫骨附着处的 Gerdy 结节的撕脱性骨折较少见（图 6-21）。

- 该处单独损伤罕见，多与前交叉韧带断裂、外侧支持组织损伤合并。

- 即便未达到撕脱性骨折程度，也可能因慢性刺激造成 Gerdy 结节炎（髂胫束附着处炎症）（图 6-22）。

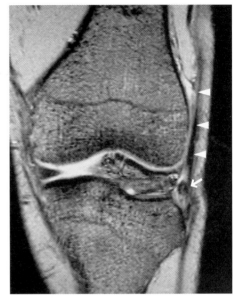

**图6-21 Gerdy结节的撕脱性骨折**

30余岁男性，T2*加权冠状面像。髂胫束（三角箭头）的胫骨附着处可见微小骨块（箭头）

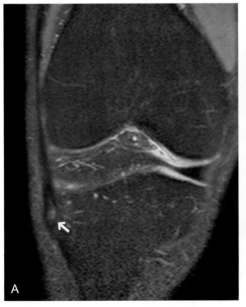

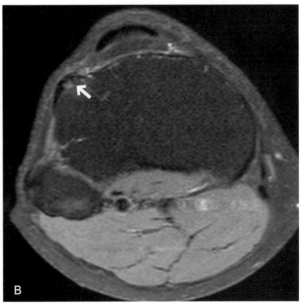

**图6-22 Gerdy结节炎（髂胫束附着处炎症）**

40余岁男性，脂肪抑制质子密度加权冠状面像（A）和横断面像（B）。髂胫束的胫骨附着处（Gerdy结节）可见均一局限的水肿（箭头）

# 6.6　髂胫束摩擦综合征（髂胫束炎症）

- 髂胫束股骨侧正下方可见局限性水肿变化（图6-23 ~ 6-25）。

- 随着膝关节屈伸，髂胫束沿外侧髁前后滑动，反复摩擦造成的局部炎症，即髂胫束摩擦综合征，与传统的髂胫束炎症含义基本相同。

- MRI 中常显示的唯一表现，即同一部位的局限性水肿。

- 多见于长跑运动员（runner's knee）等，下坡会使病情加重。

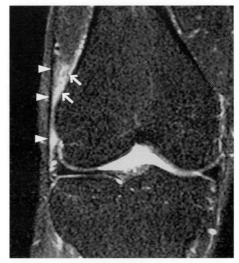

图6-23　髂胫束摩擦综合征

20余岁男性，脂肪抑制T2加权冠状面像。髂胫束（三角箭头）的股骨侧正下方表现为T2高信号，可见局限性水肿变化（箭头）

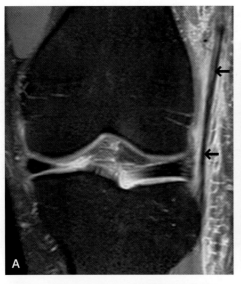
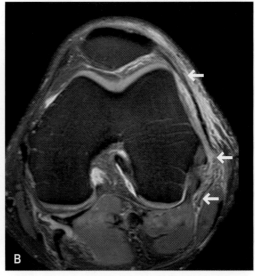

图6-24　髂胫束炎症与周边被波及的部位

30余岁男性，脂肪抑制质子密度加权冠状面像（A）和横断面像（B）。髂胫束（黑箭头）股骨侧正下方，从表层开始，以及前方沿内侧支持带区域、背侧区域均可见大范围水肿变化（白箭头）

Murphy BJ, Hechtman KS, Uribe JW, et al: Iliotibial band friction syndrome; MR imaging findings. Radiology 1992; 185: 569-571.

- 少数患者的固有关节腔外侧沟较深，需与本病鉴别诊断（图 6-26）。
- 本病是过用综合征（overuse syndrome）的一种。类似病症发生在膝内侧的鹅足和胫骨附着处时，被称为鹅足炎、鹅足滑囊炎（参考第 5 章）。

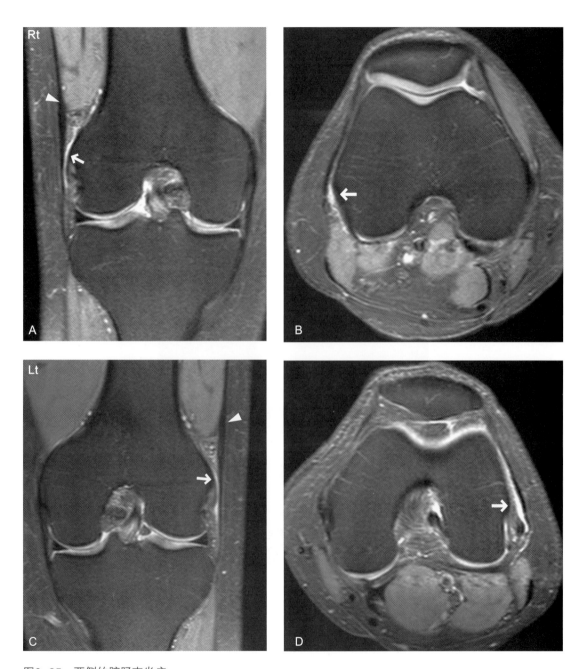

**图6-25　两侧的髂胫束炎症**

20余岁女性，登山后双膝疼痛，右膝和左膝的脂肪抑制质子密度加权冠状面像（A、C）及横断面像（B、D）。双膝髂胫束（图A、C三角箭头）的股骨侧正下方可见水肿（箭头）

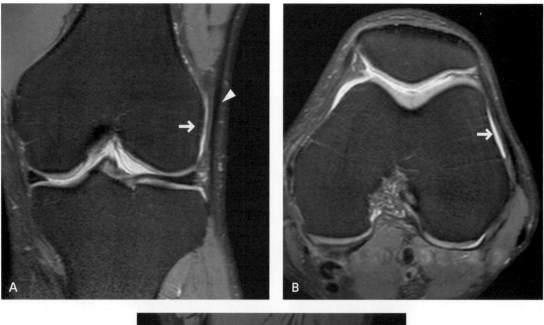

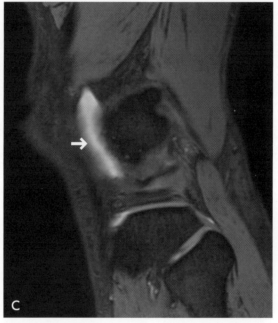

图6-26 髂胫束炎症与深外侧沟的鉴别

50余岁男性，脂肪抑制质子密度加权冠状面像（A）和横断面像（B）以及T2*加权像（C）。髂胫束（图A三角箭头）正下方可见沟状的液体潴留（图A、B箭头），但这是固有关节腔突出形成的深外侧沟（图C箭头）

# 6.7　髂胫束滑囊与膝外侧滑囊

- 髂胫束滑囊是位于髂胫束的胫骨附着处（Gerdy 结节）正上方的滑囊。
- 该部位的滑囊炎（图 6-27）与髂胫束摩擦综合征（参考前节）均多见于长跑运动员，是过用综合征的一种。
- 膝关节外侧有股二头肌下腱下囊（图 6-28）。

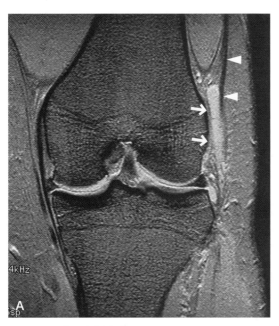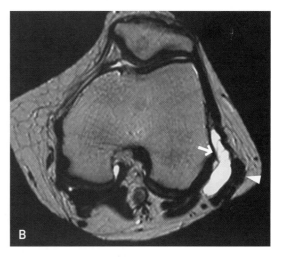

**图6-27　髂胫束滑囊炎**

40余岁女性，T2*加权冠状面像（A）和T2加权横断面像（B）。髂胫束（三角箭头）与外侧髁之间存在扩张的滑囊（箭头）

## ■ 什么是膝关节内紊乱（internal derangement）？

　　膝关节是最常进行 MRI 检查的关节。一是因为膝关节容易受伤变性；二是因为其骨性构造在力学上并不稳定，需要韧带、半月板等特殊且复杂的内部结构的辅助；三是难以通过体格检查做出临床诊断。

　　在影像学检查仅有 X 线技术的时代，人们完全不明白膝关节内部发生了怎样的变化，于是就有了"膝关节内紊乱"的说法。MRI 诞生之后，膝关节内部的病变"大白于天下"，通过肉眼就可以观察到，于是膝关节造影几乎消失。此外，以诊断为目的的非必要关节镜检查也大幅减少。膝关节 MRI 这种无创且节省医疗经费与时间的技术成为了诊断的"王牌"。

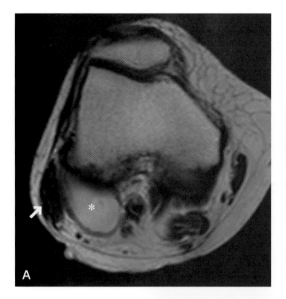
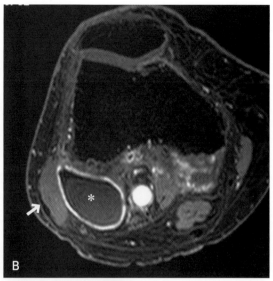
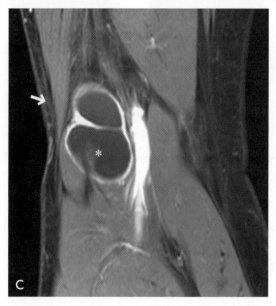

图6-28　股二头肌下腱下囊炎症

50余岁女性，T2加权横断面像（A）以及Gd造影剂增强脂肪抑制T1加权横断面像（B）和冠状面像（C）。股二头肌（箭头）的深部周围存在信号增强的液体潴留区（*）

# 6.8　腘肌肌腱损伤

- 腘肌肌腱损伤很罕见，发生率大约为膝关节 MRI 检查的 1%。
- 腘肌肌腱损伤易发生在肌腱移行部及肌腹（股骨外侧髁附着处的损伤较少）。
- 除可在关节镜下观察腘肌肌腱在关节腔内的走行路径（参考图 6-5）外，MRI 对于诊断也至关重要。
- 与表现为肌腱纤维完全中断的完全断裂相比，部分断裂较常见。
- 单独损伤很少见。
- 可合并前交叉韧带断裂，多伴背侧关节囊损伤。
- 此外，易合并后交叉韧带断裂、外侧副韧带断裂、内侧半月板断裂、外侧半月板断裂，也可能伴骨挫伤或关节出血。
- MRI 表现为肌腱肿大，弯曲，高信号（图 6-29）。

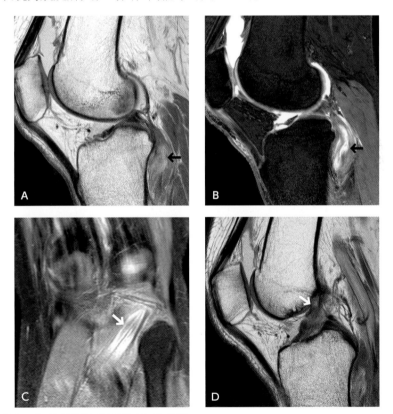

**图6-29　合并前交叉韧带断裂的腘肌肌腱部分断裂**

50余岁女性，质子密度加权像（A）、脂肪抑制质子密度加权像（B）、脂肪抑制质子密度加权冠状面像（C）及质子密度加权像（D）。可见腘肌肌腱的移行部至肌腹肿胀，表现为高信号（图A~C箭头）；可见前交叉韧带断裂（图D箭头）

Brown TR, Quinn SF, Wensel JP, et al: Diagnosis of popliteus injuries with MR imaging. Skeletal Radiol 1995; 24: 511-514.

Guha AR, Gorgees KA, Walker DI: Popliteus tendon rupture; a case report and review of the literature. Br J Sports Med 2003; 37: 358-360.

# 第 7 章
# 半月板

# 7.1 解剖

- 半月板具有稳定股骨与胫骨接合处、分散应力、减震、保护关节软骨的作用。特别是承担了股骨及胫骨 60%～70% 的受力。
- 半月板为纤维软骨，其中大部分是Ⅰ型胶原纤维。内侧 2/3 为横向纤维及环状纤维，外周 1/3 主要由环状纤维构成。中心部（半月板深层）胶原纤维走行不规则。
- 半月板外周约 1/3 有血供，称为红区（red zone)，该部位如发生细小撕裂可自愈；与此相对的游离缘则无血供，称为白区（white zone）（图 7-1）。
- 半月板按 3 分法可分为前角、体部和后角，按 5 分法则可分为前角、前节、中节、后节、后角。前角和后角分别指各自前端部分（图 7-1）。

3 分法：

前角 anterior horn

体部 body（又称中节）

后角 posterior horn

5 分法：

前角 anterior horn

前节 anterior segment

中节 middle segment

后节 posterior segment

后角 posterior horn

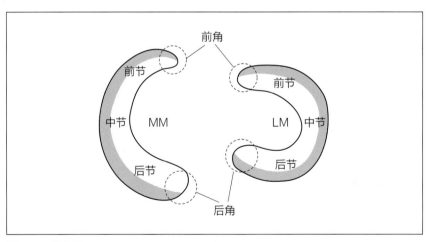

图7-1　半月板

内侧半月板（MM）与"C"字形的外侧半月板（LM）。5分法包括前角、前节、中节、后节、后角，3分法包括前角、体部及后角。外周1/3有血供，称为红区（外周点阵区域）

# 7.2　内侧半月板和外侧半月板

- 内侧半月板（medial meniscus，MM）较外侧半月板（lateral meniscus，LM）半径大，弯曲弧度小。
- 内侧半月板边缘更厚，周径较大，特别是内侧半月板后节，最厚处可达 5 mm。
- 内侧半月板后角常比前角宽，最宽约 12 mm，约为前角的 2 倍，且后角的宽度比厚度更大（图 7-2）。
- 外侧半月板半径小，更近似闭合的"C"字形。
- 外侧半月板宽度较恒定，约 10 mm（图 7-2）。
- 由于胫骨平台倾斜，导致外侧半月板后角在冠状面中表现为向头侧斜行，影像上可能存在魔角效应（参考第 2 章）。
- 内、外侧半月板前角及后角头端称为半月板根（meniscal root），牢固地附着于胫骨上（图 7-3、7-4），其后部覆盖至胫骨平台最后方。
- 内侧半月板前角的根位于前交叉韧带的胫骨附着处稍前方，外侧半月板前角的根则位于前交叉韧带胫骨附着处的稍后方。
- 膝横韧带（transverse ligament of knee）分别连接内侧半月板前角与外侧半月板前角及两者的后角（图 7-3）。
- 内侧半月板前角根后部与膝横韧带融合。
- 内侧半月板边缘部与内侧副韧带深层及关节囊的结合较牢固。
- 外侧半月板与关节囊的接合处薄弱，背侧的腘肌沟处仅有很少的纤维束（fascicle）支持关节囊，因此，膝关节的屈伸活动范围远大于内旋范围。

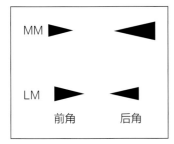

图7-2　矢状面像显示内侧半月板（MM）和外侧半月板（LM）示意图

内侧半月板后角宽且厚，外侧半月板的宽度基本恒定

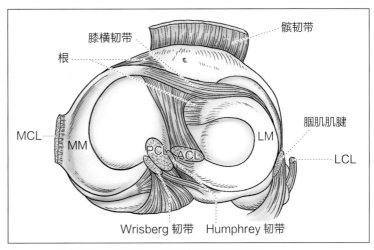

图7-3　从头侧观察胫骨平台的半月板及周围组织

MCL，内侧副韧带；MM，内侧半月板；PCL，后交叉韧带；ACL，前交叉韧带；LM，外侧半月板；LCL，外侧副韧带

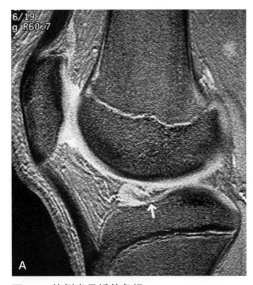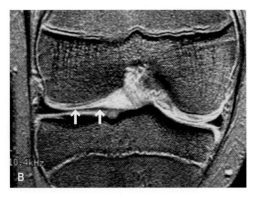

**图7-4 外侧半月板前角根**

半月板前角根在矢状位的某个切面可能被误认为撕裂，但在冠状位切面中显示为正常结构（箭头）。图A示T2*加权像，图B示冠状面像

# 7.3 半月板的 MRI 表现

## 半月板窗

- 高分辨磁共振有助于诊断半月板的轻微损伤（图7-5）。
- 窗口越窄，半月板病变的 MRI 成像效果越差，因此，需要使用半月板窗（mendiscal window）（图7-6），根据不同的情况，采用不同的成像方法。

## 快速自旋回波序列与传统自旋回波序列的比较

- 快速自旋回波序列（FSE）最初被认为对半月板病变的成像能力稍逊于传统自旋回波序列（Rubin 等文献报道）。
- 但随后研究强调了应用 FSE 的质子密度加权像及 T2 加权像的意义（Escobedo 等报道）。
- 将磁共振回波链长度（ETL）控制在 5 ~ 6，FSE 成像不但不模糊，而且其速度更增加了空间分辨率、数量方面的优势。

Rubin DA, Kneeland JB, Listerud J, et al: MR diagnosis of meniscal tears of the knee; value of fast spin-echo vs conventional spin-echo sequences. AJR Am J Roentgenol 1994; 162: 1131-1135.

Escobedo EM, Hunter JC, Zink-Brody GC, et al: Usefulness of turbo spin-echo MR imaging in the evaluation of meniscal tears; comparison with a conventional spin-echo sequence. AJR Am J Roentgenol 1996; 167: 1223-1227.

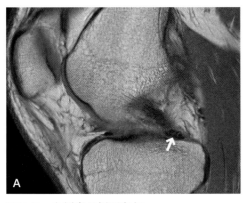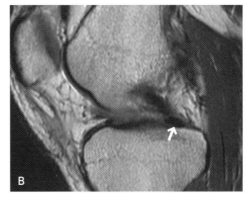

**图7-5　内侧半月板后角根**

质子密度加权矢状面像，采样矩阵512×1024（A）及采样矩阵256×256（B）。高分辨率图像呈现出内侧半月板后角根各纤维束（箭头）

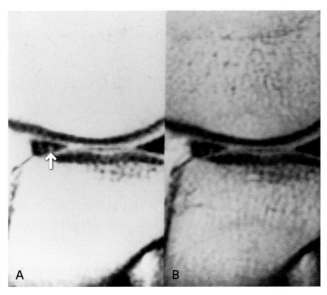

**图7-6　半月板窗**

采用窗口窄、窗位低的半月板窗（A）和普通窗（B）的质子密度加权矢状面像（SE 2000/20）。半月板窗成像可见外侧半月板前节的微小病变（箭头），但需注意的是该成像方式不能获得骨的信息

## 膝关节磁共振成像的其他注意事项

我们有时会看到成像效果差的 MRI 图像。膝关节在伸展位成像不能完全显示前交叉韧带，扫描螺距为 5 ~ 6 mm 时，半月板仅在 2、3 个层面上成像，且图像质量极差，让人禁不住疑惑："这就是磁共振吗？"患者（或许还包括骨科医师）都期待着"只要进行 MRI 检查就一目了然了"。但实际上 MRI 并不是诊断前交叉韧带和半月板细微病变的重要依据，这种情况下考虑到患者的需求，还是选择不进行 MRI 检查为好。MRI 设备有从 0.2 T 到 3.0 T 的多种类型，在选择检查仪器种类时常会受到医保政策的限制，这是一个弊端。虽然昂贵的 MRI 设备不能经常更新，但作为专业的医者，利用现有的设备尽可能提供最优质的影像也是一种职业道德。

# 7.4 半月板撕裂

- 波及半月板表面的内部高信号。
- 表现为半月板变形。
- 最厚的内侧半月板后节内部常见淡淡的高信号，这种情况除了波及关节面的撕裂，还有可能是生理性变性（类黏液或黏液样变性）（图7-7、7-8）。
- 目前还没有证据表明青少年半月板内部显示的高信号会发展为撕裂。
- 中老年人内侧半月板后节出现高信号，发展为撕裂的概率较高。
- 多个层面而非单一层面，以及矢状面、冠状面均提示撕裂时，真性撕裂的可能性较高（准确率达90%以上）。
- 仅一个层面存在疑似撕裂时，诊断内侧半月板撕裂的准确率为55%，而诊断外侧半月板撕裂的准确率仅为30%。

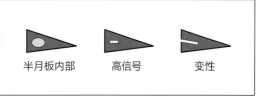

半月板内部　　高信号　　变性

图7-7　半月板内部高信号

### 半月板内部高信号

撕裂

黏液样变性

魔角效应

软骨钙质沉着

部分容积伪影

### 半月板内部高信号的分级

目前比较公认的半月板撕裂分级：1级，半月板内部存在点状高信号（图7-8A）；2级，存在线状信号（图7-8B）；3级，波及半月板表面的高信号。但是1~2级并不是真性撕裂，若写在报告里反而会引起误解。如果不了解分级的具体含义，那么分级数据对临床工作是没有意义的。现在临床医学中，各种分级、分期众多且多没有实际意义，不再增加这种无价值的分级岂不更好？

De Smet AA, Norris MA, Yandow DR, et al: MR diagnosis of meniscal tears of the knee; importance of high signal in the meniscus that extends to the surface. AJR Am J Roentgenol 1993; 161: 101-107.

Kumm J, Roemer FW, Guermazi A, et al: Natural History of Intrameniscal Signal Intensity on Knee MR Images; Six Years of Data from the Osteoarthritis Initiative. Radiology 2016; 278: 164-171.

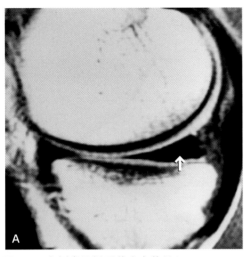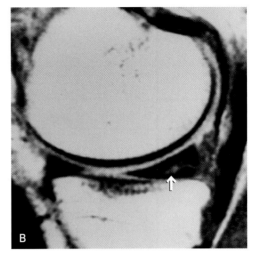

**图7-8　内侧半月板后节内高信号**

质子密度加权像。内侧半月板后节常可见点状（A）、线状（B）高信号（箭头）。关节面不连续，但并非断裂，是生理性变性

## 半月板撕裂的分类

分类 1（图 7-9）：

❶ 垂直撕裂

　　纵行撕裂

　　桶柄样撕裂

　　放射状撕裂

　　斜行撕裂（鹦鹉嘴样撕裂）

❷ 水平撕裂

❸ 复合撕裂

分类 2（图 7-10）：

Ⓐ 完全撕裂［全层撕裂（full-thickness tear）］

Ⓑ 部分撕裂

撕裂贯通上下关节面时称完全撕裂（或全层撕裂），局限于一侧关节面时称部分撕裂（图 7-9、7-10）。

## 垂直撕裂

- 垂直撕裂（vertical tear）常见于青少年。
- 纵行撕裂（longitudinal tear）常从后角延伸至中节（图 7-11）。
- 纵行撕裂在矢状面像中可因容积效应而表现不明显，需引起注意。

De Smet AA: How I diagnose meniscal tears on knee MRI. AJR Am J Roentgenol 2012; 199: 481-499.

Lecas LK, Helms CA, Kosarek FJ, et al: Inferiorly displaced flap tears of the medial meniscus: MR appearance and clinical significance. AJR Am J Roentgenol 2000; 174: 161-164.

● 放射状撕裂（radial tear）通常由半月板游离缘向边缘延伸，特别是向内侧半月板后角、外侧半月板前角或体部移行者多见。

● 放射状撕裂易伴发半月板脱位（图7-12）。

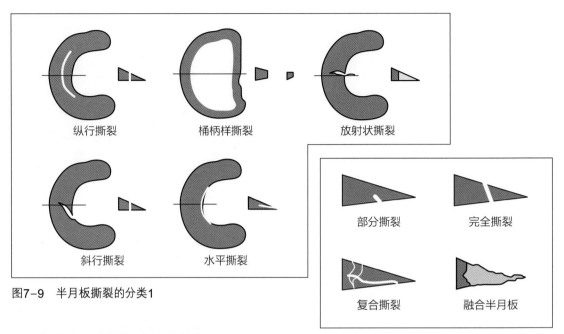

图7-9　半月板撕裂的分类1

图7-10　半月板撕裂的分类2

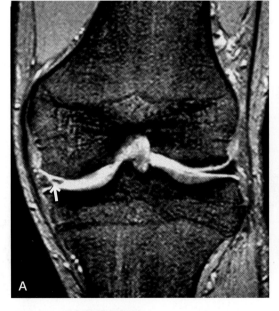

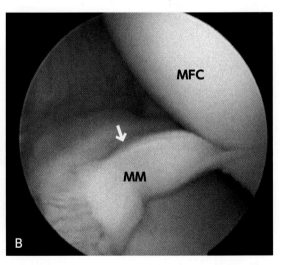

图7-11　后角的纵行撕裂

20余岁男性，T2*加权冠状位（A）和关节镜图像（B）。内侧半月板（MM）后角至中节的全层纵行撕裂（箭头）。MFC，股骨内侧髁

Vande Berg BC, Malghem J, Poilvache P, et al: Meniscal tears with fragments displaced in notch and recesses of knee; MR imaging with arthroscopic comparison. Radiology 2005; 234: 842-850.

- 半月板根发生放射状撕裂时诊断较困难。
- 放射状撕裂斜裂扩大，游离缘的部分与主体分离，呈瓣（flap）状，呈游离趋势（图7−13）。
- 瓣状撕裂的小骨片常从游离缘掉入关节腔的隐窝（冠状隐窝，半月板隐窝）（图7−14）。

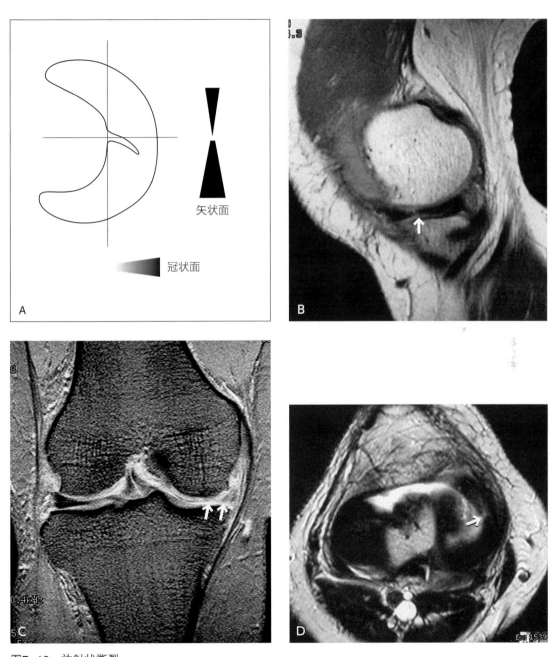

**图7−12　放射状撕裂**

50余岁女性，半月板撕裂示意图（A）、质子密度加权矢状面像（B）、T2*加权冠状面像（C）以及T2加权横断面像（D）。可见从外侧半月板中节的游离缘延伸至边缘的全层撕裂（图B箭头）；冠状面像中，撕裂处半月板的部分形态消失（图C箭头）；横断面像上很难见到撕裂（图D箭头）的全貌

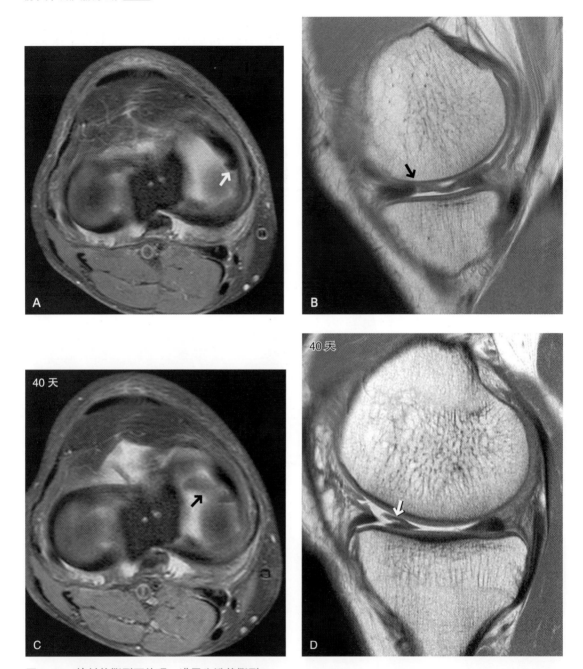

**图7-13 放射状撕裂不处理，进展为瓣状撕裂**

50余岁女性，初次就诊时的脂肪抑制质子密度加权横断面像和质子密度加权矢状面像（A、B）以及40天后的横断面像和矢状面像（C、D）。初次影像仅可见内侧半月板中节的放射状撕裂（图A、B箭头）；复诊影像示断面扩大，向前方呈瓣状分离、移位（图C、D箭头）

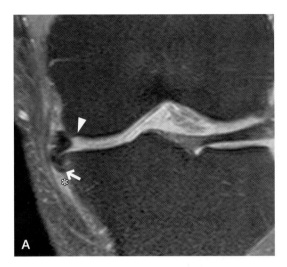
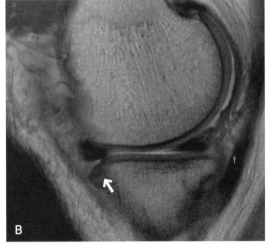
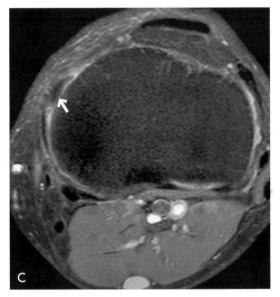

**图7-14　瓣状断端落入冠状隐窝**

30余岁男性，脂肪抑制质子密度加权冠状面像（A）、质子密度加权矢状面像（B）和脂肪抑制质子密度加权横断面像（C）。瓣状撕裂（图A三角箭头）的断端（箭头）从边缘部分落入关节腔的冠状隐窝（*）

### ■ 混乱的半月板撕裂名称

　　半月板撕裂的专业用语较杂乱，无统一名称。如本书所述的"longitudinal tear"称为"纵行撕裂"，"radial tear"称为"放射状撕裂"。但这是相对什么位置定义的并不明确。因此，本书采用"纵向、横向"来描述，将半月板圆周长轴方向定义为"纵向（longitudinal）"，与之垂直相交的方向定义为"横向（radial）"，当然也可能有人对此提出异议。但只要骨科及放射科等各科室都使用"统一分类"的话，就不会存在歧义。包括关节镜在内的专业用语，如果能全球范围内进行规范统一就更好了。

● 另外，当瓣状碎片向髁间窝偏移（特别是外侧半月板受伤时），在矢状位上，前交叉韧带（ACL）的下方背侧可见多出一条类似 ACL 的结构（双 ACL 征）（图 7-15）。

## 水平撕裂

● 水平撕裂（horizontal tear）多见于高龄人群，常伴有内部异常高信号（图 7-16），俗称鱼嘴状（fish mouth）撕裂。

● 水平撕裂从半月板表面正下方向边缘方向延伸。

● 撕裂到达边缘时，关节液会由此流出，可发展为半月板囊肿（参考第 12 章）。

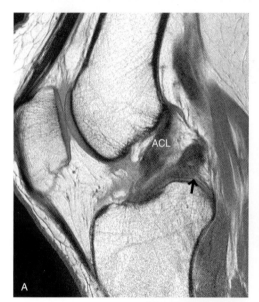
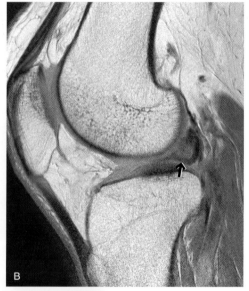
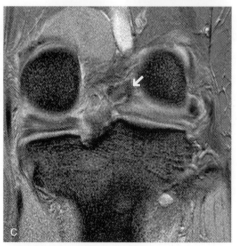

图7-15 外侧半月板的瓣状撕裂碎片导致的双ACL征

50余岁女性，质子密度加权像（A）和外侧断面像（B）及T2*加权冠状面像（C）。外侧半月板的瓣状碎片（箭头）向髁间窝偏移，在矢状面像上可见ACL下方背侧多出一条类似ACL的结构（双ACL征）

Bui-Mansfield LT, Dewitt RM: Magnetic resonance imaging appearance of a double anterior cruciate ligament associated with a displaced tear of the lateral meniscus. J Comput Assist Tomogr 2006; 30: 327-332.

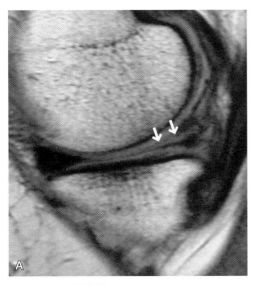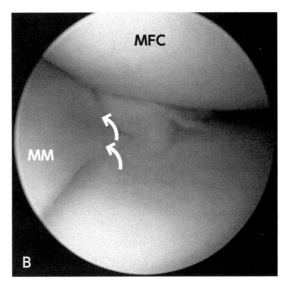

**图7-16　水平撕裂**

50余岁女性，质子密度加权像（A）和关节镜图像（B）。内侧半月板（MM）后节可见从游离缘向内部的水平撕裂（图A箭头）；关节镜下确认从中后节向内部延伸的水平撕裂（图B弯箭头）。MFC，股骨内侧髁

## 复合撕裂

- 复合撕裂（complex tear）常同时伴有垂直撕裂及水平撕裂，常导致半月板分节、游离，是最严重的半月板撕裂类型（图7-17）。
- 复合撕裂引起的挤压及严重变性，使半月板失去原有形态，称为融合半月板（macerated meniscus），是半月板损伤的终末状态（图7-18）。

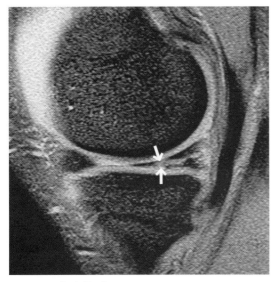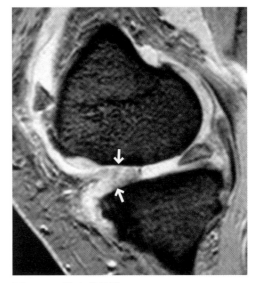

**图7-17　复合撕裂**

20余岁男性，T2*加权像。内侧半月板后节存在水平撕裂等多种复合撕裂（箭头）

**图7-18　融合半月板**

60余岁女性，T2*加权像。内侧半月板前节存在复合撕裂和严重变性，半月板失去原有形态，出现轻度水肿（箭头）

## 半月板挫伤

- 急性半月板外伤会引起半月板内部局限性高信号（图 7-19）。
- 该信号不累及半月板的表面，与半月板撕裂的定义不同。
- 与前述的半月板内部生理性变性的高信号（参考 P146）不同，该信号存在于半月板表面的正下方。
- 与高龄退变引起的高信号不同，该信号在后期复查时大多消失。
- 常伴有邻近的股骨、胫骨的骨挫伤。
- 常合并 ACL、PCL 等韧带断裂。

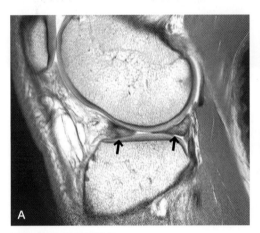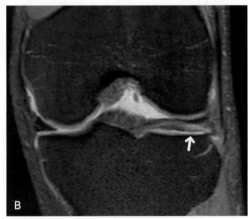

**图7-19 半月板挫伤**

20余岁男性，1个月前高空坠落，质子密度加权像（A）及脂肪抑制质子密度加权冠状面像（B）。外侧半月板前节到后节的内部呈广泛高信号（图A箭头）。在半月板前节局限于下方，没有开口（图B箭头）

## 轻微的撕裂

- 轻微的半月板撕裂在 MRI 上仅表现为表面轻微不连续（图 7-20 ~ 7-22）。细小不规则的原纤维局限于半月板表面，在关节镜下半月板表面呈纤毛样（fibrillation）。轻微的纵行或斜行撕裂导致游离缘的断面圆钝（free edge blunting）。
- 外侧半月板后角在腘窝肌腱裂孔附近容易发生纵行撕裂，但大多无症状，不需要治疗。
- 边缘部的撕裂可用于观察半月板愈合的演变过程。

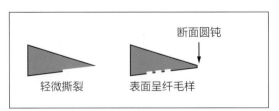

**图7-20 半月板轻微撕裂**

Cothran RL Jr, Major NM, Helms CA, et al: MR imaging of meniscal contusion in the knee. AJR Am J Roentgenol 2001; 177: 1189-1192.

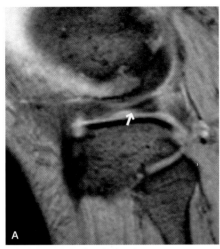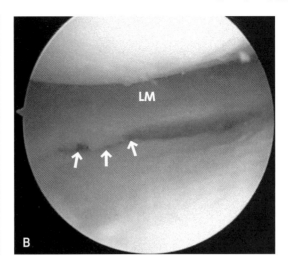

**图7-21　轻微半月板撕裂**

60余岁女性，T2*加权像（A）及关节镜图像（B）。外侧半月板（LM）中后节下方仅可见轻微的不整齐（图A箭头）。关节镜下可见退变引起的游离缘不规则及下方的纤毛化（图B箭头）

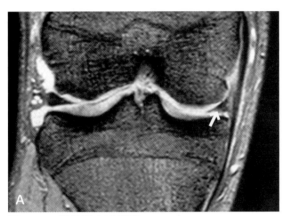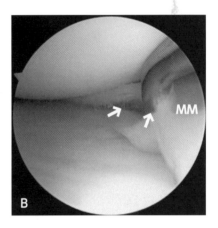

**图7-22　轻微的水平撕裂**

50余岁男性，T2*加权冠状面像（A）及关节镜图像（B）。MRI上怀疑内侧半月板（MM）游离缘有小的撕裂（图A箭头），关节镜下探针从中后节游离缘进入内部，确认为水平撕裂（图B箭头）

## 合并韧带断裂的半月板撕裂

- 仅有半月板撕裂而无韧带断裂的情况常见于内侧半月板损伤。
- 伴有前交叉韧带断裂的半月板撕裂多见于外侧半月板。事实上，前交叉韧带断裂的继发表现也常见于股骨及胫骨外侧的骨挫伤，此时外侧半月板后节及后角多撕裂（图7-23）。
- 前交叉韧带断裂，合并内侧副韧带断裂及内侧半月板损伤时称为膝关节三联损伤，又称为多诺霍三联征（O'Donoghue's triad），这种情况下外侧半月板也非常容易受损（图7-23）。
- 无论是内侧还是外侧半月板伴韧带断裂的损伤，都常见于后节后角的纵行撕裂。

Barber FA: What is the terrible triad? Arthroscopy 1992; 8: 19-22.

- 前交叉韧带断裂若不及时处理，内侧半月板比外侧半月板更容易受损，此时多表现为半月板复合撕裂伴前交叉韧带变性、断裂。

- 徒手体格检查诊断半月板撕裂的准确率为 75%，而 MRI 诊断的准确率可在 90% 以上。

- 利用 MRI 检查可避免约 40% 的误诊。

- 最易发生误诊（假阴性）的部位在外侧半月板后角，多为边缘部的微小纵行撕裂。特别是合并前交叉韧带断裂时，外侧半月板后角撕裂常被漏诊。

- 在 MRI 漏诊的撕裂中，50% 为不需要治疗的小撕裂，特别是外侧半月板的小撕裂，这种撕裂即使漏诊也影响不大。

- 内侧半月板的后节后角部多为关节镜检查的死角，有时已经被 MRI 检测到的撕裂也无法在镜下证实，需在术前与关节镜医师沟通。

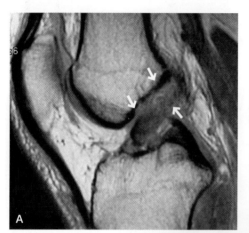
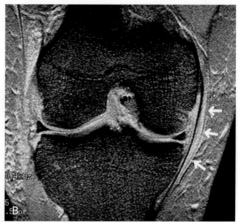
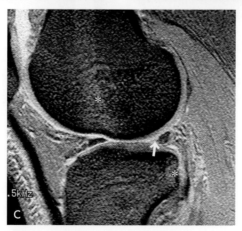

**图7-23　前交叉韧带、内侧副韧带断裂伴外侧半月板撕裂**

26岁男性，质子密度加权像（A）、T2*加权冠状面像（B）及T2*加权像（C）。可见急性期的前交叉韧带完全断裂（图A箭头）和1级的内侧副韧带损伤（图B箭头）。合并的半月板损伤，实际上外侧半月板多于内侧半月板，特别是后节后角的纵行撕裂较常见（图C箭头）。外侧髁及胫骨平台后方可见骨挫伤（图C*）

De Smet AA, Mukherjee R: Clinical, MRI and arthroscopic findings: associated with failure to diagnose a lateral meniscal tear on knee MRI. AJR Am J Roentgenol 2008; 190: 22-26.

De Smet AA, Graf BK: Meniscal tears missed on MR imaging: relationship to meniscal tear patterns and anterior cruciate ligament tears. AJR Am J Roentgenol 1994; 162: 905-911.

# 7.5　半月板桶柄样撕裂

- 大范围的复合纵行撕裂可发展为半月板桶柄样撕裂（图7-24）。
- 桶柄样撕裂在内侧半月板中的发生率远远高于在外侧半月板的。
- 撕裂使从边缘部分离的中央部（相当于桶的柄）向髁间窝移位。股骨承重面挤入髁间窝，导致膝关节交锁等严

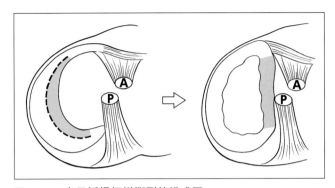

**图7-24　半月板桶柄样撕裂的模式图**
大范围的纵行撕裂使中央部（桶柄）从边缘部分离，并向髁间窝移位

重症状，多需要手术治疗。向髁间窝附近内移的"桶柄"，由于受前方附着的前交叉韧带的限制，不会向髁间窝过度移位。

## 空领结征

在矢状面像上，正常半月板体部呈完整的领结（bow tie）样。桶柄样撕裂时，边缘仅部分残存，因此能见到领结征的层面很少（图7-25）。

## 双后交叉韧带征

半月板发生桶柄样撕裂而向髁间窝移位时，碎片位于后交叉韧带（PCL）下方，于是便会出现2条PCL结构（图7-26）。向髁间窝移位的碎片可在冠状面像上明确（图7-27）。

## 半月板翻转征

外侧半月板后节后角发生桶柄样撕裂时，"桶柄"前移，与前角重合（图7-28）。此时的矢状面像上，后角消失，可见异常增大的前角，原来的前角与移位碎片前后平行形成"双峰"（double peak）（图7-29），或上下重合形成双层（double decker）（图7-30）。

Wright DH, De Smet AA, Norris M: Bucket-handle tears of the medial and lateral menisci of the knee: value of MR imaging in detecting displaced fragments. AJR Am J Roentgenol 1995; 165: 621-625.

Helms CA, Laorr A, Cannon WD Jr: The absent bow tie sign in bucket-handle tears of the menisci in the knee. AJR Am J Roentgenol 1998; 170: 57-61.

Ruff C, Weingardt JP, Russ PD, et al: MR imaging patterns of displaced meniscus injuries of the knee. AJR 1998; 170: 63-67.

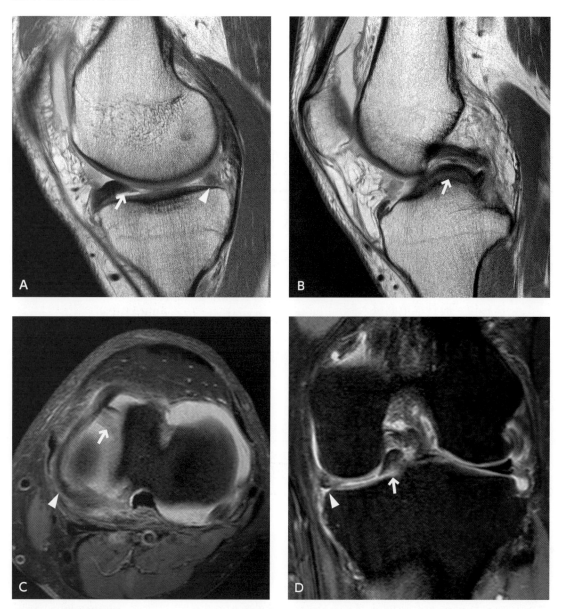

图7-25　桶柄样撕裂

40余岁男性，质子密度加权像（A、B）、脂肪抑制质子密度加权横断面像（C）以及脂肪抑制质子密度加权冠状面像（D）。可见伴内侧半月板后节撕裂的小的空领结征（图A三角箭头）；髁间窝可见双后交叉韧带征（图B箭头）。横断面像、冠状面像显示"桶柄"移位（图C、D三角箭头），可见残存部位的断裂（图C、D箭头）

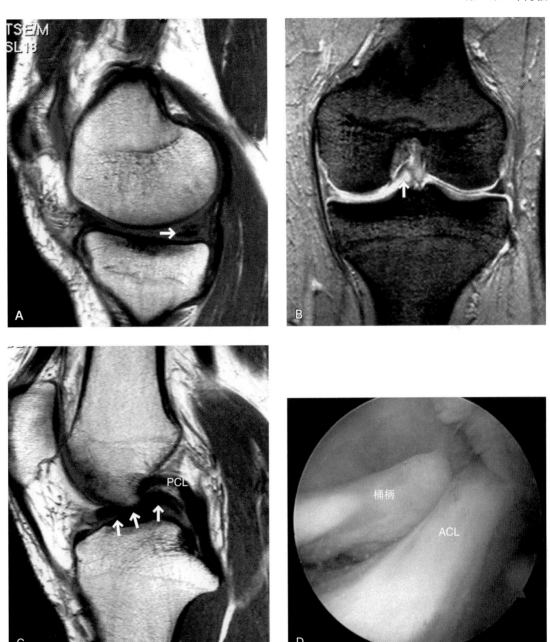

图7-26 桶柄样撕裂

40余岁男性，质子密度加权像（A）、T2*加权冠状面像（B）、髁间部质子密度加权像（C）以及关节镜图像（D）。可见内侧半月板后节撕裂（图A箭头），"桶柄"向髁间窝移位（图B箭头）。"桶柄"位于后交叉韧带（PCL）的正下方（图C箭头），表现为双后交叉韧带征。关节镜下可见前交叉韧带（ACL）旁边的"桶柄"

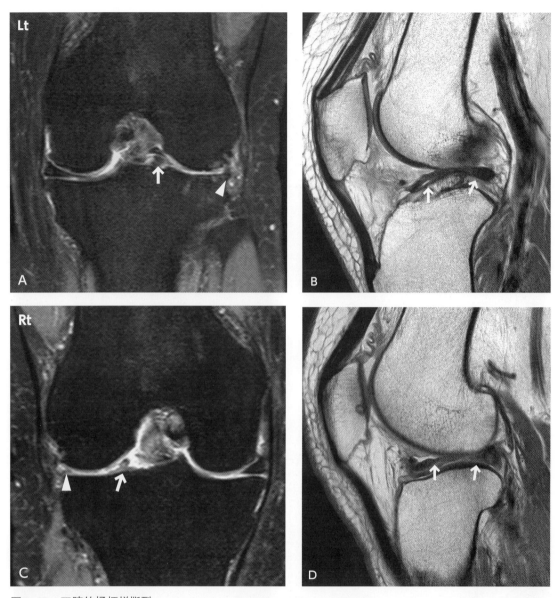

**图7-27 双膝的桶柄样撕裂**

60余岁男性，左侧及右侧膝关节的脂肪抑制质子密度加权冠状面像（A、C）和质子密度加权像（B、D）。可见伴骨刺形成、软骨变薄的退行性膝关节炎。冠状面像可见向髁间窝移位的碎片（图A、C箭头）及边缘残存部的断裂（图A、C三角箭头）。矢状面像可见走行在髁间部前后的碎片（图B、D箭头）

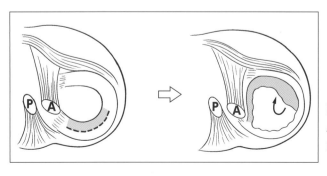

**图7-28 半月板翻转的模式图**

半月板翻转征为桶柄样撕裂的一种，为"桶柄"向前方严重移位所致，多见于外侧半月板

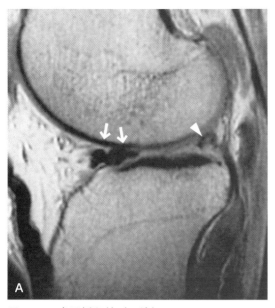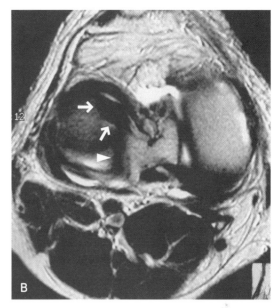

**图7-29　半月板翻转（双峰）**

40余岁男性，质子密度加权像（A）和T2加权横断面像（B）。外侧半月板后角存在细小的撕裂（图A三角箭头），可见被分为两部分的前角（图A箭头）。横断面像显示移位至髁间部的"桶柄"（图B三角箭头）以及与前角重合的部分（图B箭头）

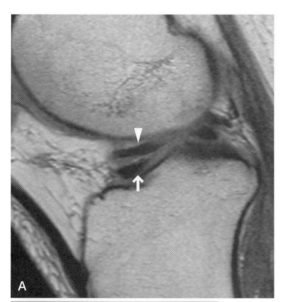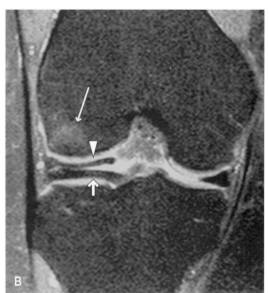

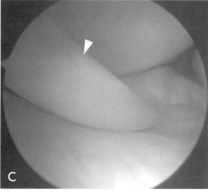

**图7-30　半月板翻转（双层）**

30余岁女性，质子密度加权像（A）、脂肪抑制质子密度T2加权冠状面像（B）和关节镜图像（C）。原来的内侧半月板前角（箭头）上方有移位的碎片（三角箭头），两者上下重合形成双层。股骨内侧髁可见骨挫伤（细箭头）

# 7.6 老年人的半月板病变

老年人半月板内经常可见高信号，特别是内侧半月板后节处的高信号，几乎在所有老年人中均可见。这大多是由于合并了退行性关节炎，常见损伤有骨质变形及软骨缺损。到底是退行性关节炎导致半月板撕裂，还是半月板损伤促使软骨变性，目前尚存争议，但多数观点认为退行性病变发生在前。

老年人半月板表面出现高信号，表明其半月板为真性撕裂，且很可能是由严重变性引起的，属于继发性的半月板损伤。

## 半月板假性半脱位（挤出）

- 老年人的半月板弹性差，容易向外周脱出（图7-31）。
- 常见于内侧半月板，特别后角根部的撕裂高发（半月板真空征，ghost meniscal sign，图7-32）。
- 常伴有半月板关节囊分离。
- 半月板承重、吸收冲击等作用变弱，特别当伴有退行性关节炎时，病情还可能会恶化。
- 外侧半月板后角根部撕裂易合并ACL断裂，此时外侧半月板向外周脱出，这种情况不仅限于老年人。

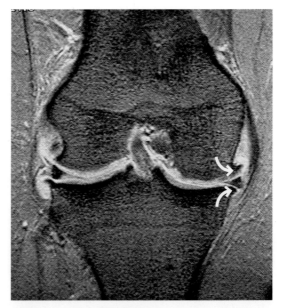

图7-31 半月板假性半脱位

40余岁女性，T2*加权冠状面像。可见退行性关节炎、多发骨刺；内侧半月板受压向外周脱出（弯箭头）

Hodler J, Haghighi P, Pathria MN, et al: Meniscal changes in the elderly: Correlation of MR imaging and histologic findings. Radiology 1992; 184: 221-225.

Lerer DB, Umans HR, Hu MX, et al: The role of meniscal root pathology and radial meniscal tear in medial meniscal extrusion. Skeletal Radiol 2004; 33: 569-574.

Brody JM, Lin HM, Hulstyn MJ, et al: Lateral meniscus root tear and meniscus extrusion with anterior cruciate ligament tear. Radiology 2006; 239: 805-810.

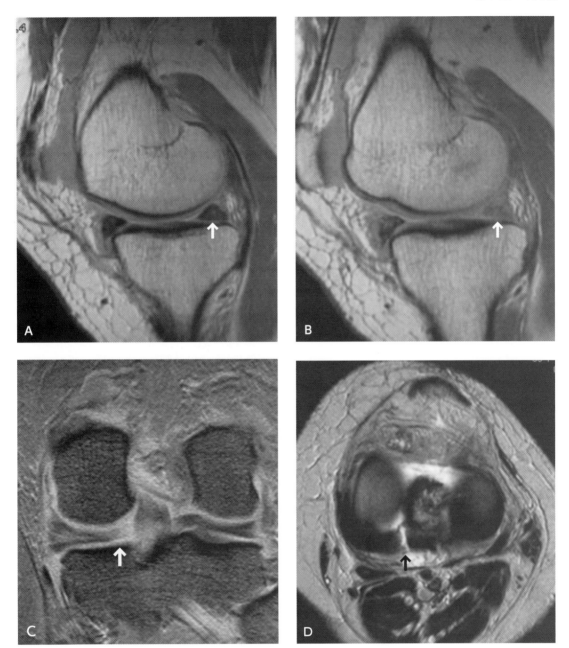

**图7-32　内侧半月板后角根部撕裂**

60余岁女性，质子密度加权像（A、B）、T2*加权冠状面像以及T2加权横断面像（D）。矢状面像可见内侧半月板后角突然消失（半月板真空征，图A、B箭头）。冠状面像及横断面像中可见后角根部附着处全层撕裂（图C、D箭头）

# 7.7 半月板边缘部撕裂及半月板关节囊分离

- 半月板边缘部向关节囊呈连续性移行（图7-33）。

- 半月板边缘部容易出现与长轴垂直的撕裂（图7-34）。该区域血供丰富（红区，red zone），常可自愈。

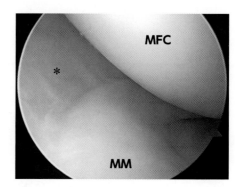

图7-33　半月板和关节囊

关节镜图像。内侧半月板（MM）及与之连续的关节囊（*）。MFC，股骨内侧髁

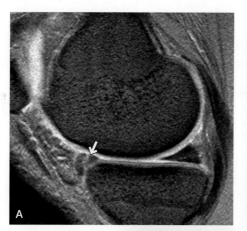

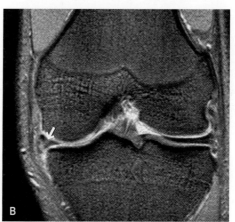

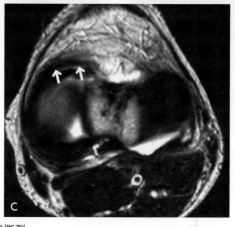

图7-34　半月板边缘部撕裂

10余岁男童，T2*加权像（A）、T2*加权冠状面像（B）以及T2加权横断面像（C）。内侧半月板从前角到前节之间，沿边缘有连续的垂直撕裂（箭头）。横断面像可确定撕裂的走行方向（图C箭头）

## 半月板关节囊分离

- 半月板关节囊分离指半月板从关节囊分离。
- 多见于内侧半月板，常合并内侧副韧带撕裂。
- MRI 表现为半月板外缘不规则，与关节囊之间存在液体（图 7-35）。
- 将半月板实质内沿边缘的撕裂定义为半月板边缘部撕裂，半月板与关节囊接合处的撕裂定义为半月板关节囊分离。但在实际工作中很难精确定位上述撕裂，故在临床上对两者进行鉴别诊断的意义不大。

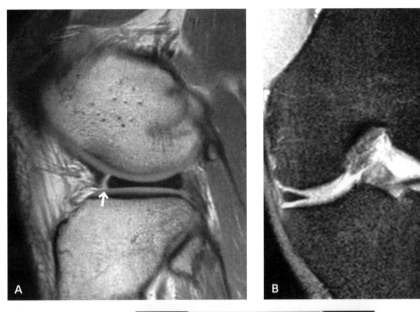

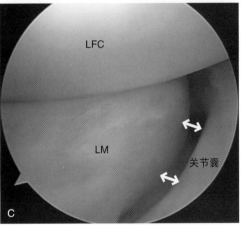

**图7-35　半月板关节囊分离**

20余岁男性，质子密度加权像（A）、脂肪抑制质子密度加权冠状面像（B）及关节镜图像（C）。外侧半月板前角到前节之间，沿半月板边缘有连续的高信号（箭头）。冠状面像可见外侧髁有骨挫伤（图B*）。关节镜下可见外侧半月板（LM）与关节囊分离（图C双向箭头）。LFC，股骨外侧髁

De Maeseneer M, Lenchik L, Starok M, et al: Normal and abnormal medial meniscocapsular structures: MR imaging and sonography in cadavers. AJR Am J Roentgenol 1998; 171: 969-976.

# 过度活动半月板与漂浮半月板

- 半月板实质没有损伤，但表现出与半月板撕裂类似的症状（膝关节屈曲时交锁及疼痛）。
- 漂浮半月板指半月板的胫骨平台发生外伤性撕脱，为半月板胫骨韧带（内侧副韧带深层）及半月板关节囊韧带断裂所致。MRI可见半月板和胫骨之间有关节液侵入。
- 多见于外侧半月板。
- 原因也可能是Wrisberg盘状半月板（参考7.8　盘状半月板）
- 半月板的活动区域病态性扩大（特别是腘肌沟前方区域）（图7-36）。
- 普通MRI无特殊异常表现。

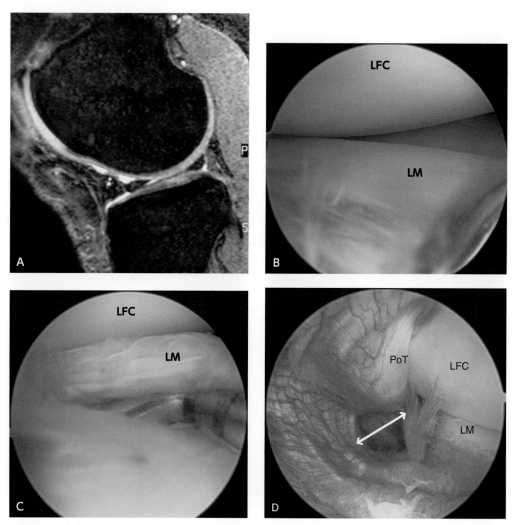

图7-36　过度活动半月板

20余岁男性，屈膝疼痛，T2*加权像（A）及关节镜图像（B～D）。怀疑外侧半月板撕裂，MRI检查无阳性发现（A）；关节镜下探针发现外侧半月板（LM）活动范围增大（B、C），腘肌肌腱（PoT）裂孔有增大趋势（图D双向箭头）。LFC，股骨外侧髁

Bikkina RS, Tujo CA, Schraner AB, et al: The "floating" meniscus: MRI in knee trauma and implications for surgery. AJR Am J Roentgenol 2005; 184: 200-204.

# 7.8　盘状半月板

- 胎儿期半月板形成过程中，"C"字形的中央部吸收不完全，遗留形成盘状（图 7-37）。
- 半月板宽度超过 12 mm，边缘高度超过 5 mm。
- 盘状半月板（discoid meniscus）主要见于外侧半月板（图 7-38）。
- 多为两膝关节并发。
- 不完全的盘状半月板称半盘状半月板（semidiscoid meniscus，图 7-39）。
- 此外，还有一种亚型，称 Wrisberg 韧带型盘状半月板。这种类型是半月板后角未固定于关节囊、胫骨上（冠状韧带缺如），屈膝时外侧半月板被 Wrisberg 韧带牵拉，导致半月板过度活动、半脱位，引起疼痛。Wrisberg 韧带的存在与盘状半月板以及半月板撕裂等是否有明确相关性尚需进一步验证。MRI 可见半月板与关节囊之间存在关节液（图 7-40）。但是，影像上对此定义不明确，很难诊断。

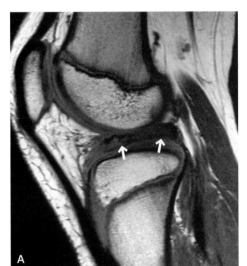
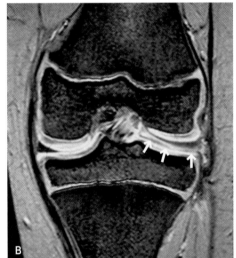

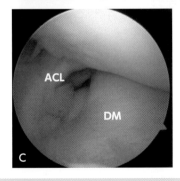

图7-37　盘状半月板

10岁男童，质子密度加权像（A）、T2*加权冠状面像（B）及关节镜图像（C）。可见外侧关节裂隙增宽，被大片的盘状半月板占据（箭头），在前交叉韧带（ACL）水平侧的髁间部附近有盘状半月板（DM）突出。内部虽已严重变形，但关节镜下未见达表面的裂纹

Silverman JM, Mink JH, Deutsch AL: Discoid menisci of the knee: MR imaging appearance. Radiology 1989; 173: 351-354.

Singh K, Helms CA, Jacobs MT, et al: MRI appearance of Wrisberg variant of discoid lateral meniscus. AJR 2006; 187: 384-387.

Kim JE, Choi SH: Is the location of the Wrisberg ligament related to frequent complete discoid lateral meniscus tear? Acta Radiol 2010; 51: 1120-1125.

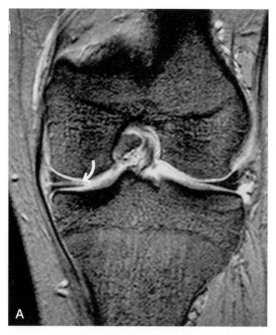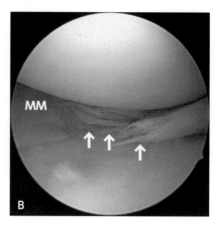

**图7-38　内侧半月板的半盘状半月板**

30余岁男性，T2*加权冠状面像（A）和关节镜图像（B）。盘状半月板多见于外侧半月板，而内侧半月板偶可见半盘状半月板。在半盘状半月板中，内侧半月板（MM）整体较大，向中心方向突出，较正常情况宽，伴游离缘水平撕裂（箭头）

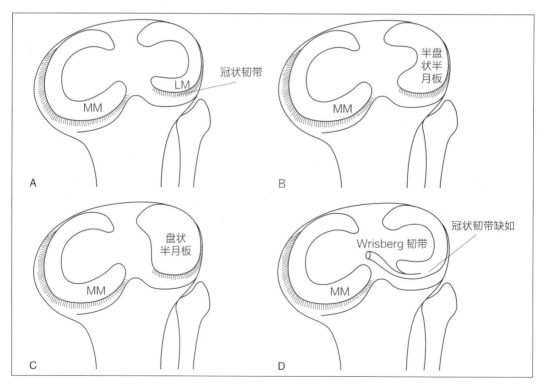

**图7-39　盘状半月板的亚型**

正常半月板（A）、半盘状半月板（B）、盘状半月板（C）及Wrisberg韧带型半月板（D）。Wrisberg韧带型半月板中冠状韧带缺如，固定不充分，半月板被Wrisberg韧带牵拉

MM，内侧半月板；LM，外侧半月板

- 常规 X 线摄影可见膝关节腔隙增宽。
- 与正常半月板相比，盘状半月板发生变性及撕裂的概率更高，即使受到较轻微的外力也容易受伤（图 7-41）。有时会发展为桶柄样撕裂（图 7-42）。
- 常在儿童无特殊诱因出现膝关节疼痛时得以确诊。多见于亚洲人。

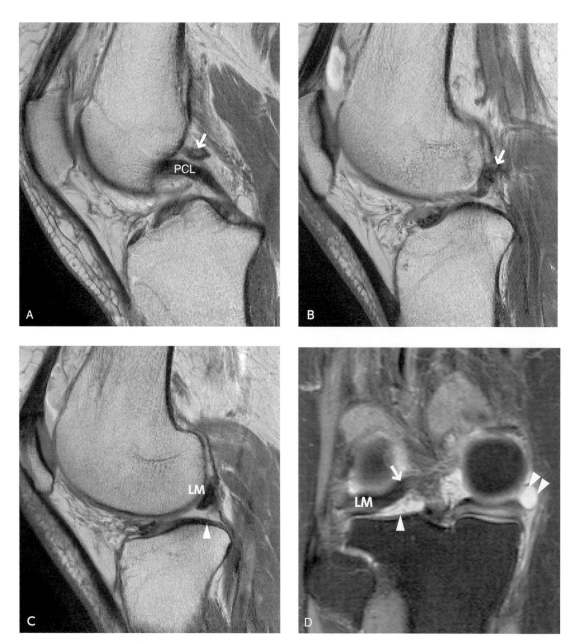

**图7-40　伴撕裂的Wrisberg韧带型半月板（疑似）**

60余岁女性，质子密度加权像（A～C）以及脂肪抑制质子密度加权冠状面像（D）。在外侧半月板（LM）的后角可见肥厚的连续的Wrisberg韧带（箭头）。外侧半月板背侧部上举，在与胫骨的间隙中可见关节液（三角箭头），可见内侧半月板变性撕裂和半月板囊肿（双三角箭头）。因患者未进行关节镜检查无法最终确诊。PCL，后交叉韧带

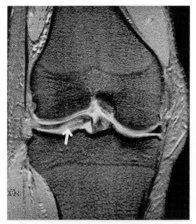

图7-41 撕裂的盘状半月板

20余岁男性，T2*加权冠状面像。外侧盘状半月板下方可见撕裂口（箭头）

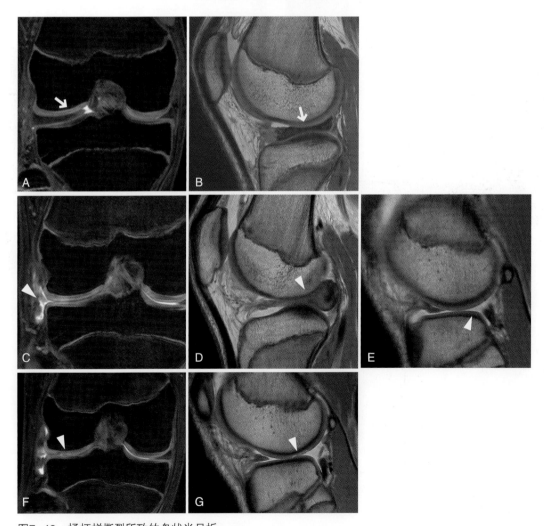

图7-42 桶柄样撕裂所致的盘状半月板

12岁女童，初诊、5个月后及9个月后的脂肪抑制T2*加权像（A、C、F）以及相应的质子密度加权像（B、D和E、G）。首次影像确诊为外侧盘状半月板（箭头），5个月后发生桶柄样撕裂（图C～E三角箭头），对桶柄样撕裂予以部分切除后，外侧髁出现轻微的软骨损伤（图F、G三角箭头）

# 7.9 半月板钙化 / 半月板小骨 / 半月板真空征

## 半月板钙化

- 半月板钙化较罕见（图 7-43）。
- 有时会合并软骨钙质沉着，其原因较复杂。
- 多为焦磷酸钙沉积。
- 钙沉积导致的半月板变性，易发生撕裂。
- 由于钙沉积，MRI 上表现为高信号。

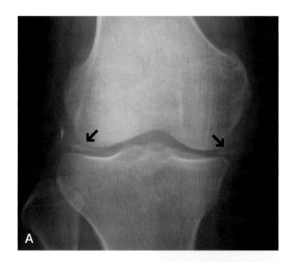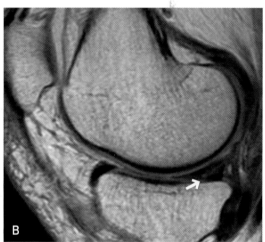

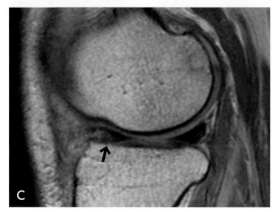

图7-43　半月板钙化

60余岁男性，常规正位X线片（A）、内侧半月板质子密度加权像（B），以及外侧半月板质子密度加权像（C）。两侧关节裂隙处可见轻微钙化。MRI显示内侧半月板后节（图B箭头）和外侧半月板前节（图C箭头）变性撕裂

## 半月板小骨

- 半月板的骨化在人类中少见（在大鼠等啮齿类动物中常见）。
- 多见于内侧半月板后角。
- 多见于男性。
- 从普通 X 线片上难以与游离体区分。
- 骨化区增大，与骨皮质对应，可观察到无信号的边缘区和脂肪髓引起的内部脂肪信号（图 7-44）。

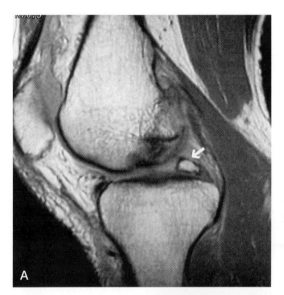
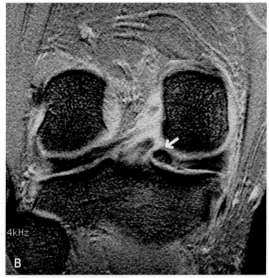
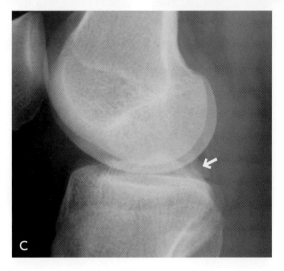

图7-44　半月板小骨
40余岁男性，质子密度加权像（A）、T2*加权冠状面像（B）以及侧位X线片（C）。内侧半月板后角内部可见含脂肪髓的骨化灶（箭头）

Bernstein RM, Olsson HE, Spitzer RM, et al: Ossicle of the meniscus. AJR Am J Roentgenol 1976; 127: 785-788.

# 半月板真空征

- 关节裂隙内的少量气体多是由关节镜、关节穿刺等医疗行为引起。
- 与椎间盘的真空现象（vacuum phenomenon）相同，半月板真空征是原本溶解在组织、关节液中的氮气等因关节内负压而解离出来所致。
- 可见于年轻运动员，主诉为膝关节疼痛，但关节镜下无特殊表现。
- MRI 表现为半月板内部有线状无信号影（signal void），当采用对磁场不均一敏感的梯度回波时，无信号区扩大，造成周围组织歪曲，形成伪影（图 7-45）。

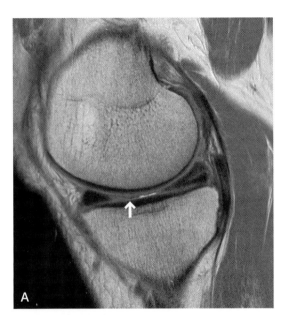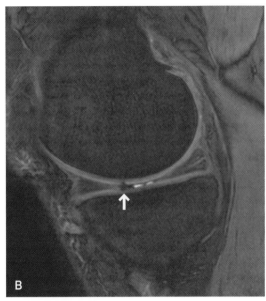

图7-45　半月板真空征

70余岁男性，质子密度加权像（A）和T2*加权像（B）。内侧半月板前节游离缘附近出现点状无信号影，在梯度回波中更显著（箭头）

Shogry ME, Pope TL Jr: Vacuum phenomenon simulating meniscal or cartilaginous injury of the knee at MR imaging. Radiology 1991; 180: 513-515.

# 7.10 半月板术后 MRI 表现

- 半月板切除术（meniscectomy）和缝合术可在关节镜下进行。

## 半月板切除术

- 半月板切除术主要用于治疗局限于游离缘附近（白区）的撕裂。
- 可对从游离缘脱离的碎片及不规则的突出（纤毛化）进行修剪整形（图7-46）。
- 在半月板切除术后的 MRI 中，可见此部分的缺损及不规则突出，阅片时要注意查看切除部位。
- 游离缘部分切除后表现出的局限性缺损，术后多年仍可见（图7-47）。
- 有时随着时间的推移，其影像表现也可接近正常（图7-48）。

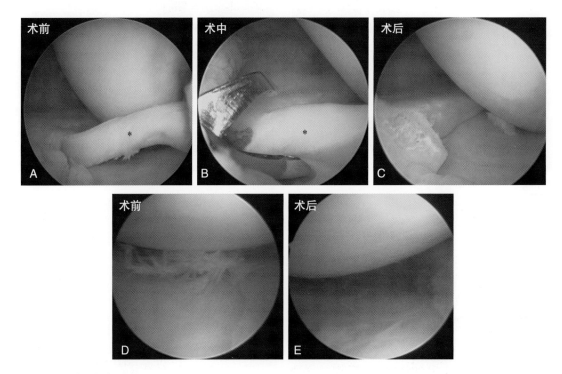

图7-46 半月板切除术
使用手术剪切除桶柄样撕裂的碎片（*）（A~C），修剪不规则的突出（纤毛化）（D、E）

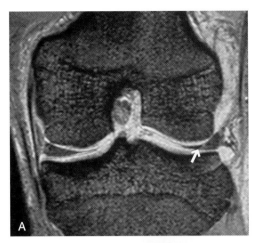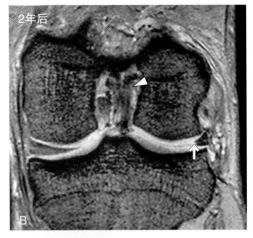

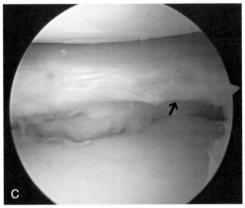

图7-47　外侧半月板撕裂的切除

30余岁男性，术前T2加权冠状面像（A）和术后2年影像（B），以及术后2年的关节镜图像（C）。术前外侧半月板中节游离缘附近可见长轴撕裂（图A箭头），镜下予以修剪，2年后影像上可见剪切面的缺损（图B、C箭头）。行前交叉韧带重建术（图B三角箭头）

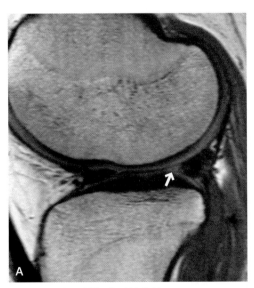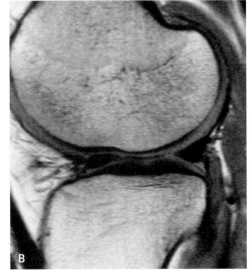

图7-48　半月板切除后的变化

20余岁男性，半月板切除术术后即刻（A）和术后1年（B）的质子密度加权像。术后即刻在外侧半月板后节游离缘可见小的切除部位（箭头），1年后影像表现接近正常

# 半月板缝合术

- 半月板缝合术主要用于治疗边缘部（红区）的不复杂的撕裂，分别在关节内、外用细线进行缝合。缝合线也可采用 MRI 上不显像的可吸收的材质。
- 术后可出现缝合部位不融合，其在 MRI 上长期表现为与术前相同的高信号裂痕。在随访时应检查裂痕处是否有再裂开或变形（图 7-49、7-50）。
- 偶尔可见因缝合线断裂而出现缝合部再次裂开的情况（图 7-51）。
- 缝合术后也可能出现半月板囊肿（图 7-52）。

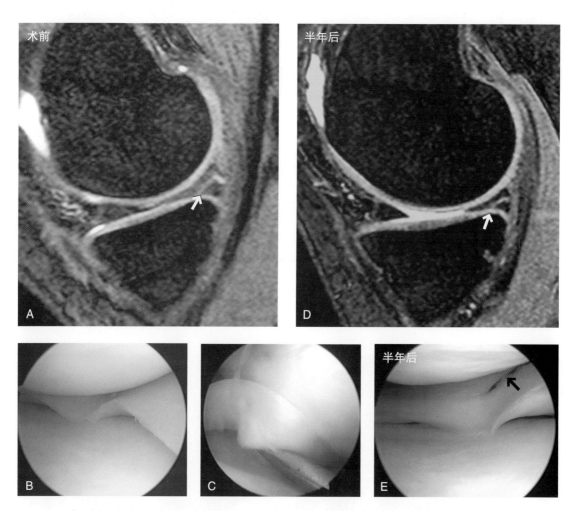

图7-49 半月板缝合术

20余岁男性，术前T2*加权像（A）和关节镜图像（B、C）以及手术半年后的T2*加权像（D）和关节镜图像（E）。可见内侧半月板后节存在向下开口的斜向撕裂（图A箭头），使用缝合线（图E箭头）进行缝合后，仍显示与术前相同的高信号裂痕（图D箭头）

McCauley TR: MR imaging evaluation of the postoperative knee. Radiology 2005; 234: 53-61.

White LM, Kramer J, Recht MP: MR imaging evaluation of the postoperative knee; ligaments, menisci, and articular cartilage. Skeletal Radiol 2005; 34: 431-452.

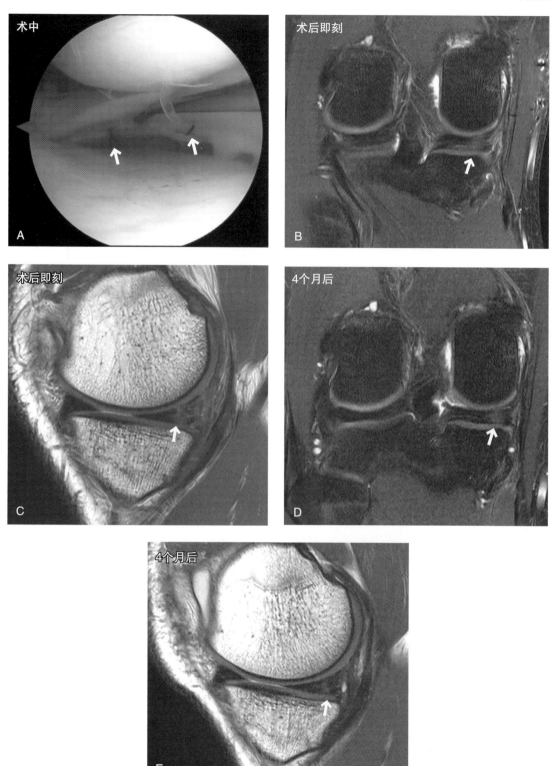

图7-50　半月板缝合术

10余岁的男童，半月板桶柄样撕裂，行缝合术时的关节镜图像（A），以及术后即刻和4个月后的脂肪抑制质子密度加权冠状面像（B、D）及质子密度加权像（C、E）。在内侧半月板后节进行多处缝合（图A箭头），与术后即刻影像（B、C）相比，4个月后（D、E），缝合部位的高信号减弱（图B～E箭头）

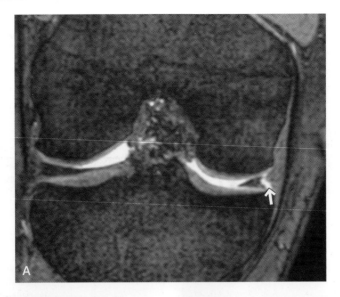

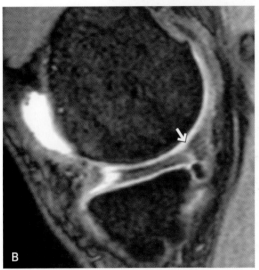

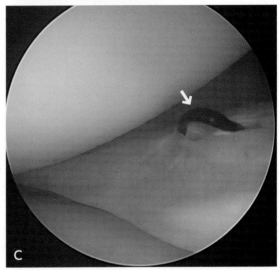

图7-51 半月板缝合术后再裂开

20余岁男性，T2*加权冠状面像（A）、T2*加权像（B）以及关节镜图像（C）。对内侧半月板边缘部进行了缝合，但术后缝合面裂开，其间可见关节液（图A、B箭头）；关节镜下可见缝合线松弛（图C箭头）

## ■ 膝关节的体检试验③

◆ 回旋挤压试验（McMurray 试验）→半月板

极度屈曲膝关节，行小腿回旋试验的同时伸直膝关节，检查关节裂隙是否有疼痛或弹响。

◆ 髌骨恐惧试验（apprehension test）→髌骨

完全伸膝位，将髌骨向股骨侧推移，同时将膝关节向内、外或上、下活动，观察有无关节松弛，特别是向外侧推移时，患者是否会产生髌骨脱位的恐惧感。

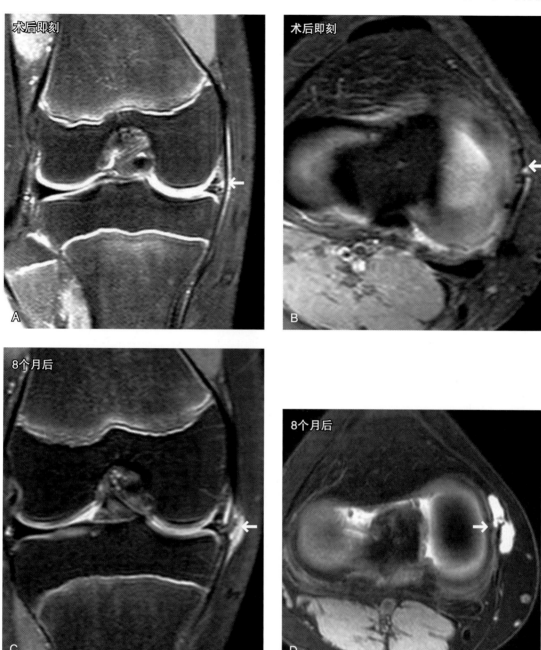

图7-52 缝合术后出现半月板囊肿

10余岁男童，缝合术后即刻及术后8个月的脂肪抑制质子密度加权冠状面像（A、C）和脂肪抑制质子密度加权横断面像（B、D）。可见内侧半月板缝合术后8个月间，囊肿逐渐增大（箭头）

# 7.11  半月板病变的诊断陷阱

半月板病变的诊断陷阱见表7-1。

表 7-1  半月板病变的诊断陷阱

| 形成陷阱的原因及结构 | 影响的部位 |
| --- | --- |
| 膝横韧带 | 外侧半月板前角（图 7-53、7-55） |
| 腘肌腱鞘 | 外侧半月板后节（图 6-6、7-54） |
| Wrisberg 韧带或 Humphrey 韧带 | 外侧半月板后角（图 4-2、7-56） |

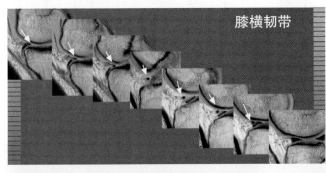

膝横韧带

图7-53  膝横韧带引起的诊断陷阱
连接内侧和外侧半月板前角的膝横韧带的移行可能被误诊为半月板撕裂

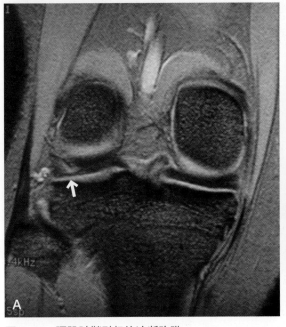

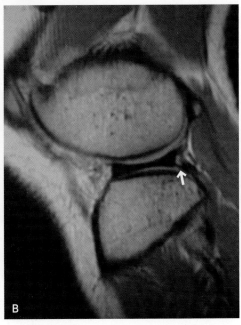

图7-54  腘肌腱鞘引起的诊断陷阱
T2*加权冠状面像（A）和质子密度加权矢状面像（B）。冠状面上可疑为外侧半月板后节撕裂（图A箭头）；矢状面上确认为腘肌腱鞘（图B箭头）

Watanabe AT, Carter BC, Teitelbaum GP, et al: Normal variations in MR imaging of the knee; appearance and frequency. AJR Am J Roentgenol 1989; 153: 341-344.

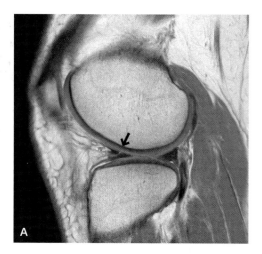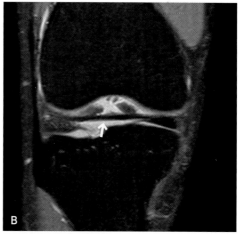

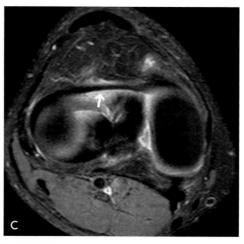

**图7-55　膝横韧带引起的诊断陷阱**

质子密度加权矢状面像（A）、脂肪抑制质子密度加权冠状面像（B）及横断面像（C）。在矢状面像上疑似表现为外侧半月板前角撕裂（图A箭头），但在冠状面像及横断面像上可明确其为膝横韧带（图B、C箭头）

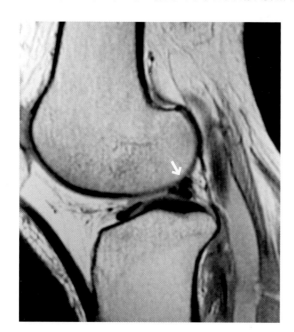

**图7-56　Wrisberg韧带引起的诊断陷阱**

外侧半月板的质子密度加权像。Wrisberg韧带起始部（箭头）被误诊为外侧半月板后角撕裂（参照第4章）

## 斜半月–半月韧带/半月间韧带

- 该结构是连接半月板对角线的韧带。
- 内侧斜半月–半月韧带连接内侧半月板前角与外侧半月板后角，外侧斜半月–半月韧带起于外侧半月板前角（图7-57）。
- 膝横韧带存在于50%以上的人群中，但内侧、外侧斜半月–半月韧带的出现概率仅为1%～4%。
- 斜半月–半月韧带后角分支处可能被误诊为撕裂，因其在髁间窝底部呈前后方向走行，所以在冠状面像上可能被误诊为桶柄样撕裂（图7-58）。

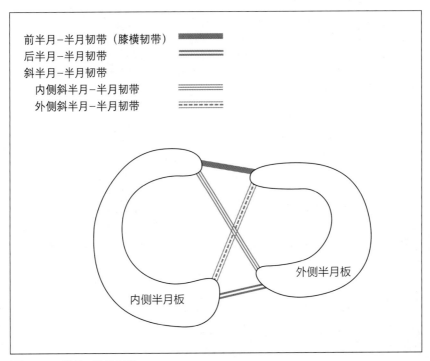

**图7-57 半月–半月韧带**

前半月–半月韧带（膝横韧带）出现的概率为58%，后半月–半月韧带出现的概率为1%～4%，内侧、外侧斜半月–半月韧带出现的概率合计为1%～4%

Sanders TG, Linares RC, Lawhorn KW, et al: Oblique meniscomeniscal ligament: another potential pitfall for a meniscal tear-anatomic description and appearance at MR imaging in three cases. Radiology 1999; 213: 213-216.

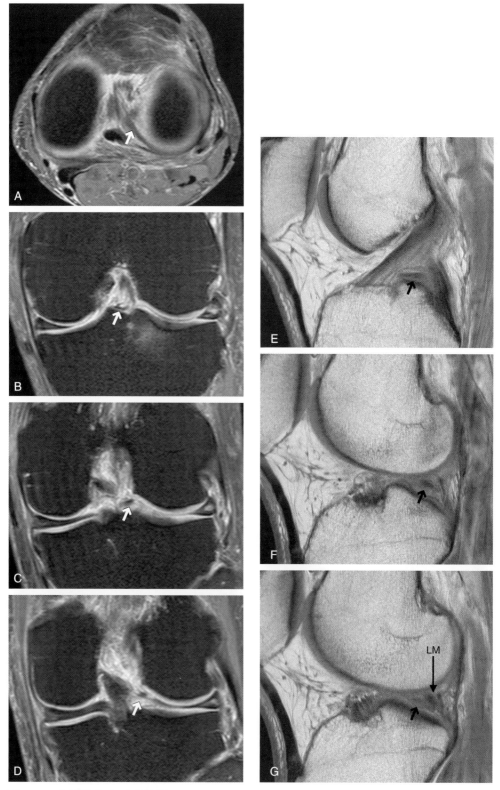

图7-58  内侧斜半月-半月韧带

脂肪抑制质子密度加权横断面像（A）及冠状面像（B~D）以及质子密度加权矢状面像（E~G）。可见内侧斜半月-半月韧带连接内侧半月板前角和外侧半月板后角（图A箭头）。冠状面像上可能被误诊为桶柄样撕裂（图B~D箭头）。应注意外侧半月板（LM）后角分支处（图E~G箭头）

## 假性桶柄样撕裂与假性盘状半月板

- 因半月板后角部分弧度较大，冠状面像上有时与桶柄样撕裂及盘状半月板影像相似（图 7-59）。

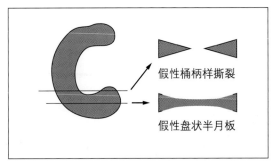

图7-59　假性桶柄样撕裂与假性盘状半月板

## 裙边样半月板

- 内侧半月板的中节游离缘有时可见皱褶（图 7-60），明显时（形如裙子上的荷叶边等装饰）称为裙边样半月板。一般来说，这种皱褶多能通过改变膝关节屈曲状态而消失。

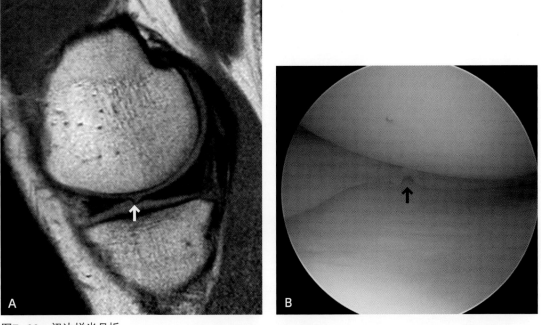

图7-60　裙边样半月板
质子密度加权像（A）和关节镜图像（B）。内侧半月板游离缘可见实际为生理性皱褶的裙边样半月板（箭头）

Yu JS, Cosgarea AJ, Kaeding CC, et al: Meniscal flounce MR imaging. Radiology 1997; 203: 513-515.

## 魔角效应

- 外侧半月板后角向内侧或向头侧倾斜，因此在短 TE 时会因魔角效应导致信号增强（参照第 2 章）。

## 内侧半月板异常插入前交叉韧带

- 内侧半月板异常插入前交叉韧带（anomalous insertion of the medial meniscus to the anterior cruciate ligament，AIMM）指从内侧半月板前角到胫骨平台的条状物出现变异，附着在 ACL 或髁间窝切迹（出现频率约为 2%）（图 7-61）。
- MRI 矢状面像上可见 AIMM 与 ACL 平行走行，T2 像上呈低信号（图 7-62）。
- 大多附着于 ACL 下方，有时也附着于 ACL 中间部或髁间窝切迹。
- 半数缺乏膝横韧带，常合并盘状半月板。
- AIMM 常被误诊为内侧半月板撕裂、ACL 断裂或髌下皱褶。

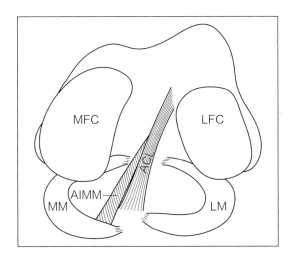

图7-61 AIMM模式图

从内侧半月板（MM）前角延续的条状物（图中AIMM所示）在前交叉韧带（ACL）的前方走行。LM，外侧半月板；MFC，股骨内侧髁；LFC，股骨外侧髁

Cha JG, Min KD, Han JK, et al: Anomalous insertion of the medial meniscus into the anterior cruciate ligament: the MR appearance. Br J Radiol 2008; 81: 20-24.

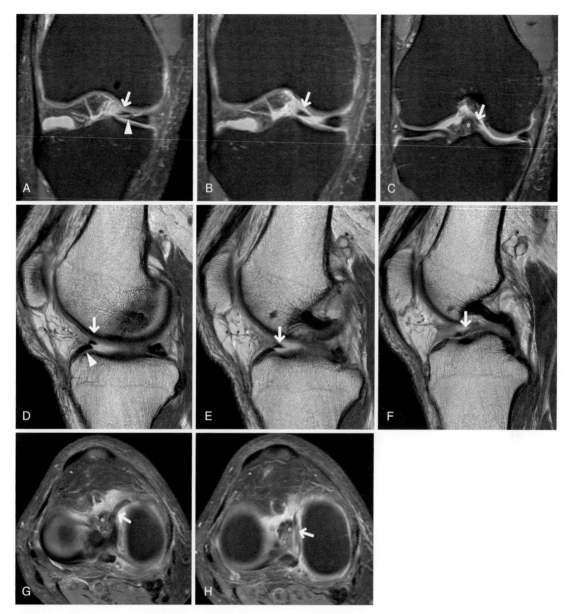

图7-62 AIMM

60余岁男性，脂肪抑制质子密度加权冠状面像（A~C）、质子密度加权像（D~F）以及脂肪抑制质子密度加权横断面像（G~H）。可见从内侧半月板前角（三角箭头）分离、沿髁间窝ACL的胫骨附着处（*）走行的条状物（箭头）

# 第 8 章
# 骨折与脱臼、肌肉损伤

# 8.1 胫骨平台骨折

- 胫骨平台骨折（胫骨近端骨折）是膝关节外伤中发生率最高的骨折之一。
- 常见于骨质疏松的老年人，交通伤、运动伤也常导致该类骨折。
- 外力导致股骨、胫骨受到冲击时，多引起胫骨侧骨折。
- 外翻多引起外侧髁骨折，常伴内侧副韧带、前交叉韧带的断裂。关节腔内出血时称为关节积脂血症。
- 临床上常用 Hohl 分类（图 8-1）。
- Hohl 分类中无移位骨折（图 8-2）和微小移位型可采取非手术的保守治疗。
- 内侧髁、外侧髁的纵向骨折需要复位固定，伴关节面凹陷的骨折需要侵入固定复位（图 8-3）。
- 儿童存在骨骺损伤时临床上常使用 Salter-Harris 分类（图 8-4）。其中 II 型最多见（图 8-5），数字越大，代表骨骺软骨损伤越严重，预后不良。

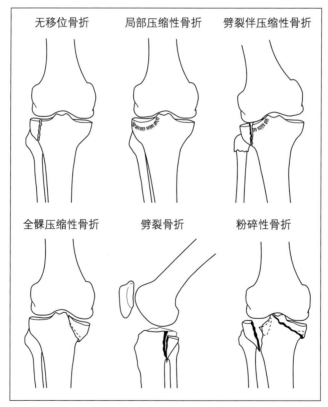

图8-1　胫骨平台骨折的Hohl分类
引自Hohl的文献

Hohl M: Tibial condylar fractures. J Bone Joint Surg 1967; 49: 1455-1467.

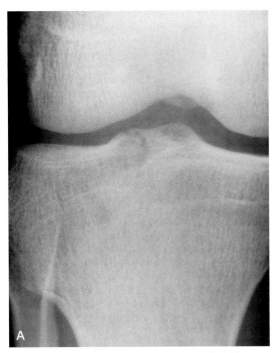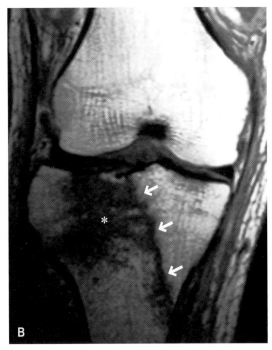

**图8-2　胫骨平台骨折Hohl分类的无移位骨折**

20余岁男性，正位X线片（A）和T1加权冠状面像（B）。属于Hohl分类的无移位骨折，X线片难以显示病灶，MRI上可明确见到自髁间隆起斜行的骨折线（图B箭头）。骨骺线完全闭锁，属于Salter-Harris分类的Ⅳ型，T1加权像上可见低信号（T2高信号），提示骨挫伤（＊）

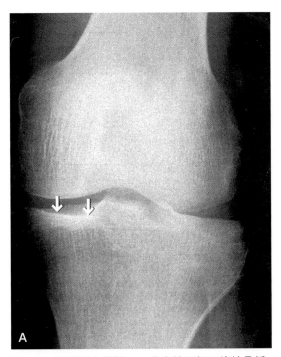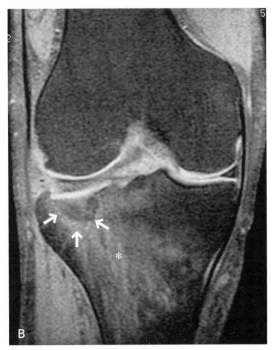

**图8-3　胫骨平台骨折Hohl分类的局部压缩性骨折**

50余岁男性，常规正位X线片（A）和脂肪抑制T1加权冠状面像（B）。常规X线片显示关节面凹陷（图A箭头），MRI显示骨折线（图B箭头），可见广泛的骨挫伤（＊）

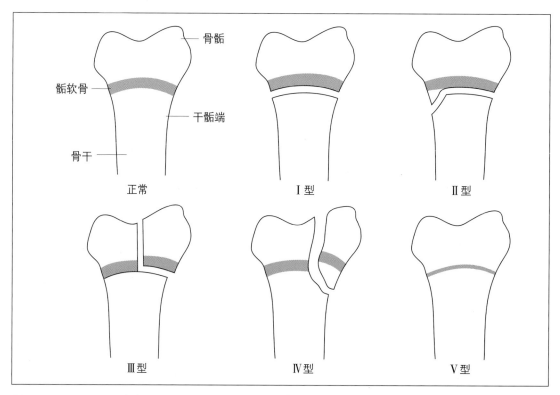

图8-4 Salter-Harris分类

Ⅰ型：骨骺分离。

Ⅱ型：骨折穿过骨骺线至干骺端，常伴有三角形骨折片。

Ⅲ型：骨折穿过骨骺线后越过骺板至关节面。

Ⅳ型：骨折线从关节面经骨骺线延伸至干骺端。

Ⅴ型：伴骺软骨挤压性损伤

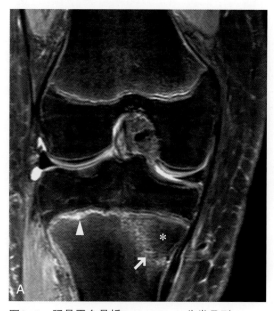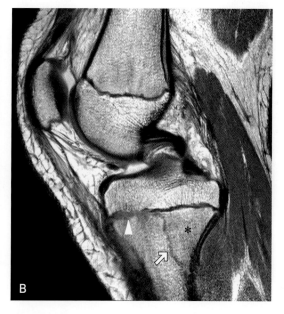

图8-5 胫骨平台骨折Salter-Harris分类Ⅱ型

10余岁的男童，脂肪抑制质子密度加权冠状面像（A）和质子密度加权像（B）。骨折从骨骺线（三角箭头）延伸到干骺端（箭头），伴有三角形骨折片（*）

# 8.2　髌骨骨折

- 髌骨骨折分为横行骨折及粉碎性骨折，横行骨折最常见，占髌骨骨折的一半以上。
- 横行骨折常为膝关节急剧屈曲引起股四头肌骤然收缩，髌骨上下被牵扯，骨块发生大的移位所致（图 8-6）。
- 可根据伸直位 X 线片所示的分离移位程度来选择治疗方法，移位不明显或者没有移位的骨折，可以选择保守治疗。
- 髌骨粉碎性骨折是由摔倒、碰撞等来自前方的直接作用的外力导致，骨块多在原位。
- 髌骨骨折为关节内骨折，多伴关节积血（图 8-7）。
- 髌骨骨折很少发生在儿童中，多为下极的套状撕脱骨折（图 8-8，参考"8.5　髌骨套状撕脱骨折"）。

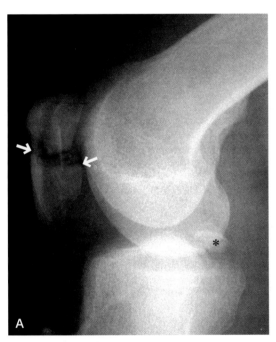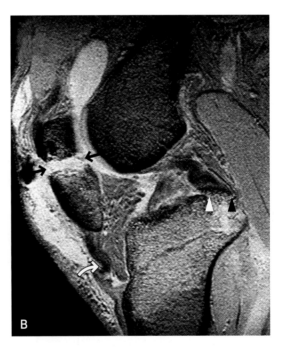

**图8-6　髌骨骨折**

20余岁男性，发生交通伤，侧位X线片（A）和T2*加权像（B）。髌骨上下分离（箭头），MRI可见髌骨的肌腱屈曲（弯箭头）及PCL撕脱性骨折（三角箭头）。*，撕脱骨块

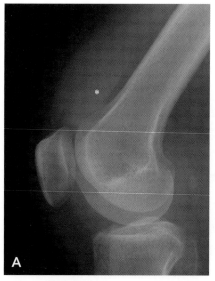

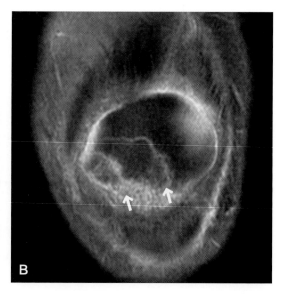

图8-7 髌骨骨折

50余岁女性，2天前摔倒致关节积血，侧位X线片（A）和脂肪抑制质子密度加权冠状面像（B）。X线片显示髌上囊内有液体潴留（图A*）。MRI显示髌骨上有数条纵行的骨折线（图B箭头）

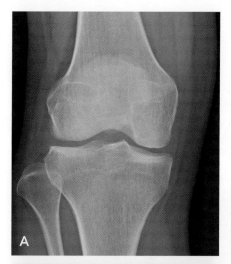

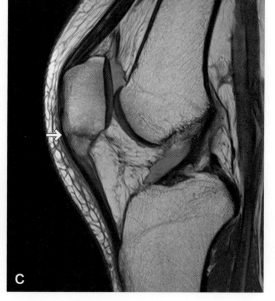

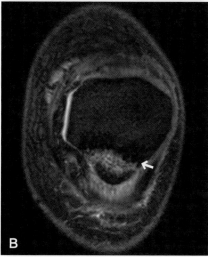

图8-8 髌骨不全骨折

20余岁女性，2个月前发生膝关节外伤，正位X线片（A）、T2*加权冠状面像（B）和质子密度加权像（C）。X线片无特殊表现，MRI可见髌骨下极横行的模糊的骨折线（箭头），周围伴有骨髓水肿，未见关节积血

# 8.3 髌骨脱位（习惯性 / 外伤性）

- 髌骨脱位指髌骨在活动过程中脱出股骨滑车间窝，其中与关节面还有部分接触的称为半脱位。
- 髌骨脱位根据移位方向可分为向外侧脱位、向内侧脱位以及伴有股四头肌肌腱、髌腱撕裂的脱位（脱位的髌骨水平向近侧移位），绝大部分是向外侧脱位。
- 髌骨半脱位大部分为习惯性脱位，也有偶发的外伤性脱位。
- 习惯性脱位原因为膝关节外翻畸形等下肢整体关节吻合欠佳、全身关节松弛，局部髌股关节吻合性差（图 8-9）或髌骨位置过高等先天性发育异常。
- 未达到脱位的程度，但髌骨活动异常，临床上伴有不稳和疼痛等主诉的情况，称为髌骨不稳症。
- 髌骨形态分类常采用 Wiberg 分类（图 8-10）。

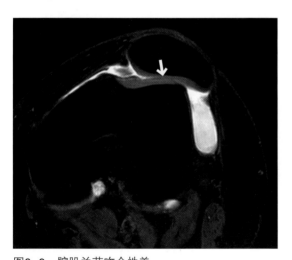

**图8-9 髌股关节吻合性差**

40余岁女性，髌骨不稳定造成复发性髌骨半脱位，脂肪抑制质子密度加权横断面像。属于Wiberg分类Ⅲ型，髌骨外侧面的软骨变薄（箭头）

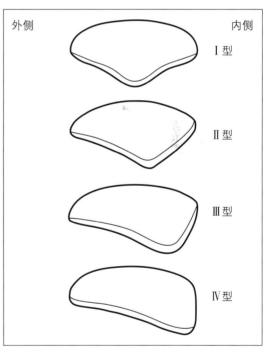

**图8-10 髌骨形态Wiberg分类**

Ⅰ型为内、外侧关节面几乎等大。Ⅱ型为内侧关节面小而平坦，仅有小的凸起。Ⅲ型为内侧关节面极小，凸起近乎垂直。Ⅳ型称为Jaegerhut型

Kirsch MD, Fitzgerald, SW, Friedman H, et al: Transient lateral patellar dislocation: diagnosis with MR imaging AJR Am J Roentgenol 1993; 161: 109-113.

Wiberg G: Roentgenographs and anatomic studies on the femoropatellar joint. With special reference to chondromalacia patellae. Acta Orthop Scand 1941; 12: 319-410.

- 髌骨异常倾斜时，即使未发生向外侧脱位（甚至有向内侧脱位的倾向），若向外侧裂隙施加过大压力，也会引起外侧关节面的软骨损伤和髌下脂肪水肿，即髌股外侧高压综合征（excessive lateral pressure syndrome，ELPS）（参考第 11 章）。

- 习惯性脱位常见于年轻女性，指在膝关节轻度屈曲、小腿外旋的姿势下，因股四头肌强力收缩牵扯而发生的向外侧脱位、半脱位（图 8-9、8-11）。

- 急性损伤导致的外伤性脱位常伴内侧支持带的断裂、损伤。可在前述因素引起的习惯性脱位的基础上发生外伤性脱位（图 8-12）。

- 向外侧脱位多能自愈，有的患者到医疗机构就诊时仅有疼痛的主诉。大多数情况下患者本人并未觉察髌骨脱位，通过 MRI（特别是脂肪抑制质子密度加权像、T2 加权的流体敏感序列的横断面像）得以诊断。

- 髌骨半脱位必须行流体敏感序列的横断面像检查。

- 髌骨脱位合并骨软骨切线骨折（tangential osteochondral fracture）时，MRI 有助于明确诊断。

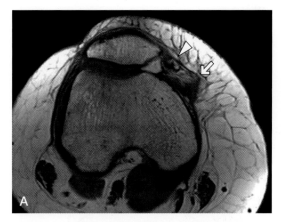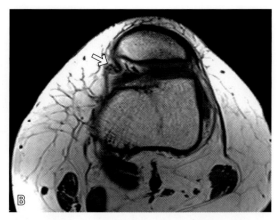

图8-11　双膝的习惯性半脱位，内侧支持带/内侧髌股韧带损伤

20余岁女性，复发性髌骨半脱位，右膝（A）和左膝（B）的T1加权横断面像。双膝和内侧支持带/内侧髌股韧带弯曲（箭头），右膝髌骨内侧面存在碎骨块（图A三角箭头）

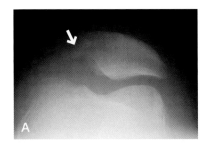

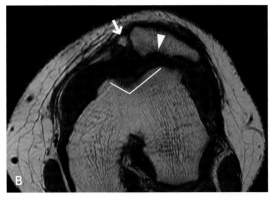

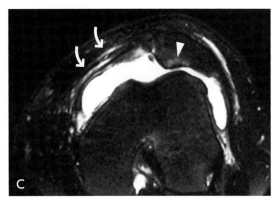

图8-12　习惯性脱位基础上发生的外伤性髌骨向外侧脱位

10余岁的女童，轴位X线片（A）、质子密度加权横断面像（B）以及T2加权脂肪抑制横断面像（C）。属于Wiberg分类Ⅲ型。股骨滑车浅，髌骨不稳定。髌骨外侧关节面的关节软骨部分消失（图B、C三角箭头），软骨下可见骨化信号（箭头），外伤引起的内侧支持带/内侧髌股韧带断裂（图C弯箭头）

### ■ 内侧支持带和内侧髌股韧带

　　两者是连接髌骨和股骨的结缔组织，内侧支持带表层的膜样结构构成膝关节内侧的 3 层构造（参考第 5 章）中的第 1 层（内侧支持带的浅层）和第 2 层（内侧支持带的深层）。内侧髌股韧带（medial patella-femoral ligament，MPFL）同为第 2 层构造，MPFL 虽名为"韧带"，但实为"韧带样的"的结缔组织，常不能被 MRI 识别出来，因此，内侧支持带和内侧髌股韧带在普通 MRI 上难以鉴别，本书用"内侧支持带"来代表二者，必要时才会使用内侧髌股韧带这个术语。

## 高位髌骨

- 高位髌骨（patella alta）指髌骨位置异常，较正常位置（近位）高，是膝关节吻合度差的原因，容易发生髌骨不稳，如髌骨脱位。
- 也可引起髌腱断裂及髌骨套状骨折。
- 侧位 X 线片上，髌腱长度与髌骨最长对角线的长度的比值（Install-Salvati 指数）大于1.2，即为高位髌骨（图 8-13），小于 0.8 为低位髌骨（patella baja）。

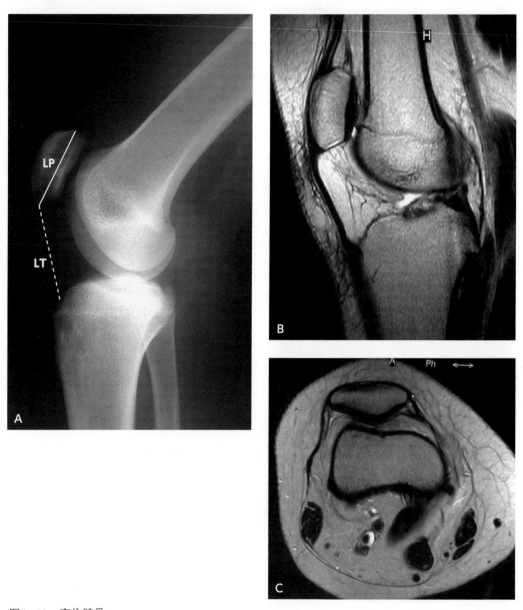

图8-13 高位髌骨

14岁女童，复发性髌骨半脱位。侧位X线片（A）和T2加权矢状面像（B）及横断面像（C）。Install-Salvati指数（LT/LP）大于1.2，提示高位髌骨。横断面像显示髌股关节吻合不良

# 8.4　髌骨脱位引起的骨软骨损伤

- 外伤引起的关节内骨与软骨剥离。
- 常发生在髌骨向外侧脱位的复位时。
- 髌骨内侧面和股骨外侧髁关节面接触，剪切力使表层的软骨层与软骨下骨发生剥离性骨折（图 8-14）。
- 横断面像特别是在流体敏感序列中，髌骨内侧和股骨外侧髁边缘均可见骨髓水肿（图 8-15、8-16）。
- 多发年龄段为 10 ～ 15 岁，常见于运动损伤。
- 由于多伴有习惯性髌骨脱位，容易复发，以女性多见。
- 刚受伤时，关节积血会引起膝关节肿胀、疼痛及髌骨（局限于内侧）压痛。
- X 线片上细微的剥离骨块常与股骨重叠，多难以确认。
- 仅有软骨剥离时，MRI 是唯一的影像学诊断手段，其对软骨层的确定尤其重要。但是由于常伴有出血等，难以确定剥离面及剥离骨块。

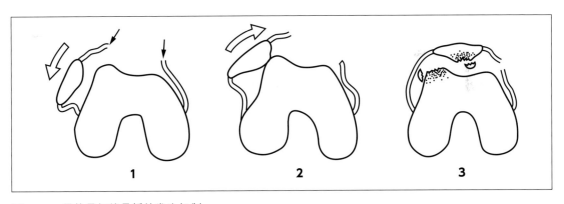

**图8-14　骨软骨切线骨折的发生机制**
在进行髌骨向外侧脱位的复位时，髌骨内侧面和股骨外侧髁关节面的接触会引起软骨层和软骨下骨的剥离性骨折

Milgram JE: Tangential osteochondral fracture of the patella. J Bone Joint Surg 1943; 25: 271-280.

Sanders TG, Paruchuri NB, Zlatkin MB: MRI of osteochondral defects of the lateral femoral condyle; incidence and pattern of injury after transient lateral dislocation of the patella. AJR Am J Roentgenol 2006; 187: 1332-1337.

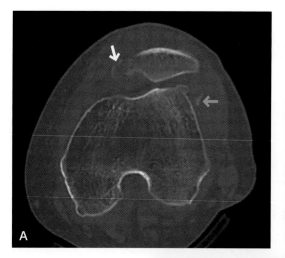
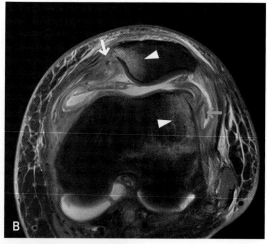
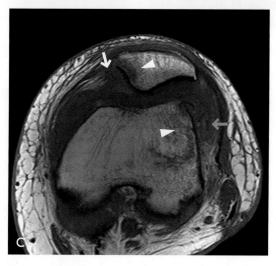

**图8-15 髌骨脱位所致的骨软骨切线骨折**

50余岁女性，CT图像（A）、脂肪抑制质子密度加权横断面像（B）以及T1加权横断面像（C）。髌骨内侧面和股骨外侧髁边缘可见骨髓水肿（三角箭头）。髌骨内侧面附近可见细微的骨软骨碎片（白箭头），伴有内侧支持带的损伤；外侧面存在游离的骨软骨碎片（绿箭头）

## ■ 放射科医师对膝关节外伤的影像学诊断

　　对于因关节外伤到诊所就诊的患者，从数量上来说，膝关节伤仅次于踝关节伤。影像学检查在膝关节外伤的诊断和治疗中发挥着直观性、及时性的作用。到目前为止，放射科可能还属于较边缘的科室，但是近年来随着MRI的普及，X线片、CT和MRI多模影像综合诊断得以实现，放射科医师直接接触患者的机会也逐渐增多。重要的是，同其他疾病一样，放射科医师与骨科医师要紧密联系、相互沟通、互相请教，共同增加知识储备。

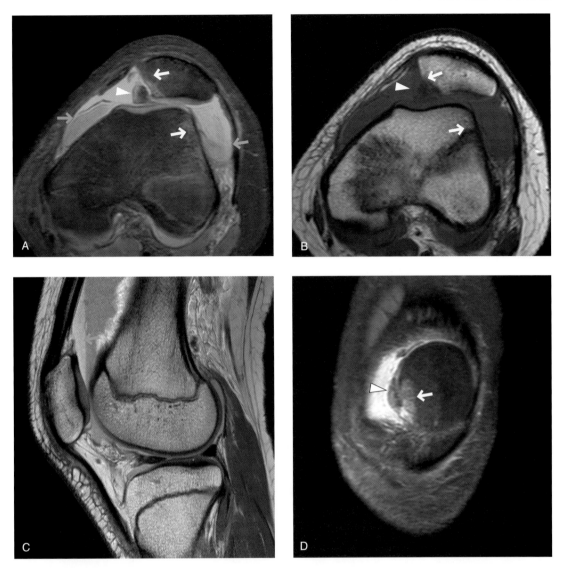

**图8-16　髌骨脱位所致的关节积血**

12岁女童，无明显诱因出现膝关节肿胀。脂肪抑制质子密度加权横断面像（A）、T1加权横断面像（B）、质子密度加权像（C）以及脂肪抑制质子密度加权冠状面像（D）。髌骨内侧面和股骨外侧髁边缘可见骨髓水肿（箭头）。邻接髌骨内侧面的软组织，常被认为是有血肿附着的骨软骨片（三角箭头）。关节腔内大量积血，血液成分的上清与沉淀间可见液-液平面（绿箭头）

## ■ 髌骨是人体最大的籽骨

　　"籽骨"是包裹在肌腱里的扁圆形小骨。提起籽骨，浮入脑海的是不是手指、脚趾的籽骨？除此之外还有像髌骨这样体型较大的、与关节相关的关节软骨。与膝关节相关的另一个常见的籽骨是腓肠肌外侧头的籽骨——腓肠豆，也可见豆腓韧带。

# 8.5　髌骨套状撕脱骨折

- 髌骨套状撕脱骨折是未骨化的髌腱（包括髌骨下极的关节软骨）的撕脱性骨折。
- 偶见于外伤，以青少年多见。
- 临床症状表现为膝关节伸展困难或者无法伸展。
- 由于不含骨性成分，X线片多无法显示，仅能见到局部肿胀，高位髌骨有时是其唯一表现。

## MRI要点

- 撕脱的小骨块在X线片上无法显示时，可由MRI确定骨块及软骨成分，并确认是否有髌腱的损伤（图8-17）。

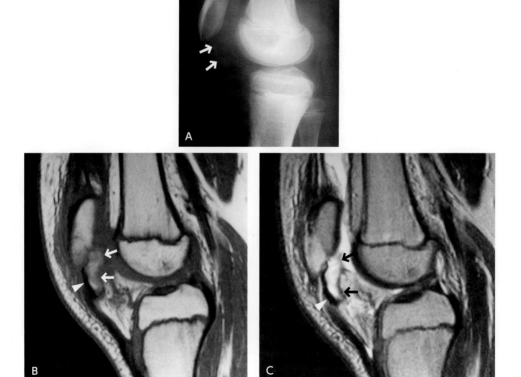

图8-17　髌骨套状撕脱骨折

10余岁男童，侧位X线片（A）、T1加权像（B）及T2加权像（C）。X线片上隐约可见从髌骨下极撕脱的骨块（图A箭头），可见高位髌骨。MRI上骨片为无信号影（三角箭头），含血肿的撕脱软骨显示为高信号影（图B、C箭头）

Gardiner JS, McInerney VK, Avella DG, et al: Pediatric update #13. Injuries to the inferior pole of the patella in children. Orthop Rev 1990; 19(7): 643-649.

# 8.6　剥脱性骨软骨炎

- 剥脱性骨软骨炎为骨与软骨下骨的部分分离，随病情进展，软骨下骨可从关节面分离，形成游离体。
- 好发于股骨内侧髁的髁间窝附近（80% 以上）。
- 与这种影像表现类似的还有特发性骨坏死，常见于内侧髁的承重面（表 8-1，图 8-18）。

表 8-1　剥脱性骨软骨炎与特发性骨坏死的鉴别

| 鉴别要点 | 剥脱性骨软骨炎 | 特发性骨坏死 |
| --- | --- | --- |
| 好发部位 | 股骨内侧髁的髁间窝附近 | 内侧髁的承重面 |
| 年龄 | 青少年 | 中老年 |
| 性别 | 男性多见 | 女性多见 |

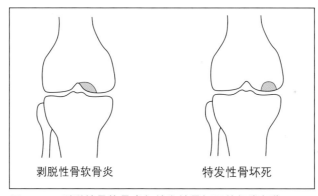

图8-18　剥脱性骨软骨炎与特发性骨坏死的好发部位

- 右膝发生率较高，两侧同时发生者占 20% ~ 30%。
- 多见于 10 余岁的男童（图 8-19）。
- 约 10% 发生在外侧髁，发生在髌股关节的不足 10%（图 8-20）。
- 运动、反复的压力可诱发本病。
- X 线片上，初期仅可见软骨下骨的骨透亮影，随后出现骨硬化，也能识别出骨片影。此时，凭关节窝的 X 线片多可确诊，断层摄影或 CT 也有助于诊断。
- MRI 可检出 X 线片不能显示的软骨病变和软骨下骨的信号改变，能有效检出超早期病变。
- 早期病变在 T1 加权像中呈低信号，在 T2 加权像中呈高信号，但随着病情进展，由

De Smet AA, Fisher DR, Graf BK, et al: Osteochondritis dissecans of the knee: value of MR imaging in determining lesion stability and the presence of articular cartilage defects. AJR Am J Roentgenol 1990; 155: 549-553.

Boutin RD, Januario JA, Newberg AH, at al: MR imaging features of osteochondritis dissecans of the femoral sulcus. AJR Am J Roentgenol 2003; 180: 641-645.

于骨硬化或坏死性改变，病变在 T1、T2 加权像中均呈低信号。

- 关节液浸入骨块与母体之间，会导致关节不稳。关节液的浸入在 T2 加权像上呈带状高信号（图 8-21），可发生囊变。

- 在 T2 加权像上均表现为高信号的关节液及软骨组织可用 MTC 成像进行鉴别（图 8-19）。

- 剥脱性骨软骨炎的治疗方法是用可吸收针将游离的骨软骨块固定于关节面上，以促进愈合（图 8-22）。

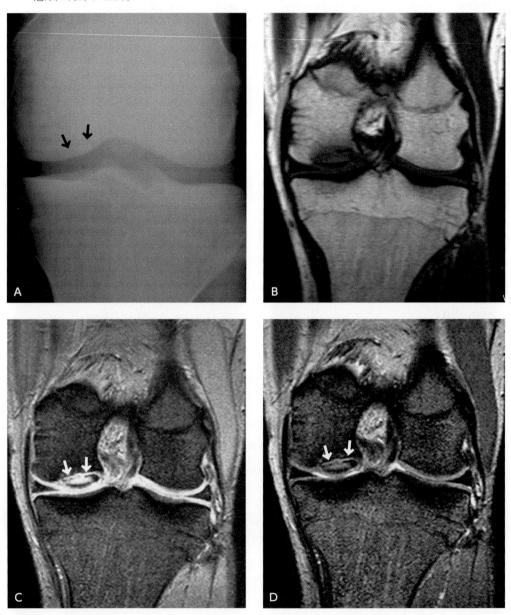

**图 8-19　剥脱性骨软骨炎**

10 余岁男童，正位 X 线片（A）、T1 加权像冠状面像（B）、T2*加权像（C）以及 MTC 附加 T2*加权像（D）。X 线片显示股骨内侧髁靠近髁间窝处有骨透亮影，可见边缘分离区域（图 A 箭头）。MRI 上分离区域在 T1 加权像上呈低信号，在 T2*加权像上呈高信号。与母体间的间隙在 T2*加权像上呈现为高信号带（图 C、D 箭头）。MTC 图像上显示为信号抑制的为软骨成分，无关节不稳

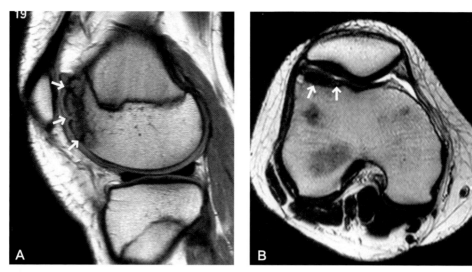

图8-20　发生在髌股关节的剥脱性骨软骨炎

14岁女童，质子密度加权像（A）和T2加权横断面像（B）。股骨外侧髁处可见分离区域，伴软骨表面和软骨下骨不规则（箭头）

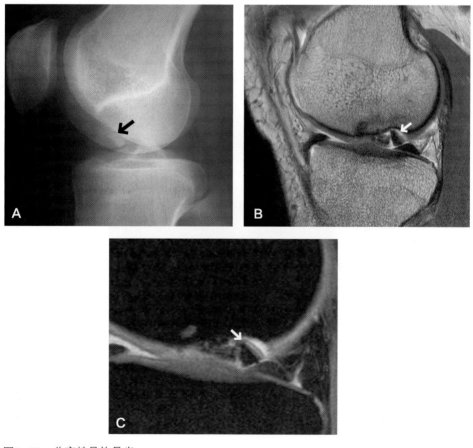

图8-21　分离性骨软骨炎

20余岁男性，侧位X线片（A）、质子密度加权像（B）及放大后的脂肪抑制质子密度加权像（C）。X线片上可见从股骨内侧髁分离的骨块（图A箭头），MRI上可观察到骨软骨块，骨块与母体之间可见关节液（图B箭头），软骨面转向相反方向（图C箭头），诊断为关节不稳

## MRI诊断要点

- MRI 可有效检出超早期病变。
- MRI 可显示游离骨块与关节面之间存在关节液、以及软骨面的缺损和撕脱等。

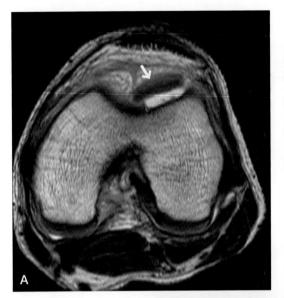
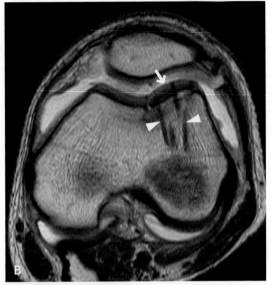
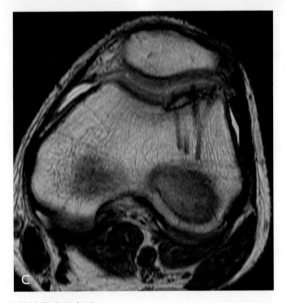

图8-22 髌股关节的剥脱性骨软骨炎修复术

20余岁男性，术前（A）、术后即刻（B）及术后4个月（C）的T2加权横断面像。股骨滑车外侧面存在游离的骨块（图A、B箭头），用可吸收针（三角箭头）将其固定于关节面（B）上。之后，游离骨块愈合，可吸收针变得不明显（C）

# 8.7　外伤性膝关节血肿

- 外伤引起的膝关节内部出血包括以下 2 种情况：
  关节囊、交叉韧带、半月板边缘的滑膜上分布的血管网出血（图 8-23、8-24）；
  关节内骨折、骨软骨骨折引起的骨髓出血（图 8-25）。
- 髌骨、股骨、胫骨等骨折引起的骨髓出血混有脂肪滴，可观察到出血成分之间形成液 –
  液平面（图 8-26）。
- 出血一般发生在受伤后 24 小时内。
- 关节内出血不凝固。

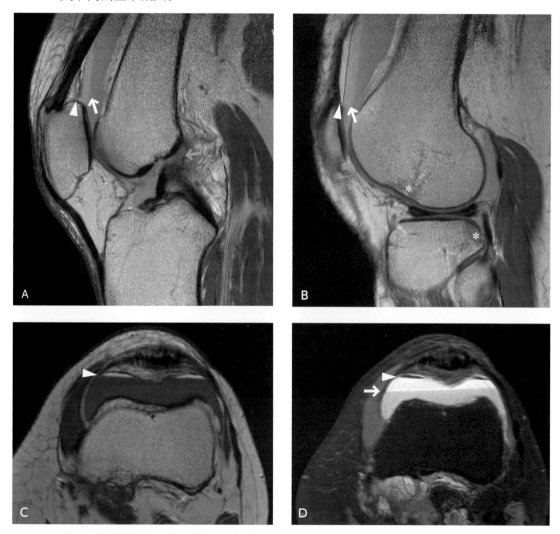

**图8-23　前交叉韧带断裂导致的关节血肿（含脂肪）**

60余岁女性，前交叉韧带断裂，质子密度加权像（A、B）、T1加权横断面像（C）以及脂肪抑制质子密度加权像（D）。前交叉韧带断裂（图A绿箭头），可见大量的关节内出血，上清液与沉淀成分分离（箭头）。上方与脂肪成分间形成液–液平面（三角箭头）。股骨外侧的前方（股外侧凹陷部分）和胫骨背侧可见骨挫伤（图B*）

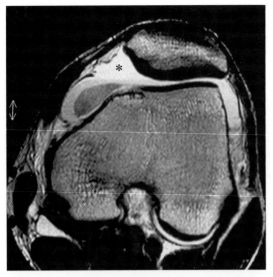

**图8-24　前交叉韧带断裂所致的膝关节血肿**

20余岁男性，前交叉韧带完全断裂第2天，T2加权横断面像。大量的关节内出血分为上清液（*）及沉淀两层

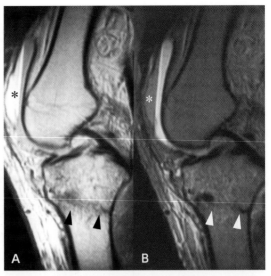

**图8-25　胫骨平台骨折与膝关节内脂肪**

20余岁男性，质子密度加权像（A）与T2加权像（B）。胫骨骨干段可见横行的骨折线（三角箭头），周围有骨挫伤。膝关节腔内流入的脂肪（*）形成了液-液平面

# 8.8　应力性骨折与疲劳骨折

- 应力性骨折为骨反复受到压力后引起的慢性骨损伤。
- 应力性骨折包括疲劳骨折（fatigue fracture）和衰竭骨折（insufficiency fracture）两种类型。
- 疲劳骨折是指发生在健康的、具有正常强度的骨上的应力性骨折，多为运动等过度的应力长期反复作用所致。在青少年中多见，好发于负重的椎骨、盆骨、胫骨和距骨等。
- 衰竭骨折常发生在骨质疏松、骨软化、放射线治疗后处于"衰竭状态"的骨，其经受轻微的外力即可导致骨折。常见于老年人，由于合并骨质疏松，通过 X 线片难以确认（属于潜在骨折）。
- 膝关节的股骨、胫骨均为疲劳骨折的好发部位（图 8-26）。
- MRI 的脂肪抑制质子密度 T2 加权像对骨髓水肿有早期检出、诊断价值。

> **■ 衰竭骨折和不全骨折**
>
> 　　衰竭骨折与不全骨折同义，常与"不完全骨折"相混淆，在表示应力性骨折时，使用术语"衰竭骨折"可避免混淆。

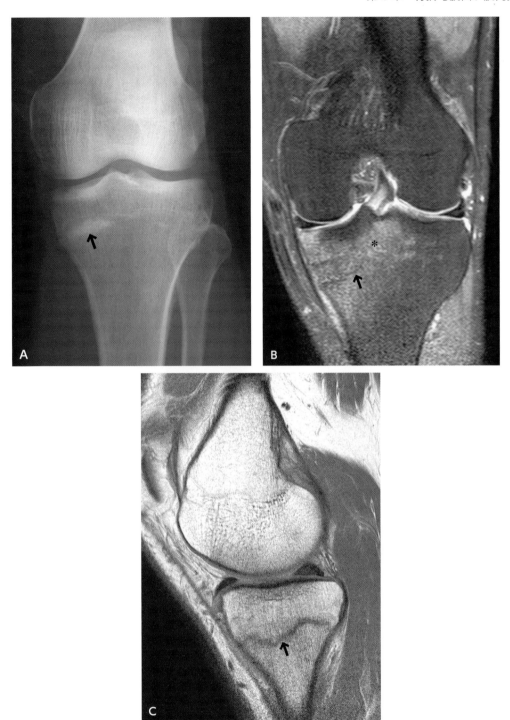

图8-26　胫骨的疲劳骨折

40余岁男性，2个月前开始慢跑时膝关节疼痛，正位X线片（A）、脂肪抑制质子密度加权冠状面像（B）及质子密度加权像（C）。X线片上可见骨硬化区（图A箭头），胫骨内侧可见广泛的骨髓水肿（图B*），其中可见低信号的骨折线（图B、C箭头）

# 8.9 骨挫伤

- 在遭受直接外力或骨摩擦的部位，MRI 上常可发现异常信号（T1 加权像中呈比周围骨髓低的信号，T2 加权像中呈高信号）（图 8-27、8-28）。这是骨髓水肿、微出血及海绵状骨小梁细微骨折的总体表现。
- 骨挫伤是在 MRI 用于临床后引入的术语。
- 前交叉韧带断裂时通常会进行 MRI 检查，常在股骨外侧髁前方和胫骨外侧髁后方见到骨挫伤（参考第 3 章）。
- MRI 上的异常信号会在数月内消失，但随着时间的推移，普通 X 线片上可见该部位出现轻度的凹陷，在关节镜下可见软骨面软化、粗糙。

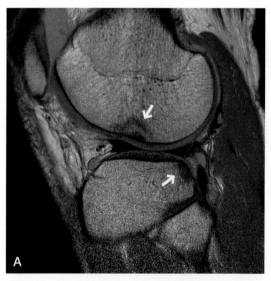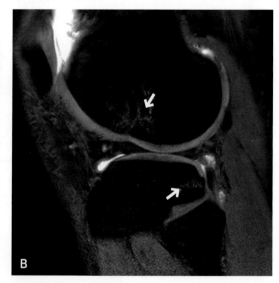

**图8-27　前交叉韧带断裂引起的骨挫伤**

40余岁男性，前交叉韧带完全断裂，质子密度加权像（A）和脂肪抑制T2加权像（B）。股骨外侧髁前方和胫骨平台外侧后方可见骨挫伤（箭头）

---

**■ 膝关节韧带损伤引起的骨挫伤的好发部位**

前交叉韧带断裂：股骨外侧髁 + 胫骨平台后外侧。

后交叉韧带断裂：胫骨前方。

内侧副韧带断裂：股骨外侧髁。

---

Mink JH, Deutsch AL: Occult cartilage and bone injuries of the knee: detection, classification and assessment with MR imaging. Radiology 1989; 170: 823-829.

Miller MD, Osborne JR, Gordon WT, et al: The natural history of bone bruises. A prospective study of magnetic resonance imaging-detected trabecular microfractures in patients with isolated medial collateral ligament injuries. Am J Sports Med 1998; 26: 15-19.

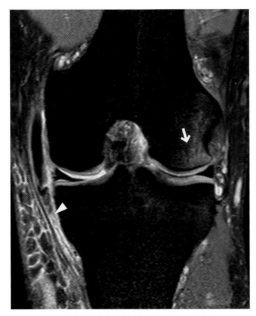

**图8-28　内侧副韧带断裂引起的骨挫伤**

30余岁男性，内侧副韧带完全断裂，脂肪抑制质子密度加权冠状面像。胫骨侧可见内侧副韧带完全断裂（三角箭头），股骨外侧髁处可见骨挫伤（箭头）

# 8.10　肌腱损伤

- 膝关节周围多见肌肉损伤、肌腱损伤。

- 损伤多见于肌腱移行部或肌腱附着处。肌腱附着处的损伤可见撕脱性骨折引起的游离骨块。

- 可通过 MRI 确认呈中间信号的肌肉组织与呈低信号的条索状的肌腱相延续。

- 股四头肌肌腱在矢状位的 2 ~ 3 个层面中通常显示为多层肌腱。显示为 3 层肌腱结构时，其浅层是股直肌的背侧筋膜，厚厚的中间层是股内侧肌和股外侧肌融合的筋膜，深层为股中间肌的前方筋膜（图 8-29）。

- 肌腱完全断裂时表现为全层连续性中断，部分断裂表现为部分肌腱的连续性中断（图 8-30、8-31）。股四头肌断裂时，上述 3 层肌腱结构均被破坏。

- 断裂部位多形成血肿，伴周围水肿。

Zeiss J, Saddemi SR, Ebraheim NA: MR imaging of the quadriceps tendon: normal layered configuration and its importance in cases of tendon rupture. AJR Am J Roentgenol 1992; 159: 1031-1034.

Roth C, Jacobson J, Jamadar D, et al: Quadriceps fat pad signal intensity and enlargement on MRI; prevalence and associated findings. AJR Am J Roentgenol 2004; 182: 1383-1387.

Speer KP, Lohnes J, Garrett WE Jr: Radiographic imaging of muscle strain injury. Am J Sports Med 1993; 21: 89-95.

Pomeranz SJ, Heidt RS Jr: MR imaging in the prognostication of hamstring injury. Work in progress. Radiology 1993; 189: 897-900.

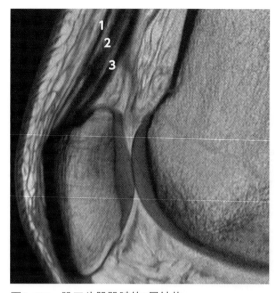

图8-29 股四头肌肌腱的3层结构

质子密度加权像。1，浅层是股直肌。2，厚厚的中间层是股内侧肌和股外侧肌融合的筋膜。3，深层为股中间肌的前方筋膜

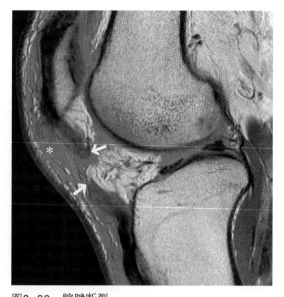

图8-30 髌腱断裂

70余岁男性，质子密度加权像（A）。髌腱从中间完全断裂，分离1 cm以上（箭头）。髌骨前可见皮下组织水肿（*）

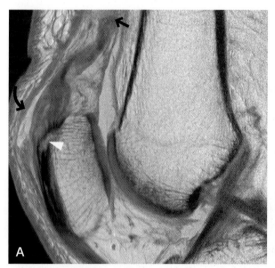

图8-31 股四头肌肌腱断裂

60余岁男性，质子密度加权像（A）和脂肪抑制T2*加权像（B）。距离股四头肌附着处数厘米处的头侧完全断裂（图A箭头）。髌骨附着处可见离断性改变（三角箭头），髌骨前可见液体潴留（弯箭头）和皮下组织水肿

- 重要的肌腱完全断裂时，常需进行缝合术，影像报告须注明断裂部位的间隙情况、断端性状以及有无血肿等。

- 肌肉损伤在 MRI 上表现为肌纤维轻微断裂引起水肿、肌内外形成血肿，以及肌束的中断等（图 8-32 ~ 8-34）。所谓的"肌肉分离"就是这些表现在临床上的统称，MRI 影像报告要对上述表现予以记录。

Bencardino JT, Rosenberg ZS, Brown RR, et al: Traumatic musculotendinous injuries of the knee: diagnosis with MR imaging. Radiographics 2000; 20: S103-S120.

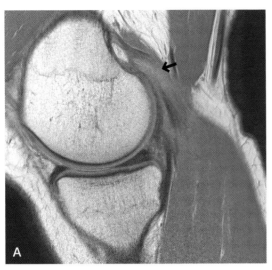
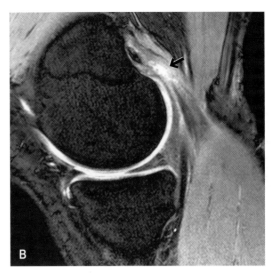

**图8-32　腓肠肌内侧头的肌腱损伤**

30余岁女性，受伤时的质子密度加权像（A）和脂肪抑制T2*加权像（B）。腓肠肌内侧头的肌腱内可见水肿（图A、B箭头）

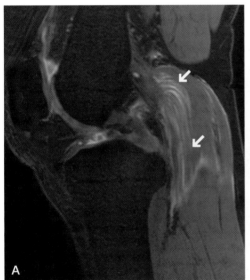
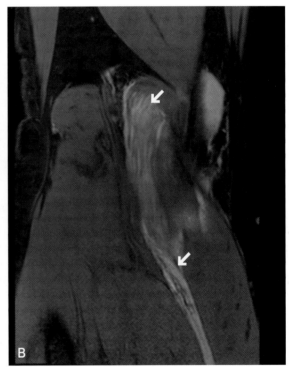
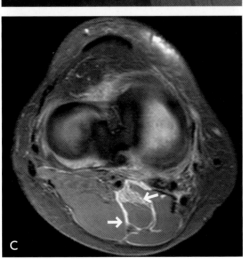

**图8-33　腓肠肌内侧头的肌肉损伤（肌肉分离）**

50余岁女性，因打网球受伤，脂肪抑制质子密度加权像（A）以及冠状面像（B）和横断面像（C）。腓肠肌内侧头的肌肉内可见线状、带状的液体潴留及水肿（箭头）

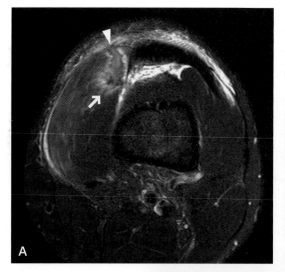
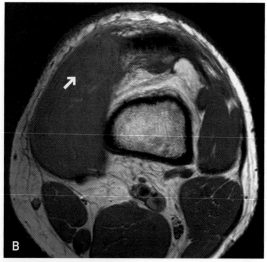
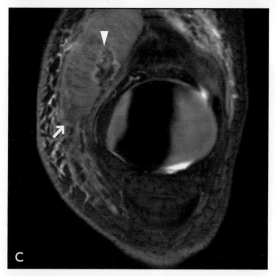

图8-34　股内侧肌的肌肉损伤（肌肉分离）

10余岁的男童，脂肪抑制质子密度加权横断面像（A）、T1加权横断面像（B）和脂肪抑制质子密度加权冠状面像（C）。股内侧肌内可见出血（箭头）及水肿，与股四头肌相连处有离断（三角箭头）

### ■ 撕脱性骨折与剥离性骨折

　　严格来说，撕脱性骨折（avulsion fracture）与剥离性骨折（cleavage fracture）是有区别的。在肌腱、韧带的附着处，骨受到超强牵引力引起"撕脱"的为撕脱性骨折，而骨受到局部的直接外力导致"剥离"的为剥离性骨折。因此，撕脱性骨折只发生在肌腱或韧带附着处，而剥离性骨折可发生在骨的任何部位。此外，剥离性骨折中"剥离"的骨块较薄。传统概念上多将撕脱性骨折和剥离性骨折合在一起。本书尽量将两者分开描述，记为"撕脱（剥离）性骨折"或单纯记为"撕脱性骨折"。

# 第 9 章
# 青少年的膝关节

# 9.1　股骨远端骨皮质不规则

- 股骨远端在 X 线片上表现不规则。
- 正位 X 线片中可见股骨远端内侧近圆形的透亮影，周围为硬化性改变；侧位 X 线片中可见背侧突出的如同骨膜反应的不规则影，有时因被误认为恶性病变而进行活检。
- 曾被称为皮质硬纤维瘤（cortical desmoid）。
- 实质上是由腓肠肌内侧头附着处牵拉形成的骨不规则影。
- 大收肌附着处也在附近，对此也有影响（此时损伤发生在更偏内侧的边缘部）（图9-1）。
- 多为双侧发生，在青少年中常见，成年人中也有发生。
- 无症状。

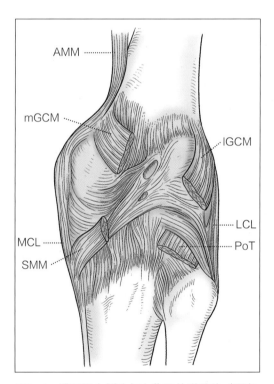

**图9-1　腓肠肌内侧头与大收肌的附着处（腘窝背侧图）**

股骨远端的内侧有腓肠肌内侧头（mGCM）和大收肌（AMM）相邻附着，该部位被牵拉导致的骨不规则影称为股骨远端骨皮质不规则。IGCM，腓肠肌外侧头；PoT，腘肌肌腱；SMM，半膜肌；MCL，内侧副韧带；LCL，外侧副韧带

Resnick D, Greenway G: Distal femoral cortical defects, irregularities, and excavations. Radiology 1982; 143: 345-354.

Bufkin WJ: The avulsive cortical irregularity. Am J Roentgenol Radium Ther Nucl Med 1971; 112: 487-492.

## MRI表现

- 与骨硬化灶一致，周边呈现低信号带，内部信号表现多样（图9-2、9-3）。
- 有时在相同部位发现滑膜囊肿等因受到外部骨皮质的压迫，呈凹陷像，需与股骨远端骨皮质不规则相鉴别（图9-4）。

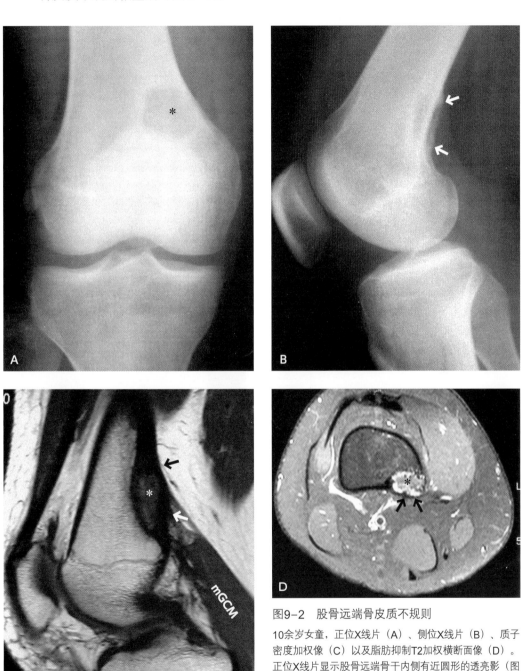

**图9-2 股骨远端骨皮质不规则**

10余岁女童，正位X线片（A）、侧位X线片（B）、质子密度加权像（C）以及脂肪抑制T2加权横断面像（D）。正位X线片显示股骨远端骨干内侧有近圆形的透亮影（图A*）和周围硬化性改变，侧位像可见背侧突出的不规则影（图B箭头）。MRI上显示腓肠肌内侧头（mGCM）的附着处周边呈现低信号（与骨硬化灶一致），内部信号多样化（*）。对侧股骨可见同样变化

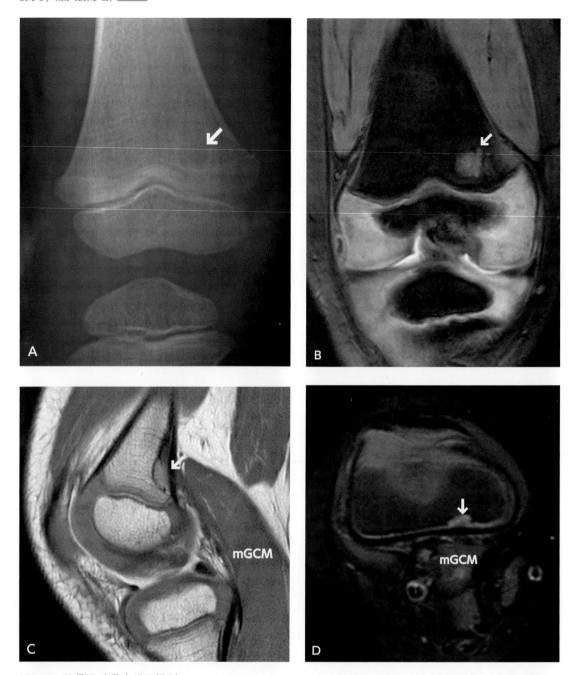

**图9-3 股骨远端骨皮质不规则**

4岁男童，正位X线片（A）、T2*加权冠状面像（B）、质子密度加权矢状面像（C）以及脂肪抑制质子密度加权横断面像（D）。X线片上可见股骨远端骨干端内侧近圆形的透亮影（图A箭头），MRI冠状面像上也呈现出同样信号改变（图B箭头）。矢状面像、横断面像上可见病灶紧邻着腓肠肌内侧头（mGCM）的附着处（图C、D箭头）

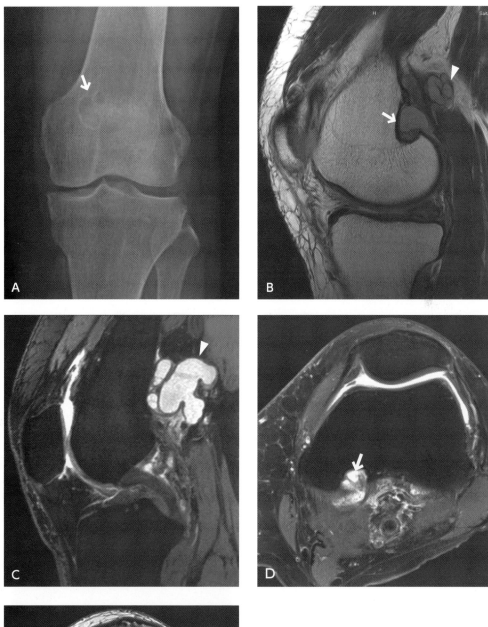

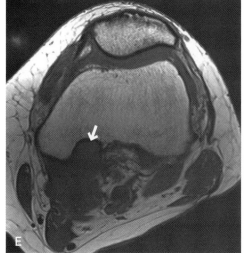

图9-4 与股骨远端骨皮质不规则类似的滑膜囊肿骨凹陷像

60余岁女性，正位X线片（A）、质子密度加权像（B）、脂肪抑制T2*加权像（C）、脂肪抑制质子密度加权横断面像（D）、T1加权横断面像（E）。X线片显示股骨远端骨干内侧透亮影及边缘硬化性改变（图A箭头），MRI可见在股骨远端骨皮质不规则区的同一位置有从股骨背侧骨皮质侵入的液体潴留区，勾画出骨硬化的边界（图B、D、E箭头）。旁边可见性状相同的多房性囊肿区（图B、C三角箭头），考虑为滑膜囊肿陷入骨皮质

# 9.2 股骨髁不规则

- 股骨髁不规则（femoral condyle irregularity，FCI）在未满 10 岁的儿童中多见（男童 2 ～ 12 岁及女童 2 ～ 10 岁的发病率较高，约占 40% 以上），也常见于 10 岁以上发病者。
- 常在侧位 X 线片上无意中发现股骨背侧的不规则影，进而行 MRI 检查（图 9-5）。
- 多见于外侧髁（发生于外侧髁者约占 40%），偶见于内侧髁（图 9-6、9-7）。
- 与好发于内侧髁的髁间窝附近的剥脱性骨软骨炎相比，该病常见于股骨背侧（图 9-8）（剥脱性骨软骨炎和特发性骨坏死的鉴别请参考第 8 章）。因此，在正位 X 线片中常被忽略，可通过屈膝位摄影检出。
- 关节软骨表现正常。
- 无症状，不规则影在数年后可自行消失（图 9-9）。

## MRI要点

- 在青少年的普通 X 线片中可见关节背侧的不规则影，常被误诊为剥脱性骨软骨炎，但两者发生的部位不同。股骨髁不规则时 MRI 显示为正常的关节软骨，由此可以鉴别。

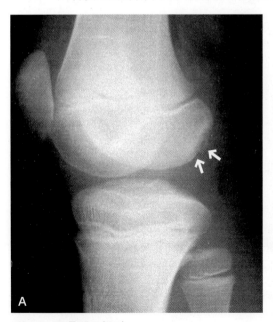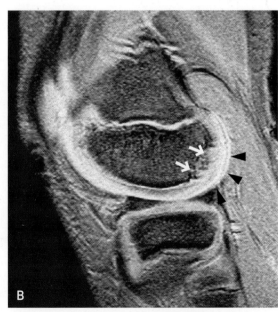

图9-5 股骨髁不规则

11岁男童，斜位X线片（A）和T2*加权像（B）。X线片可见外侧髁关节面背侧隐约有不规则影（图A箭头）。MRI可见骨皮质不规则（图B箭头），关节软骨表现正常（图B三角箭头）。对侧膝关节有相同表现

---

Caffey J, Madell SH, Royer C, et al: Ossification of the distal femoral epiphysis. J Bone Joint Surg 1958; 40-A: 647-654.

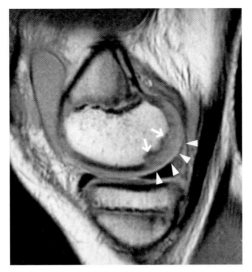

图9-6　股骨内侧髁不规则

10岁男童，质子密度加权像。内侧髁关节面背侧可见骨
表面不规则（箭头），关节软骨表现正常（三角箭头）

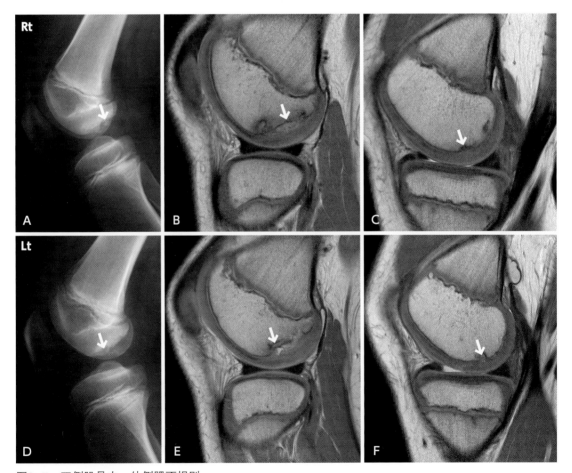

图9-7　双侧股骨内、外侧髁不规则

10岁男童，右膝和左膝的侧位X线片（A、D）及质子密度加权像［外侧髁（B、E），内侧髁（C、F）］。X线片中可见
两膝背侧的骨表面不规则（箭头）。MRI中可见外侧髁、内侧髁的不规则影，均未见关节软骨缺损

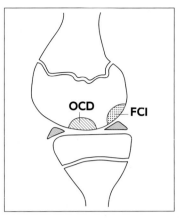

图9-8　股骨髁不规则（FCI）与剥脱性骨软骨炎（OCD）的好发部位（青少年的膝关节侧位示意图）

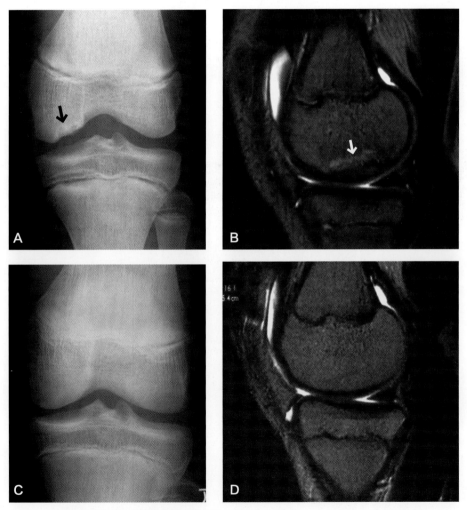

图9-9　2年后自然消失的股骨髁不规则影

12岁男童，发病时的X线片（A）和MRI T2加权像（B）以及2年后（14岁）的X线片（C）和MRI T2加权像（D）。12岁时内侧髁关节骨表面不规则（图A箭头），MRI图像中可见广泛异常信号（图B箭头）。2年后骨不规则影消失（C），MRI图像中异常信号也基本消失（D）

# 9.3 局灶性骺板区水肿

- 骺线闭合期骺板中心区的局灶性骨髓水肿（图 9-10）。
- 骺线的闭合不是瞬间完成的，其间有多灶性、部分性骨化桥形成。正常骺线的闭合始于生长板的中间部，多处骨骺侧有软骨附着并发生骨化，贯穿软骨层的部分形成骨桥。
- 骺桥部分的固定可塑性、柔软性差，是力学的弱点，受到轻微外力后便会出现血管破裂出血伴水肿。

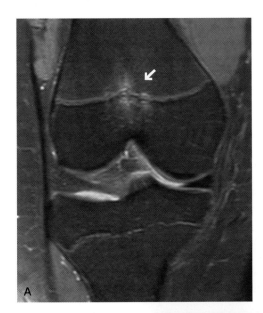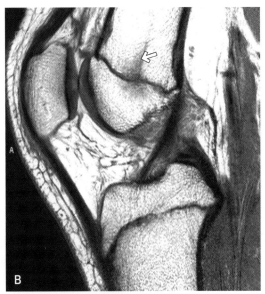

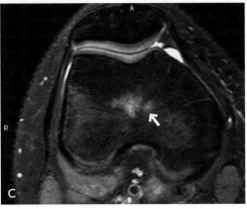

**图9-10 局灶性骺板区水肿（股骨）**

13岁女童，膝关节疼痛1月余，脂肪抑制质子密度加权冠状面像（A）、质子密度加权像（B）及脂肪抑制质子密度加权横断面像（C）。股骨远端距骺线2 cm左右的范围内可见水肿（箭头）

Zbojniewicz AM, Laor T: Focal Periphyseal Edema (FOPE) Zone on MRI of the adolescent knee; A potentially painful manifestation of physiologic physeal fusion? AJR Am J Roentgenol 2011; 197: 998-1004.

- 骺线闭合的早期过程与生理变化相关，应与其他疾病相鉴别。
- 膝关节（股骨远端和胫骨近端）病例报道较多（图9-11）。
- 多见于女童。女童 11 ～ 12 岁、男童 13 ～ 14 岁为好发年龄。
- 多表现为膝关节持续数月的疼痛，多能自然消退。
- 在 MRI 的 T1 加权像和质子密度加权像上呈低信号，在脂肪抑制 T2 加权像上呈高信号，伴有强化。

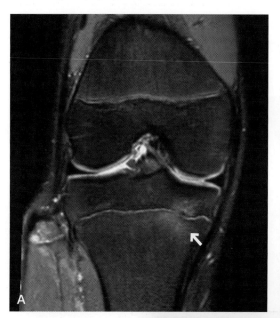
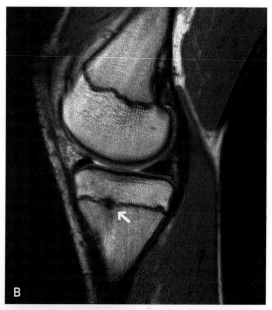
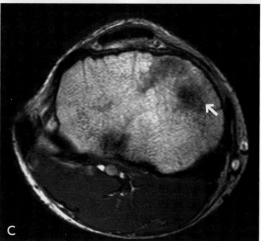

图9-11 局灶性骺板区水肿（胫骨）

15岁男童，膝关节疼痛数月，脂肪抑制质子密度加权冠状面像（A）、质子密度加权像（B）及T1加权横断面像（C）。胫骨近端骺线上下有局限性水肿（箭头）

Bochmann T, Forrester R, Smith J: Case report: imaging the clinical course of FOPE-a cause of adolescent knee pain. J Surg Case Rep 2016; 24: pii: rjw178. doi: 10.1093/jscr/rjw178.

Ueyama H1, Kitano T, Nakagawa K, et al: Clinical experiences of focal periphyseal edema zones in adolescent knees: case reports. J Pediatr Orthop B. 2018; 27: 26-30.

# 9.4　疼痛性分裂髌骨

- 分裂髌骨（patella partita）为髌骨分裂成几块的状态。
- 与多个骨化中心在骨化过程中的愈合障碍以及运动引起的过度压力有关。分裂髌骨也可以是一种正常的变异，半数为双侧性，多数在青春期前无症状，可自然愈合。
- 在男性中常见。
- 在 Saupe 分类（图 9-12）中，以股四头肌的外侧肌附着处的髌骨外上方分节形成的 Saupe Ⅲ 型（图 9-13）最常见。这部分血供较差，可能是分裂髌骨形成的原因之一。

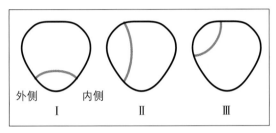

图9-12　分裂髌骨的Saupe分类

以股外侧肌附着处外上方分节的SaupeⅢ型最常见，其次是Ⅱ型，Ⅰ型少见

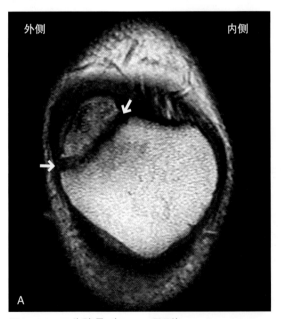
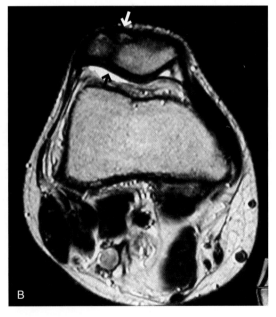

图9-13　二分髌骨（SaupeⅢ型）

30余岁男性，T1加权冠状面像（A）和T2加权横断面像（B）。股外侧肌附着处分节（箭头），表现为SaupeⅢ型。此病例关节软骨虽表现连续，但在X线轴位片、MRI横断面像上可确认有分裂骨片的脱落

Lawson JP: Symptomatic radiographic variants in extremities. Radiology 1985; 157: 625-631.

Saupe E: Beitrag zur Patella bipartita. Fortschr Roentgenstr 1921; 28: 37-41.

- 髌骨被分裂为 2 个时称为二分髌骨（图 9-13），分裂为 3 个时称为三分髌骨（图 9-14）。

- 通常无症状，但可能因运动等的过度刺激而发生疼痛，这种情况称为疼痛性分裂髌骨，常见于 10 余岁的男童（图 9-15、9-16）。

- 普通 X 线片中可见分裂部一般为丸状，可有硬化变性。轴位像中可见分裂骨片的脱落或倾斜形成的假关节。

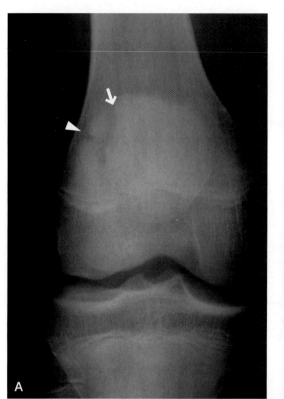
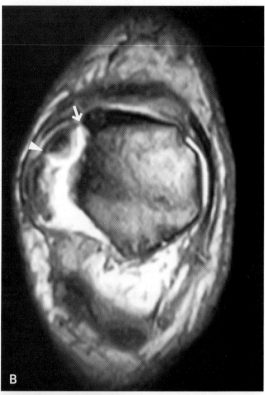

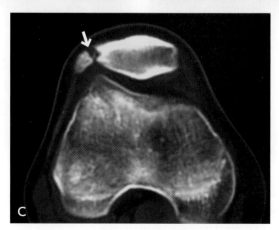

图9-14　三分髌骨

13岁男童，X线片（A）、T2*加权冠状面像（B）及CT像（C）。髌骨外侧上方分离线（箭头）显示为Saupe Ⅲ型的分节，加上另一条分离线（三角箭头），呈三分髌骨。CT像可见分离线边缘呈骨硬化表现，提示陈旧性分裂

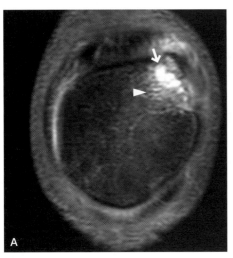
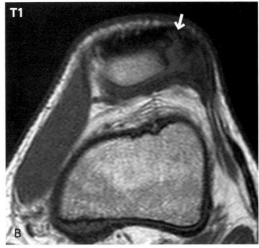

图9-15　疼痛性分裂髌骨（Saupe Ⅲ 型）

14岁男童，运动时髌骨附近疼痛，有时为自发痛。脂肪抑制质子密度加权像（A）和T1加权横断面像（B）。髌骨外侧的分离线（箭头）显示为Saupe Ⅲ 型的分节。髌骨有局灶性骨髓水肿，提示疼痛性病变（三角箭头）横断面像显示分离部分较宽，疑似形成假关节

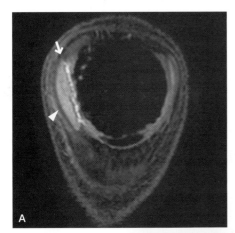
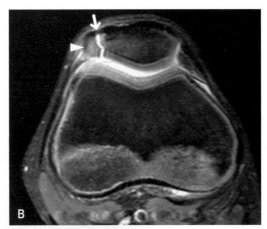
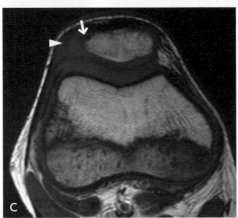

图9-16　疼痛性分裂髌骨（Saupe Ⅱ 型）

12岁男童，数月前开始出现膝关节外侧压痛，质子密度加权冠状面像（A）、脂肪抑制质子密度加权像（B）及T1加权横断面像（C）。髌骨外侧的分离线（箭头）显示为Saupe Ⅱ 型的分节。外侧骨髓水肿，提示疼痛性病变（三角箭头）

# 9.5 髌骨背侧（骨化）缺损

- X线片可见髌骨背侧关节面皮质下的界线分明的圆形透亮影（被检出时平均直径约9 mm）。
- 病因不明，考虑为髌骨的骨化异常所致，易合并分裂髌骨。
- 位置具有特征性，常位于髌骨的外上方（受股外侧肌的牵引），通常经X线片可诊断。
- 50%以上无症状，多为偶然发现，偶有疼痛（可能是由合并的分裂髌骨或髌骨半脱位引起的）。
- 发病率约为1%，在青少年人群中常见，多能自然消退。有的报道称该病没有性别差异，有的则称女性发病率更高。
- 需与退行性关节炎导致的软骨下囊肿、感染灶及甲状旁腺功能亢进相关的褐色囊肿等相鉴别。髌骨的肿瘤较少见，与软骨母细胞瘤等鉴别较困难。

## MRI表现

- 髌骨外上方背侧皮质下在T1加权像上呈低信号，在T2加权像上呈高信号（非特异性），表层软骨变薄，可见缺损（图9-17），周围无骨髓水肿。

### ■ 从T1、T2加权像到质子密度加权像和T2*加权像

根据第2章所述，在进行MRI检查时，有的医师常常仅开具"T1、T2加权"的申请单，然而能现场根据实际情况进行序列选择的技师又有几个呢？事实上，对关节（包括膝关节）进行成像时，质子密度加权像（该序列不需要太长的TR，取其与T1中间的序列即可，因此，严格说来并非"质子"）或梯度回波的T2*加权都是非常有用的，根据疾病诊断的需要，在T2加权基础上再进行脂肪抑制成像，常可达到更好的诊断效果。此外，检查肿瘤性病变或进行造影时，T1加权也很有必要。总之，在进行关节MRI检查时，要摒弃MRI即是"T1和T2加权"的固有观念。

Goergen TG, Resnick D, Greenway G, et al: Dorsal defect of the patella (DDP): a characteristic radiographic lesion. Radiology 1979; 130: 333-336.

Johnson JF, Brogdon BG: Dorsal effect of the patella; incidence and distribution. AJR Am J Roentgenol 1982; 139: 339-340.

Lawson JP: International Skeletal Society Lecture in honor of Howard D. Dorfman. Clinically significant radiologic anatomic variants of the skeleton. AJR Am J Roentgenol 1994; 163: 249-255.

Ehara S, Khurana JS, Kattapuram SV, et al: Osteolytic lesions of the patella. AJR Am J Roentgenol 1989; 153: 103-106.

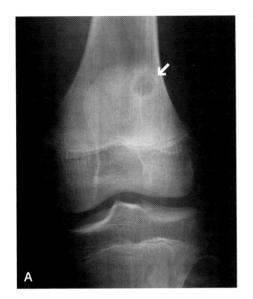
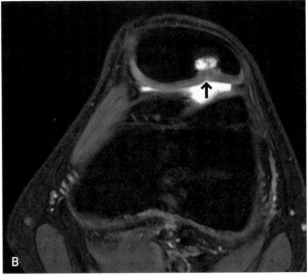
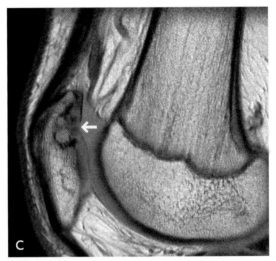

图9-17　髌骨背侧缺损

14岁男童，正位X线片（A）、T2*加权横断面像（B）及质子密度加权像（C）。X线片上可见位于髌骨外上方的10 mm的界线分明的圆形透亮影（图A箭头）。MRI可见髌骨背侧皮质下区域呈高信号，表层软骨变薄，可见凹陷（图B、C箭头）

# 9.6 胫骨结节骨软骨炎 （Osgood-Schlatter 病）

- 胫骨结节骨软骨炎又称 Osgood-Schlatter 病，为髌腱的胫骨止点处受到股四头肌的慢性牵拉刺激，引起肌腱深部纤维的细微断裂、软骨撕脱以及胫骨粗隆的膨隆及压痛。

- 为运动引起的劳损所致，常见于 10 ~ 15 岁男童。X 线片上可见胫骨粗隆的膨隆及异常骨影（图 9-18 ~ 9-21）。

- 胫骨粗隆软骨未骨化时，在 X 线片中可能无异常发现。

- 骺板闭锁后多可自然缓解，但会残留骨性膨隆及髌腱增生等。

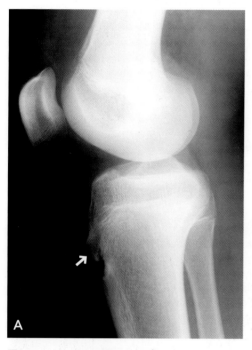 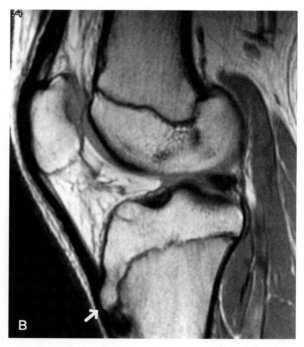

**图9-18 Osgood-Schlatter病**

10余岁男童，侧位X线片（A）和MRI质子密度加权矢状面像（B）。胫骨结节处可见骨性膨隆（箭头），MRI未见髌腱异常

Ogden JA, Southwick WO: Osgood-Schlatter's disease and tibial tuberosity development. Clin Orthop Relat Res 1976; 116: 180-189.

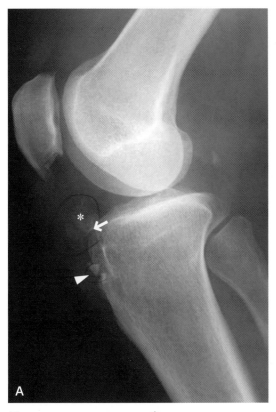
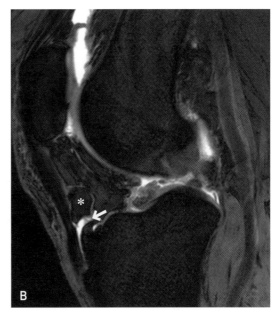

图9-19　Osgood-Schlatter病

50余岁男性，侧位X线片（A）和T2*加权像（B）。在胫骨结节头侧可见骨片（*）。MRI显示胫骨粗隆内可能有液体存在（箭头），提示关节不稳定（但本例无症状）。胫骨粗隆处另有小骨片（三角箭头）

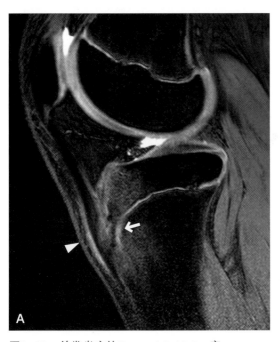
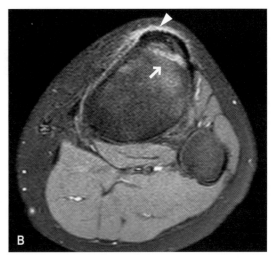

图9-20　并发炎症的Osgood-Schlatter病

11岁男童，脂肪抑制T2*加权像（A）和脂肪抑制质子密度加权像（B）。胫骨结节处可见轻度骨性膨隆，包括骺线在内的水肿性变化（箭头）。另外，髌腱附着处内部及皮下也可见水肿（三角箭头）

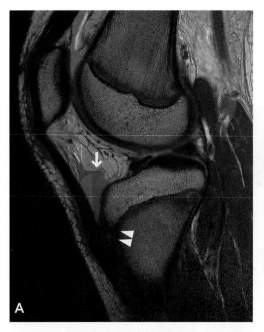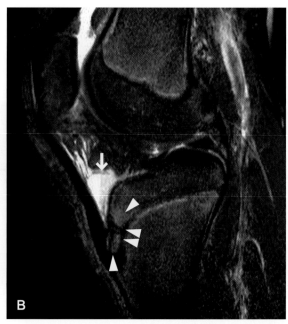

**图9-21 伴髌下滑囊出血的Osgood-Schlatter病**

13岁男童，质子密度加权像（A）和脂肪抑制质子密度加权像（B）。可见胫骨结节分离（双三角箭头），周围骨髓水肿（图B三角箭头），髌下滑囊出血并扩大（箭头）

---

**■ 发育期膝关节特有的障碍**

··············································································································

　　膝关节在10多岁的青少年群体中容易出现特有的障碍。身体发育过程中，骨、软骨及韧带等受到过度压力时，会出现疼痛症状，这多与剧烈运动等引起的过度使用相关。Osgood-Schlatter病和Sinding-Larsen-Johansson病均属于骨软骨病（osteochondrosis）。

---

# 9.7 髌骨缺血性坏死（Sinding-Larsen-Johansson 病）

- 髌骨缺血性坏死又称 Sinding-Larsen-Johansson 病（SLJ 病），是指髌骨下极的髌腱附着处因受到机械性刺激而发生的骨化异常。

- 与前述的 Osgood-Schlatter 病发病机制相同。

- 好发于 10 ～ 14 岁男童。

- X 线片显示髌骨下极有线状或剥离性异常骨影（图 9-22）。

- 乍一看与剥离性骨折中的髌骨套状撕脱骨折（参考第8章）相似，但不同于急性外伤所致的骨折，此病的起病及愈合均为慢性病程。

- 一般情况下，异常骨影会在数月间消失，髌骨下极的运动痛、压痛等症状和运动受限等异常在短期内也可缓解（图9-22、9-23）。

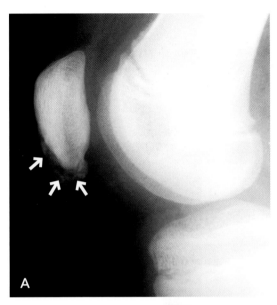
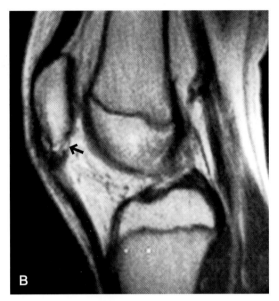
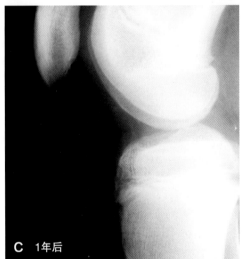

**图9-22 Sinding-Larsen-Johansson 病**

10岁男童，侧位X线片（A）、T2加权像（B）及1年后的X线片（C）。可见髌骨下极线状异常骨影（图A箭头），需与髌骨套状撕脱骨折相鉴别。MRI显示髌骨下极部分不规则，在T2加权像中呈高信号（图B箭头）。1年后的X线片显示同一部位表现正常

Medlar RC, Lyne ED: Sinding-Larsen-Johansson disease. its etiology and natural history. J Bone Joint Surg Am 1978; 60: 1113-1116.

Gardiner JS, McInerney VK, Avella DG, et al: Injuries to the inferior pole of the patella in children. Orthop Rev 1990; 19: 643-649.

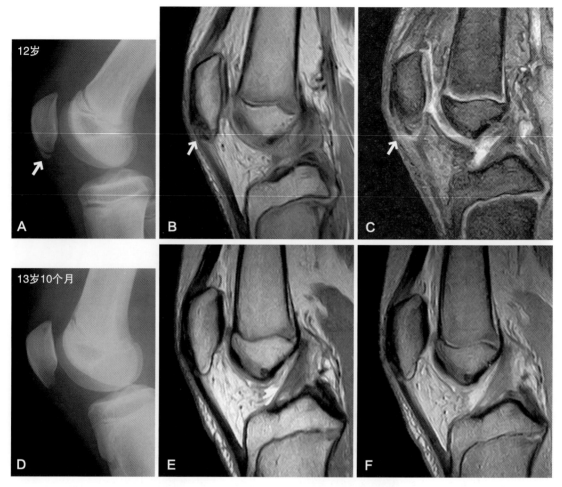

**图9-23 Sinding-Larsen-Johansson 病**

女童，膝前压痛。12岁时的侧位X线片（A）、质子密度加权像（B）和T2*加权像（C），以及13岁10个月症状消失时的侧位X线片（D）、质子密度加权像（E）和T2*加权像（F）。首次检查时可见髌骨下极线状异常骨影（图A箭头），MRI显示髌骨下极分节及周围异常信号（图B、C箭头）。1年10个月后普通X线片及MRI显示异常表现均消失

# 9.8　髌腱炎（跳跃膝）

- 从事篮球、排球等运动的运动员需要经常跳跃，髌腱（特别是髌骨附着处）易发生肌腱炎，引起髌骨下端运动痛、自发痛。
- 表现为髌骨附着处的髌腱内部细微撕裂、纤维样坏死、黏液样变性。
- 多见于 40 岁以下的运动员，女性患病率高于男性。
- 为反复压力引起的慢性损伤，不包括突发的或急性肌腱炎。
- 跳跃膝是运动医学中广泛使用的术语。狭义来讲，跳跃膝仅指髌腱炎，但广义来说跳跃膝还包括前述的 Osgood-Schlatter 病、Sinding-Larsen-Johansson 病和股四头肌肌腱炎。

## MRI表现

- MRI 的脂肪抑制成像比 X 线片能更早地发现细微的病变（图 9-24）。信号变化及肥

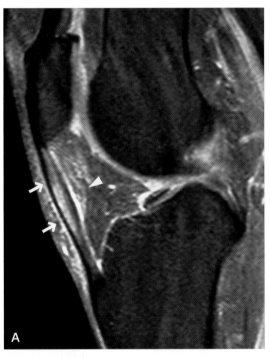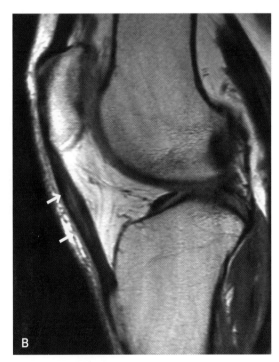

图9-24　髌腱炎

40余岁女性，脂肪抑制质子密度加权像（A）和质子密度加权像（B）。髌腱全长可见水肿及内部高信号（箭头）。炎症波及髌下脂肪垫（图A三角箭头）

el-Khoury GY, Wira RL, Berbaum KS, et al: MR imaging of patellar tendinitis. Radiology 1992; 184: 849-854.

Yu JS, Popp JE, Kaeding CC, et al: Correlation of MR imaging and pathologic findings in athletes undergoing surgery for chronic patellar tendinitis. AJR Am J Roentgenol 1995; 165: 115-118.

厚多见于髌腱内侧（图 9-25）。病变多见于头侧的髌骨附着处,可跨越全长（图 9-26）。

- 陈旧性病变也可在髌腱内部出现囊性变（图 9-27）。
- 通常在 X 线片上无特殊表现,但可有局限性钙化灶。偶尔在髌腱内部可见结石样的大钙化灶,也可见骨化部（图 9-28）。

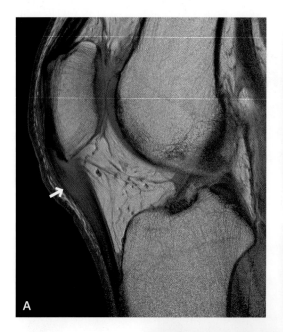
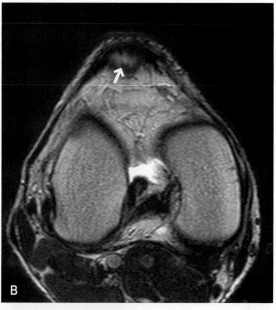

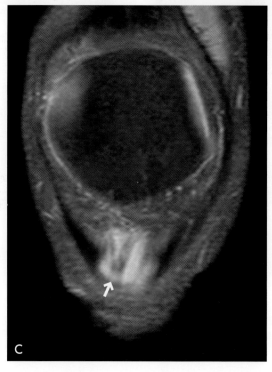

图9-25 髌腱炎

30余岁男性,质子密度加权像（A）、T2加权横断面像（B）及脂肪抑制质子密度加权像（C）。可见髌腱附近高信号和水肿（图A箭头）,横断面像、冠状面像显示病变位于肌腱内侧（图B、C箭头）

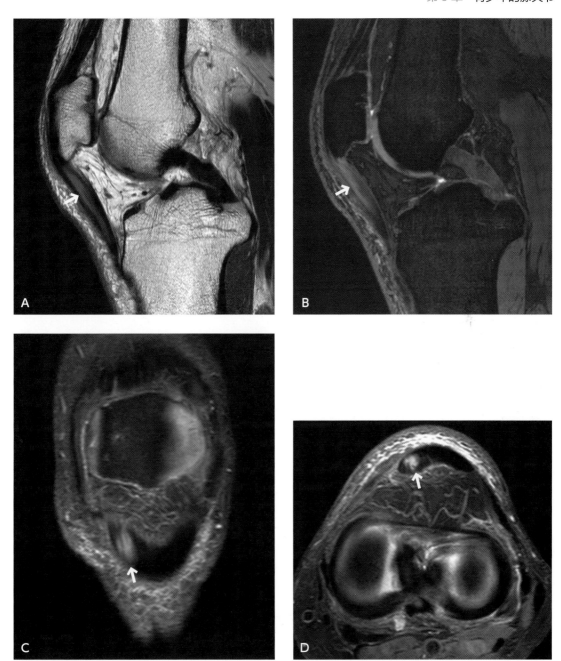

图9-26　波及全长的髌腱炎

60余岁男性，质子密度加权像（A）、脂肪抑制质子密度加权像（B）、脂肪抑制质子密度加权冠状面像（C）以及脂肪抑制质子密度加权横断面像（D）。可见波及髌腱全长的高信号及水肿（图A、B箭头）。冠状面像、横断面像显示病变位于肌腱内侧（图C、D箭头）

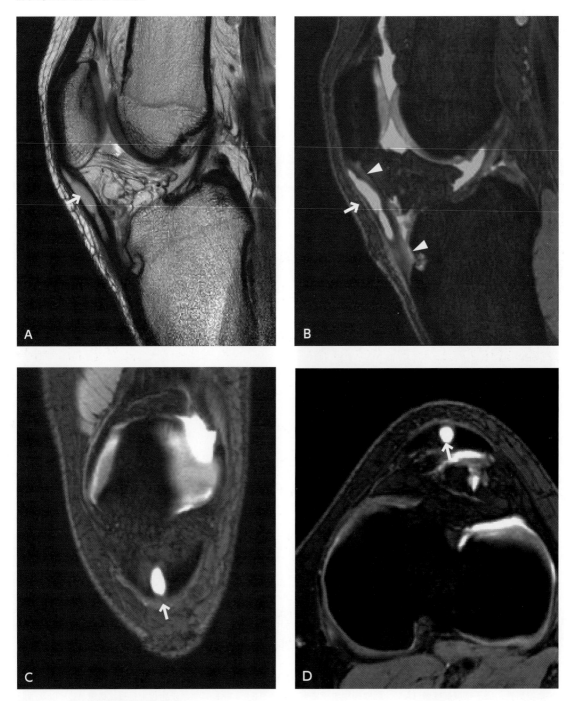

图9-27　陈旧性髌腱炎和囊性变

10余岁女童，质子密度加权像（A）、脂肪抑制T2*加权像（B）、脂肪抑制质子密度加权冠状面像（C）以及横断面像（D）。髌腱几乎全长可见高信号和水肿（图B三角箭头），内部有囊性变区域向上下扩展（箭头）

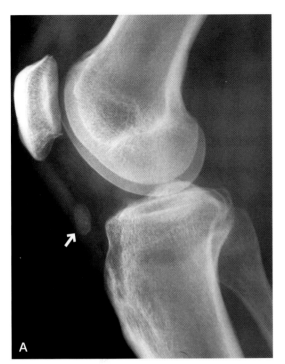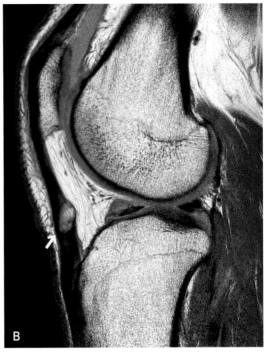

**图9-28　髌腱内部结石样钙化**

40余岁男性，侧位X线片（A）和质子密度加权像（B）。髌腱内部可见近10 mm长的结石影（箭头）

### 儿童膝关节MRI

　　与儿童中常见的髋关节疾病不同，儿童膝关节病变的检查较少使用MRI。拍摄膝关节时，要求仰卧位，因为这种姿势更易使儿童保持安静。儿童的检查比较耗时，能遵医嘱安静仰卧的至少是高年级小学生，太小的儿童必须在其入睡后方可进行检查。而好不容易哄睡的儿童，放入MRI仪器中常会被噪声吵醒。加之，膝关节构造较复杂，儿童该部位体积更小。试图通过压缩视场角或切片厚度来提高空间分辨率的做法会导致信噪比降低，图像质量变差，拍摄难度大。因此，当拍摄成功完成时，放射科医师会有巨大的成就感。

# 9.9 胫骨内翻（Blount 病）

- 胫骨内翻又称 Blount 病，是胫骨近端骺软骨的后内侧部发育障碍。
- 骨骺及骨干之间形成骨桥（physeal bar），骺软骨部分消失。
- 胫骨可发生内翻畸形。
- 原因不明，可能为外伤、发育不良等。骺软骨后内侧部变形或下垂，以及早期闭合等会引起胫骨干骺端发生鸟嘴样变形、分节化等。
- 可见于 2 岁以上的儿童，变形较轻者在青春期前可自然矫正。
- MRI 可直接显示骺软骨（图 9-29）。

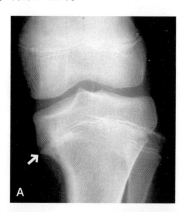

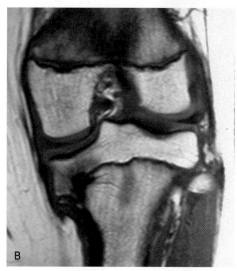
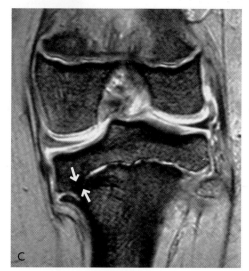

图9-29　Blount 病

9岁女童，正位X线片（A）、T1加权像（B）和T2 *加权冠状面像（C）。X线片中可见胫骨骺线内部不规则，胫骨干骺端呈鸟嘴样变形（图A箭头）。MRI表现为骺软骨消失引起的早期闭合（图C箭头）

Craig JG, van Holsbeeck M, Zaltz I: The utility of MR in assessing Blount disease. Skeletal Radiol 2002; 31: 208-213.

Borsa JJ, Peterson HA, Ehman RL: MR imaging of physeal bars. Radiology 1996; 199: 683-687.

Ecklund K, Jaramillo D: Patterns of premature physeal arrest: MR imaging of 111 children. AJR Am J Roentgenol 2002; 178: 967-972.

# 9.10　先天性前交叉韧带缺损

- 偶尔可见前交叉韧带缺损或发育不良。

- 可合并后交叉韧带缺损。

- 多伴有膝关节或下肢的先天性异常。

- 可见髁间隆起的变形或缺损（图 9-30）。

- 多无症状，随着成长发育可出现胫骨前方向前突出等前交叉韧带缺损的症状。

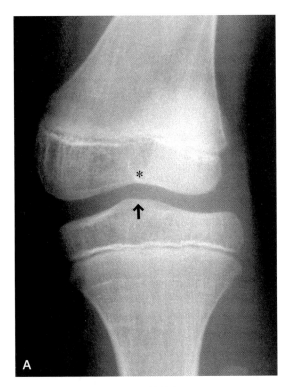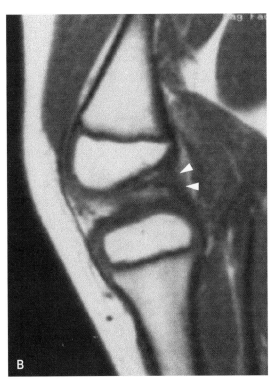

图9-30　先天性前交叉韧带缺损

8岁女童，正位X线片（A）和T1 加权像（B）。外侧髁及髁间窝（*）发育不良，髁间隆起（箭头）表现为较低的单峰而不是常见的双峰。腓骨短小，MRI中可见后交叉韧带（三角箭头）

# 第 10 章
# 软骨损伤、变形及坏死

# 10.1 软骨损伤

- 此处软骨损伤指外力导致的软骨损伤，与退行性变（退行性关节炎）完全不同。
- 外力导致的软骨损伤，分为直接损伤及对软骨层的压迫力及剪切力所致的间接损伤。
- 负重面软骨，特别是股胫关节的股骨内侧髁的软骨损伤最多（图10-1），软骨损伤部位的软骨下骨多伴反应性骨髓水肿。
- 多为两膝同时累及（图10-2）。
- 髌股关节的软骨损伤常在高分辨率MRI中被检测出来（图10-3）。
- 软骨层很难自我修复，一旦损伤，受损面积会随时间进展不断增大（图10-4）。

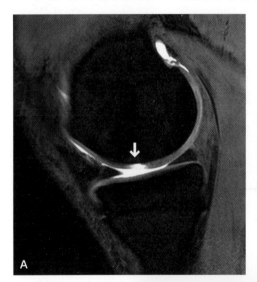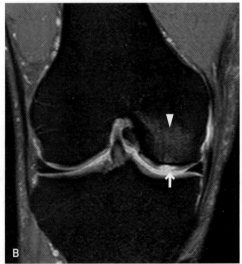

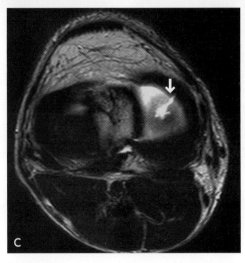

图10-1　内侧髁负重面的软骨缺损

20余岁女性，T2*加权像（A）、脂肪抑制质子密度加权冠状面像（B）及T2加权横断面像（C）。可见内侧髁负重面全层软骨缺损（箭头），软骨下骨伴反应性骨髓水肿（图B三角箭头）

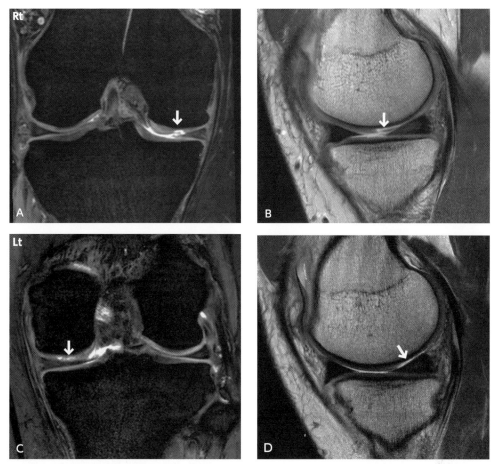

图10-2　双膝内侧髁负重面的软骨缺损

40余岁女性，打网球后双膝疼痛，右膝和左膝的T2*加权冠状面像（A、C）及质子密度加权像（B、D）。可见双膝内侧髁负重面出现全层软骨缺损（箭头）

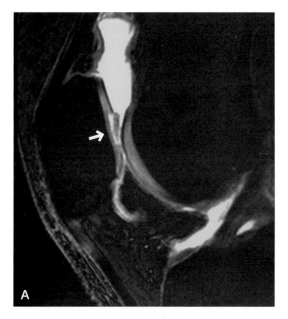

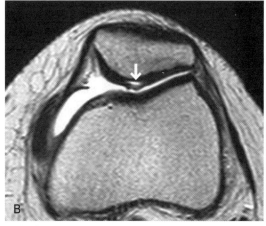

图10-3　髌股关节的软骨缺损

30余岁女性，T2*加权像（A）和T2加权横断面像（B）。可见髌骨尖部软骨龟裂，几乎全层受累（箭头）

- 韧带、半月板损伤可导致继发性软骨损伤（参考图7-41）。

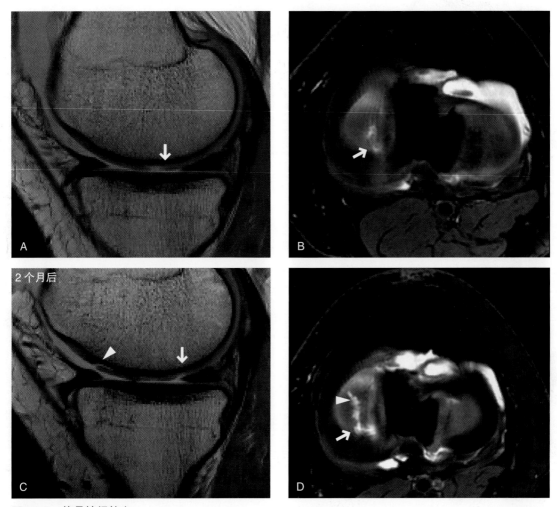

图10-4 软骨缺损扩大

50余岁女性，初诊时及2个月后的质子密度加权像（A、C）和脂肪抑制T2*加权横断面像（B、D）。可见内侧髁负重面背侧全层软骨缺损（箭头）。2个月后，缺损区域向前方扩大（三角箭头）

## 软骨修复术

- 目前的软骨修复术，包括自体骨软骨移植（osteochondral autograft transplantation，移植非负重部分的骨软骨，适用于剥脱性骨软骨炎的治疗），间充质干细胞刺激法（marrow stimulation，通过钻子穿透软骨下骨的骨髓，数周后损伤处可被纤维软骨覆盖，适用于40岁以下软骨缺损小于4 cm$^2$者），自体软骨细胞移植［autologous chondrocyte implantation，首先采集自体软骨细胞进行培养，合成骨架（synthetic scaffold）后再实施基质诱导的自体软骨细胞移植手术（matrix-associated autologous chondrocyte transplantation，MACT）］等。目前，日本正在对上述治疗方法进行探索。

Guermazi A, Roemer FW, Alizai H, et al: State of the Art; MR Imaging after Knee Cartilage Repair Surgery. Radiology；277:23-43.

# 10.2　退行性关节炎

- 由衰老以及力量负荷引起的关节软骨变形及骨软骨组织增生。
- 在全身关节中，膝关节，特别是股胫关节最常发生。
- 以老年人及女性多见。
- 常由于膝内侧关节间隙减小而引起膝内翻。

## MRI表现

- X 线片可诊断该病，表现为关节间隙变窄、骨刺形成、软骨下骨硬化、囊肿形成等。MRI 表现为软骨变薄、缺损以及半月板变性，可直接显示软骨损伤（图 10-5）。
- 变性常以内侧关节间隙为中心，在内侧半月板，特别是其中后部分较常见。
- 经验表明，大量关节液潴留常提示软骨、半月板的病变（图 10-6）。骨关节炎（osteoarthritis，OA）病变处的关节液透明，无浑浊。MRI 显示，随着时间的推移可继发黏液样或肿瘤样改变。另外，增生的滑膜、暴露的骨髓容易出血，会导致关节内反复出血（特发性关节积血）。需与腱滑膜巨细胞瘤［又称色素沉着绒毛结节性滑膜炎（PVNS）］等滑膜性疾病及关节炎等相鉴别。

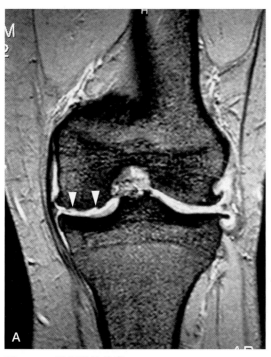
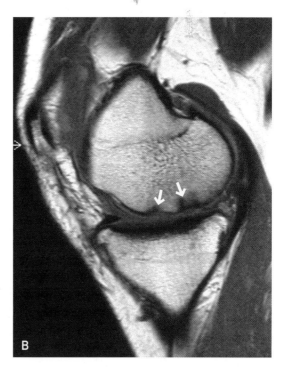

**图10-5　退行性关节炎**

50余岁女性，T2*加权冠状面像（A）和质子密度加权像（B）。可见股胫关节间隙变窄、骨刺形成，承重面关节软骨变薄（三角箭头），软骨下骨硬化（箭头）以及半月板撕裂，可直观显示缺损

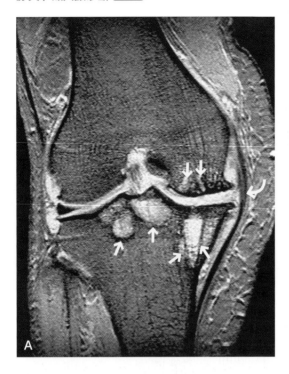

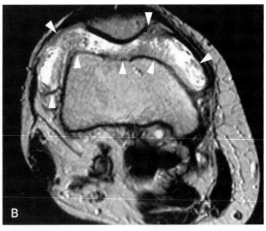

图10-6　退行性关节炎和关节积液

70余岁女性，T2*加权冠状面像（A）和T2*加权横断面像（B）。以内侧为中心，可见多发的软骨下囊肿（箭头）。内侧骨刺导致内侧副韧带呈弧形（弯箭头）。内侧半月板严重变性，几乎消失，关节间隙勉强保留。伴大量关节积液，可见增生的滑膜（三角箭头）。需与色素沉着绒毛结节性滑膜炎等滑膜性疾病相鉴别

# 关节游离体（intraarticular loose body）

- 长期慢性的骨关节炎可在关节内发现多个骨化的游离体（图10-7）。
- 骨关节炎有时可见连续性骨刺。
- 游离体可在关节内移动，常被挤压，是导致疼痛和关节活动受限的原因。
- 能产生关节游离体的疾病包括慢性骨关节炎、剥脱性骨软骨炎、骨软骨骨折、滑膜骨软骨瘤病等。

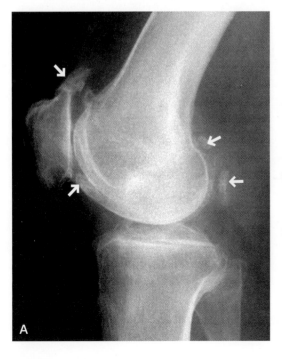

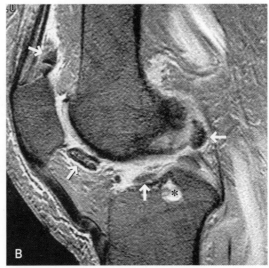

图10-7　退行性关节炎所致的关节游离体

70余岁女性，侧位X线片（A）和T2*加权像（B）。在髌骨上极可见多个骨刺、多个骨化影（箭头），MRI则多表现为无信号区。*，软骨下囊肿

# 10.3 全膝置换术

- 随着人口老龄化，退行性膝关节炎、类风湿关节炎患者的数量逐渐增加。全膝置换术（total knee arthroplasty，TKA）的应用率也随之增高（图 10-8）。
- 发生退行性变的关节，可用金属、陶瓷或聚乙烯材质的人工关节进行置换。
- 金属材质不能常规进行 MRI 检查，在达到信号缺失的最低限度时就要及时停止检查（金属体会发热，检查前必须向患者及家属解释说明）。
- 术后行 MRI 检测人工关节是否有破损、变形（柱状、凸形构造）、插件松动以及有无软组织损伤或感染及继发骨折等（图 10-9）。
- 此外，需在伸展位检查有无软组织嵌入以及有无术后易出现的股骨髁间窝前方的纤维束（fibrous band）。

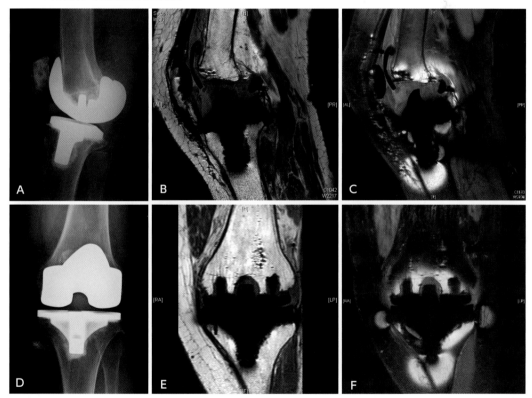

图10-8 全膝置换术后（正常情况）

80余岁女性，侧位X线片（A）、质子密度加权像（B）、T2*加权像（C）、正位X线片（D）、质子密度加权冠状面像（E）以及T2*加权冠状面像（F）。通过X线片大致能判断有无柱状、凸形构造等变形，MRI可进行更详细的检测，还能检测是否存在关节积液及评估软组织的状态

Mulcahy H, Chew FS: Current concepts in knee replacement: features and imaging assessment. AJR Am J Roentgenol 2013; W828-W842.

Sutter R, Hodek R, Fucentese SF, et al: Total knee arthroplasty MRI featuring slice-encoding for metal artifact correction: reduction of artifacts for STIR and proton density–weighted sequences. AJR Am J Roentgenol 2013; 201: 1315-1324.

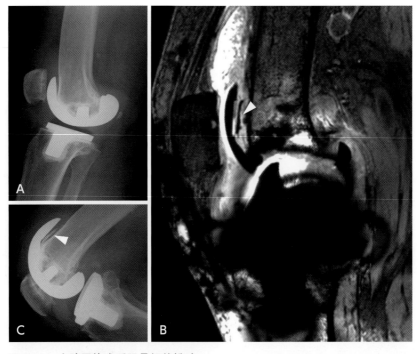

**图10-9　全膝置换术后股骨组件松动**

70余岁女性，侧位X线片（A）以及半年后T2*加权像（B）和侧位X线片（C）。全膝置换
术后，股骨组件疑似松动（A）。半年后的MRI显示骨水泥疑似剥离（图B三角箭头），此
后经X线片检查证实（图C三角箭头）

# 10.4　特发性骨坏死与软骨下衰竭骨折

- 特发性骨坏死常特异性地发生在股骨内侧髁的负重面（注意需与剥脱性骨软骨炎相鉴别，参考第8章）。
- 可能与内侧半月板损伤等承重损伤有关，原因尚不明确，因此称为特发性。
- 特发性骨坏死以老年女性多见，但软骨下衰竭骨折则似乎在中老年男性中多发。
- 诱因可能为酗酒或使用激素。
- 特发性骨坏死多为软骨下衰竭骨折（subchondral insufficiency fracture）的原因。
- 患者常诉夜间有发作性疼痛，无明显诱因。

Yamamoto T, Bullough PG: Spontaneous osteonecrosis of the knee; the result of subchondral insufficiency fracture. J Bone Joint Surg Am 2000; 82: 858-866.

Lecouvet FE, van de Berg BC, Maldague BE, et al: Early irreversible osteonecrosis versus transient lesions of the femoral condyles; prognostic value of subchondral bone and marrow changes on MR imaging. AJR Am J Roentgenol 1998; 170: 71-77.

- 初期 X 线片无特殊表现，在进展期可见特征性的骨透亮影，周围有硬化灶。进一步发展时可见关节间隙变窄、骨刺形成，呈退行性关节炎表现。

## MRI表现

- MRI 显示为骨坏死的超早期变化。
- 坏死部取代了 T1 加权像中高信号的正常脂肪髓，呈低信号，关节软骨与软骨下骨缺损，显示有变形（图 10-10）。
- 软骨下衰竭骨折，发病时软骨下骨可见透镜状或线状的小的低信号区，其周围有广泛的骨髓水肿。透镜状低信号区前后径（矢状位）比左右径（冠状位）长（图 10-11）。随后水肿减轻，MRI 上异常信号消失（图 10-12），囊肿形成。随着时间的推移，最后只剩下皮质的凹陷（图 10-13）。

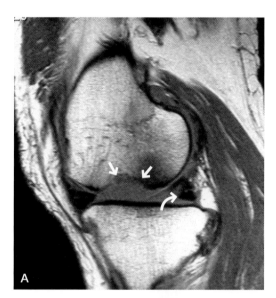
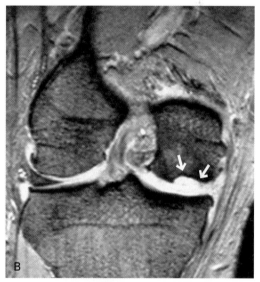
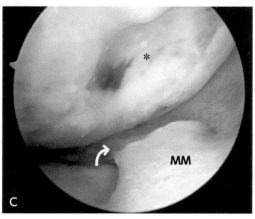

图10-10　特发性骨坏死

50余岁男性，质子密度加权像（A）、T2*加权冠状面像（B）和关节镜图像（C）。内侧髁承重面可见关节软骨及软骨下骨同时出现较大的缺损（箭头），骨松质暴露（*）。内侧半月板（MM）后节可见变形、断裂（弯箭头）

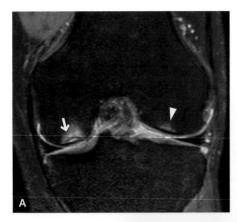
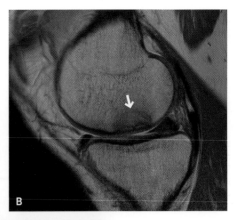
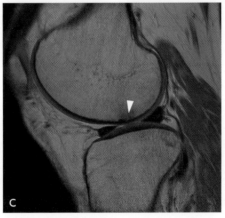

图10-11　软骨下衰竭骨折（内侧髁和外侧髁）

40余岁男性，脂肪抑制质子密度加权冠状面像（A）以及内侧髁和外侧髁的质子密度加权矢状面像（B、C）。在冠状面像中可见局限于内侧髁负重面的软骨下骨的透镜状异常信号（图A箭头）和外侧髁线状低信号区域（图A三角箭头），周围有局灶性骨髓水肿，在质子密度加权矢状面像中可见异常信号区域的直径较长，呈低信号（图B箭头、图C三角箭头）

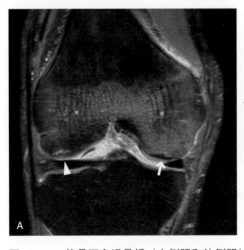
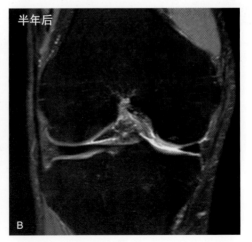

图10-12　软骨下衰竭骨折（内侧髁和外侧髁）的愈合

50余岁男性，初诊（A）及半年后（B）的脂肪抑制质子密度加权冠状面像。在内侧髁（箭头）和外侧髁（三角箭头）的负重面上有局限性的软骨下骨线状异常信号区域，两处均伴广泛的骨髓水肿（*）。半年后，骨髓水肿消失，异常信号也基本消失（B）

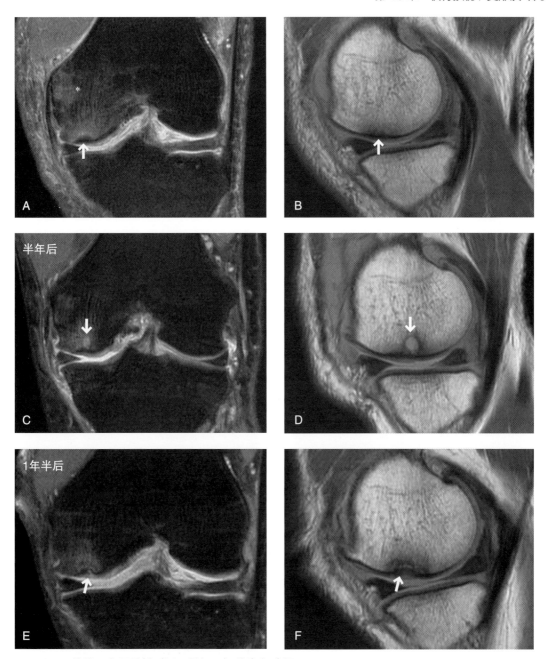

**图10-13 软骨下衰竭骨折（以及骨坏死）的演变过程**

60余岁男性，发病时、半年后及1年半后的脂肪抑制质子密度加权冠状面像（A、C、E）和质子密度加权像（B、D、F）。发病时，内侧髁负重面前方有局限性的软骨下骨透镜状的小片低信号区（图A、B箭头），周围骨髓广泛水肿（\*）。随后水肿减轻，形成囊肿（图C、D箭头）。1年半后可见局部骨皮质凹陷（图E、F箭头）

## 类固醇激素所致骨坏死（骨梗死）

- 类固醇激素所致骨坏死指患有系统性红斑狼疮（systemic lupus erythematosus，SLE）、硬皮病、风湿性关节炎等疾病或进行器官（肾）移植的患者，全身予以类固醇激素治疗所致的骨坏死，与特发性骨坏死不同。

- 常以外侧髁为中心，内、外侧髁两侧均可累及。广泛分布于股骨、胫骨等处，单个病灶较大，形状不规则。
- MRI 上的表现与股骨头等其他部位的骨坏死相同，边缘部分在 T1 加权像中呈低信号，在 T2 加权像中呈高信号，内部脂肪坏死特征性地表现为不均匀的 T1 高信号（图10-14、10-15）。

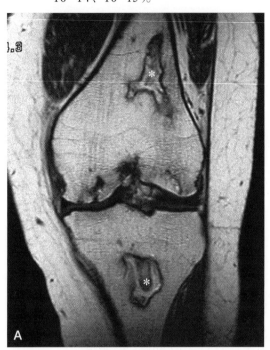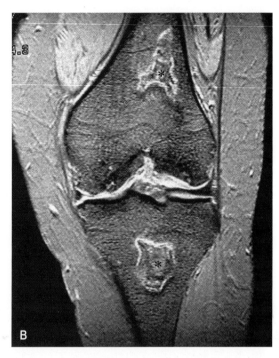

图10-14　类固醇激素所致骨坏死（骨梗死）

20余岁女性，患有SLE，全身使用类固醇激素治疗，T1加权冠状面像（A）和T2*加权冠状面像（B）。内侧髁和外侧髁以及股骨、胫骨均表现为地图状坏死，病灶散在。病灶的边缘为T1低信号、T2高信号，内部的脂肪坏死表现为不均匀的T1高信号（*）

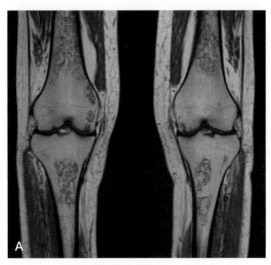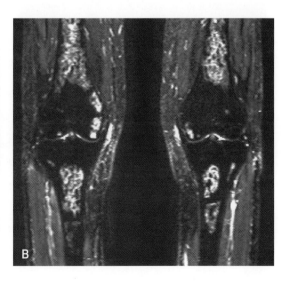

图10-15　类固醇激素所致骨坏死（骨梗死）

20余岁女性，患有SLE，全身使用类固醇激素治疗，T1加权冠状面像（A）和STIR冠状面像（B）。可见双膝的股骨和胫骨有多发地图状坏死，提示全身系统性疾病

# 10.5　骨髓再转化

- 膝关节周围骨髓随年龄增长由造血骨髓（红骨髓）转化成脂肪髓（黄骨髓）。

- 严重贫血等刺激骨髓造血时，脂肪髓可再转化成造血骨髓。

- 与正常的骨髓转化相反，长骨的骨髓转化由近端向远端进行。

- 在 T1 加权像、使用 FSE 的 T2 加权像中，可在高信号的脂肪髓中观察到散在的"淡淡的"低信号区（图10-16）。

- 骨髓再转化（bone marrow reconversion）是组织学上的造血增殖（hematopoietic hyperplasia）。在高强度的运动者如马拉松运动员身上也可见相同表现。

- MRI 发现上述异常信号时，可能需进行骨髓活检术。这与白血病等肿瘤性细胞浸润难以鉴别。

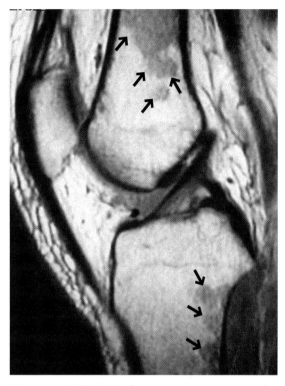

**图10-16　骨髓再转化（bone marrow reconversion）**
脂肪髓转化为造血骨髓。40余岁女性，子宫肌瘤引起的长期高度贫血，质子密度加权像。可见股骨与胫骨上散在的低信号区，替代了原来的正常脂肪髓（箭头）

---

### ▌退行性关节炎的MRI

　　原来的膝关节 MRI 检查主要针对韧带、半月板损伤等外伤性疾病，患者以青少年居多，近年来老年人的膝关节 MRI 检查量剧增。随着 MRI 检查仪器的普及，在有限的 MRI 检查中，理应优先检查癌症、脑卒中等威胁生命的疾病，此外，有康复希望的膝关节外伤也应拥有"一席之地"。事实上，MRI 可很好地显示关节软骨的情况，提高退行性关节炎的检出率，有望加快合并半月板撕裂类病变的诊治。在人均寿命延长的今天，积极进行膝关节疾病的诊疗可提高患者生活质量，这样的诊疗以后还会不断增加。

---

Vogler JB 3rd, Murphy WA: Bone marrow imaging. Radiology 1988; 168: 679-693.

Shellock FG, Morris E, Deutsch AL, et al: Hematopoietic bone marrow hyperplasia: high prevalence on MR images of the knee in asymptomatic marathon runners. AJR Am J Roentgenol 1992; 158: 335-338.

# 第 11 章
# 滑膜病变与滑膜皱襞功能障碍

# 11.1 类风湿关节炎

- 类风湿关节炎（rheumatoid arthritis，RA）多对称性发病，为原因不明的侵犯关节滑膜的慢性炎症性疾病。
- 好发于 30 ～ 50 岁女性，是风湿病中发病率最高的疾病。
- 增生的滑膜细胞会产生促炎性细胞因子、蛋白分解酶，引起关节炎症状。
- 首发症状为晨僵，左右对称分布，呈持续性多发性关节炎症状。
- 常见于掌指关节、近指间关节和手关节，也可见于膝关节。
- X 线片上可见关节周围软组织的纺锤状水肿和骨糜烂，进展期可见关节间隙变窄、骨质破坏、骨性强直及变形等。
- 超声联合 MRI 检查对类风湿关节炎的早期诊断有重要价值。

## MRI表现

- 常规 MRI 上常可见关节腔积液（图 11-1）。
- 关节腔内有滑膜高度增生所致的软组织影。
- 骨髓水肿在流体敏感序列（脂肪抑制质子密度加权像、T2 加权像）上表现为骨内界线不清的高信号。
- 增强 MRI 中可见增强的肥厚滑膜及其周边组织。此外，在关节腔内注射钆（gadolinium，Gd）造影剂后可见腔内软组织强化（图 11-2）。
- MRI 上可观察到骨糜烂、骨囊肿等（图 11-3）。
- 常可见腘窝囊肿的扩大（图 11-2）。

---

### ■ 膝关节的MRI检查与面部化妆

　　膝关节的检查与面部化妆有何关系？倾斜磁场中需大范围移动的部位是龙门架的端口。行膝关节 MRI 检查时，这个位置正好处于患者头部、颜面部附近。由于化妆品中含有的金属成分，可造成伪影或局部灼伤，因此建议患者前往医院时最好不要化妆，化妆的患者需要先卸妆。

---

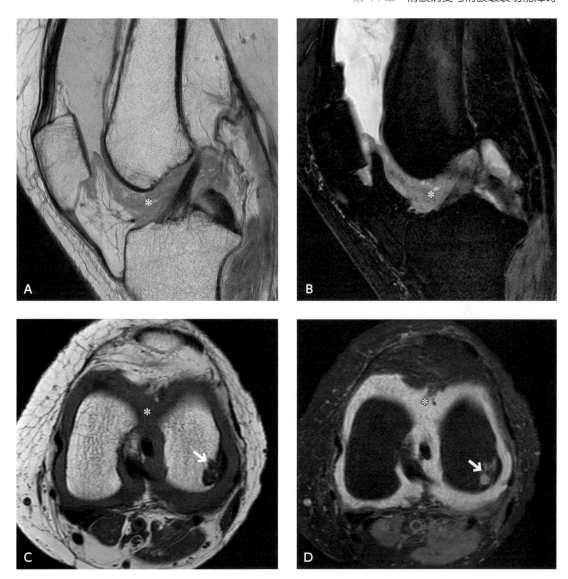

图11-1 类风湿关节炎

50余岁女性，质子密度加权像（A）、T2*加权像（B）、T1加权横断面像（C）以及脂肪抑制质子密度加权横断面像（D）。可见大量的关节腔积液及滑膜增生（*），股骨外侧髁边缘可见骨糜烂（箭头）

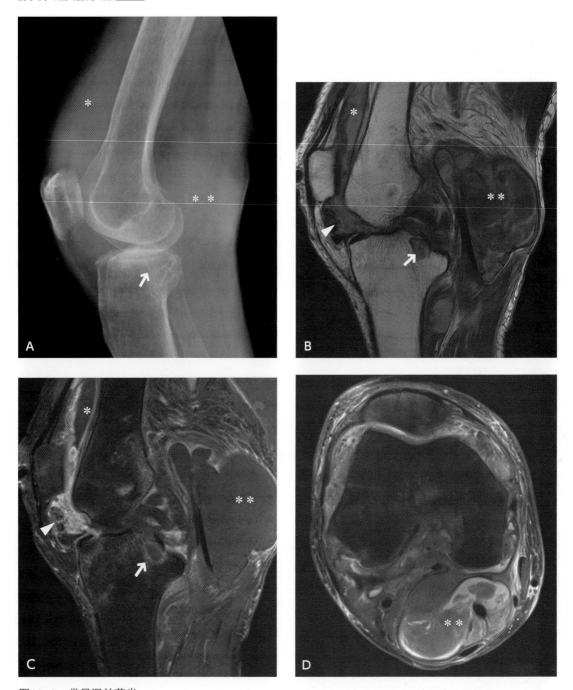

图11-2 类风湿关节炎

70余岁女性，侧位X线片（A）、质子密度加权像（B）、Gd造影剂增强脂肪抑制T1加权像（C）及横断面像（D）。固有滑膜腔（*）内可见积液和被Gd造影剂强化的增生滑膜（三角箭头），腘窝囊肿（**）扩大；可见骨糜烂及囊肿（箭头）

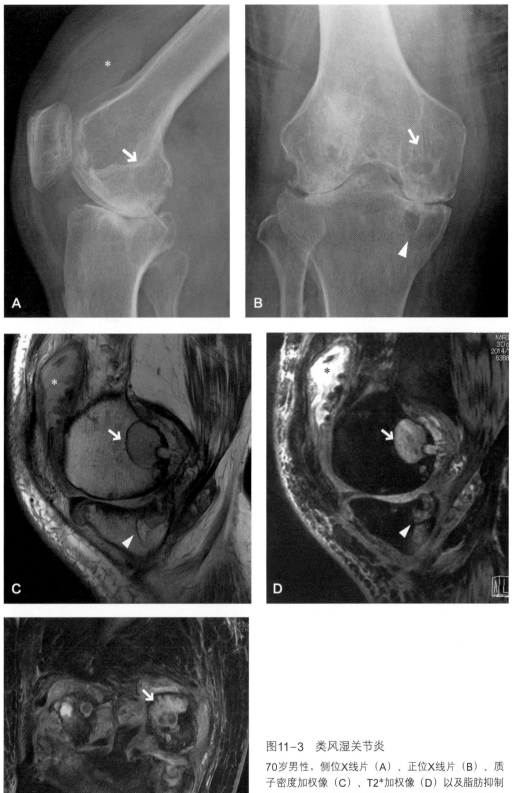

图11-3　类风湿关节炎

70岁男性，侧位X线片（A）、正位X线片（B）、质子密度加权像（C）、T2*加权像（D）以及脂肪抑制质子密度加权冠状面像（E）。膝关节上方可见大量关节腔积液，伴有滑膜增生（＊）。股骨内侧髁边缘（箭头）和内侧胫骨平台（三角箭头）可见骨糜烂及囊肿

# 11.2  腱滑膜巨细胞瘤（色素沉着绒毛结节性滑膜炎）

- 一直以来，该病是色素沉着绒毛结节性滑膜炎（pigmented villonodular synovitis，PVNS）或腱鞘巨细胞瘤（giant cell tumor of tendon sheath，GCTTS）等疾病的总称。
- 分为弥漫性和局限性 2 种。局限于滑膜的肿瘤为局限性（图 11-4），呈弥漫性增生且含部分结节的为弥漫性（图 11-5）。
- 为滑膜的绒毛状、结节状增生性疾病。

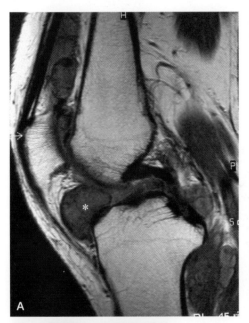
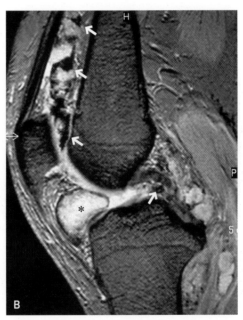
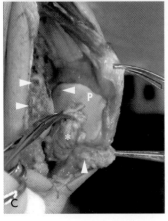

图11-4　弥漫性腱滑膜巨细胞瘤①

50岁男性，质子密度加权像（A）、T2*加权像（B）以及术中摘除时图像（C）。可见侵入髌下脂肪垫的肿瘤（*）。T2*加权像上可见关节囊内低信号的含有含铁血黄素的增生的滑膜（箭头），肿瘤（*）呈黄色，其他部位的滑膜可见散在的黑色的出血性变化（三角箭头）。P，髌骨

Narvaez JA, Narvaez J, Aguilera C, et al: MR imaging of synovial tumors and tumor-like lesions. Eur Radiol 2001; 11: 2549-2560.

- 原因不明，有观点认为是炎性或脂质代谢障碍所致。

- 以年轻患者（20 ~ 40 岁）多见。

- 多发生于膝关节等大关节处，膝关节也是最容易受累的部位。

- 通常为单关节发病。

- 向骨内呈囊肿样侵蚀。

- 临床表现为无诱因的关节肿胀及关节腔内血性积液。

- 治疗方法为手术切除，但残余部分复发风险较大，术前有必要使用 MRI 仔细评估关节囊内情况。

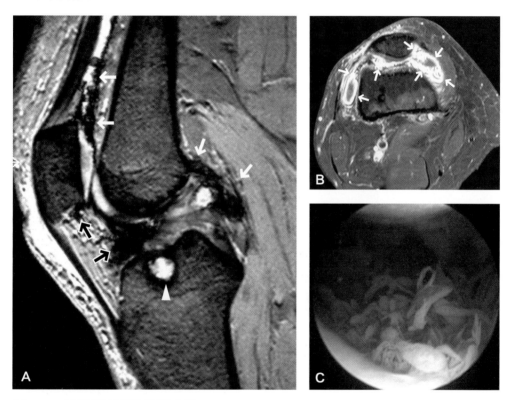

**图 11-5　弥漫性腱滑膜巨细胞瘤②**

50余岁女性，T2*加权像（A）、Gd造影剂增强脂肪抑制T1加权横断面像（B）及关节镜图像（C）。含后方关节囊在内的关节内结构在T2*加权像中呈低信号，可见弥漫性的滑膜增生（箭头）和胫骨平台下方侵蚀所致囊变（三角箭头）。增生的滑膜被Gd造影剂强化，在关节镜下呈绒毛状

## MRI表现

- 滑膜增生导致关节腔内充满软组织，Gd 造影剂强化明显。由于含铁血黄素的沉着，在 T2 加权像上显示为低信号，特别是在敏感度高的梯度回波中更明显。

- 腱鞘巨细胞瘤也属于局限性的腱滑膜巨细胞瘤。

- 发生部位主要在腱鞘，累及膝关节时则多在与关节囊相接的部位（图 11-6、11-7）。

- 既往称"黄色瘤（xanthoma）"。

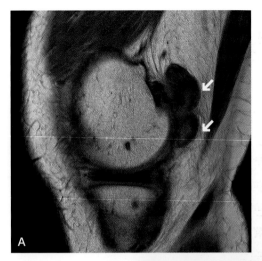
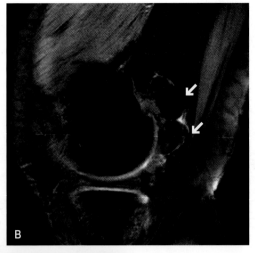
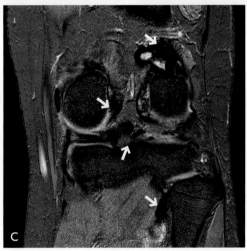

图11-6 腱滑膜巨细胞瘤

30余岁女性，质子密度加权像（A）、T2*加权像（B）以及T2*加权冠状面像（C）。可见股骨内侧髁背侧的2个结节性肿瘤（图A、B箭头），在T2*加权像上均呈低信号，此外关节腔内还可见弥漫性增生的滑膜，特别是在梯度回波上呈明显低信号（图C箭头）

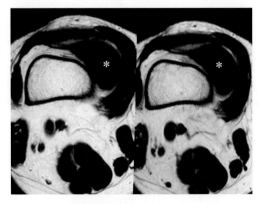

图11-7 局限性腱滑膜巨细胞瘤

50余岁女性，T2加权像（左）和T1加权像（右）。在T2加权像上可见髌上囊中以低信号为主的肿瘤（*），内部含轻度高信号成分

# 11.3 滑膜骨软骨瘤病

- 滑膜骨软骨瘤病是指滑膜下由软骨化生导致滑膜内部软骨成分（及骨化部分）增生的一种疾病，目前原因不明。
- 在青少年及中年人中多见。
- 好发于膝关节、髋关节及肘关节。
- 滑膜上形成的软骨小体发育后，向关节腔突出，也可脱落进入关节腔内，称为游离体，这种游离体与类风湿关节炎的米粒体（rice body）相似（图 11-8、11-9）。
- 关节腔内骨软骨瘤不断增生，形成多发游离体时，会使关节腔变得肿胀。
- 可见骨皮质侵蚀。
- 常见单关节发病。
- 游离体的骨化（含钙化），在 X 线片上难以确认，只有 30% ～ 40% 可被检出。

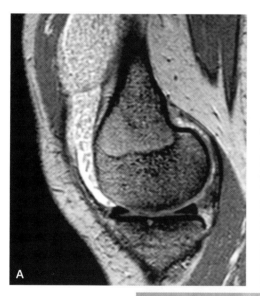
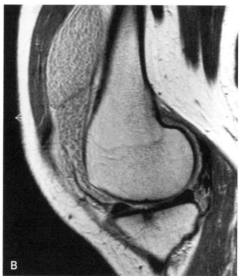
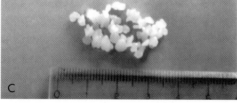

**图11-8 滑膜（骨）软骨瘤**

30余岁女性，MTC并T2*加权像（A）、Gd造影剂注射2小时后的T1加权像（B）以及摘除标本的图像（C）。在关节囊内MTC中可见与关节软骨信号一致的大量微小结节。造影剂渗入关节液后引起强化。关节镜下进行增生的滑膜及游离体切除术，摘出数枚毫米大小的米粒体样结节（C）。本例患者在X线片及CT上未见骨化成分，诊断为滑膜软骨瘤

Narvaez JA, Narvaez J, Ortega R, et al: Hypointense synovial lesions on T2-weighted images; differential diagnosis with pathologic correlation. AJR Am J Roentgenol 2003; 181: 761-769.

- 初期临床症状为钝痛及关节积液导致的持续肿胀。游离体落入关节腔内时，疼痛还会伴随着关节活动受限，病程长者，可出现继发性退行性关节炎。
- 治疗方案为关节镜下切除增生的滑膜、摘除游离体，无法摘除时应行关节切开术，如仍残留有活动性的增生的滑膜，则会再发，一般预后良好。

## MRI表现

- 可见关节腔内骨软骨瘤增生所致的软组织。
- 体积较大的骨软骨瘤的信号多样，内部含有脂肪的呈脂肪信号，骨化部分无信号。
- 其中的软骨成分信号与关节软骨相同。
- 与关节液对比困难时，可采用MTC成像鉴别。

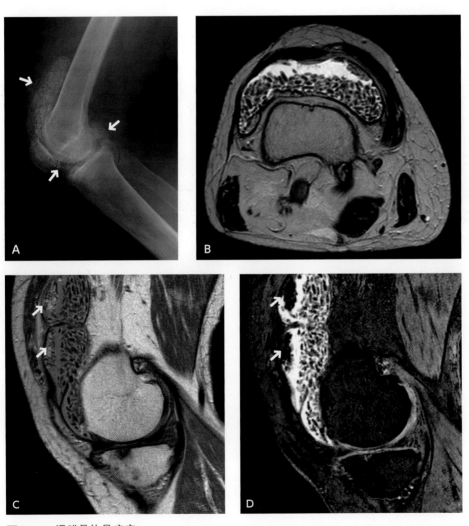

**图11-9　滑膜骨软骨瘤病**
60余岁女性，侧位X线片（A）、T2加权横断面像（B）、质子密度加权像（C）以及脂肪抑制T2*加权像（D）。在X线片上，髌上囊内可见无数细小的高吸收区域显示骨化（图A箭头）。MRI上大部分游离体呈T2低信号，一部分游离体因含脂肪髓，故在脂肪抑制质子密度加权像中呈高信号，游离于髌上囊上方（图C、D箭头）

# 11.4　滑膜血管瘤

- 膝关节内发生的滑膜血管瘤很罕见。
- 膝关节 MRI 显示的血管瘤大多位于滑膜旁及滑膜外。
- 组织学上多为海绵状血管瘤与毛细血管瘤混杂的混合型。
- 以青少年多见，平均发病年龄为 10 ~ 15 岁，多以疼痛起病。
- 由关节内血管瘤导致的反复的关节内出血，会引起膝关节肿胀、疼痛、活动受限。
- X 线片可见静脉石。

## MRI表现

- 在 T1 加权像上呈中间信号，在 T2 加权像上表现为血管瘤特有的高信号（图 11-10）。可见纤维性分隔以及出血形成的液 - 液平面（fliud-fluid level）。
- Gd 造影剂增强扫描时明显强化（图 11-11）。
- 由于反复发生关节积血，在 T2* 加权像中可见由含铁血黄素沉积引起的低信号。

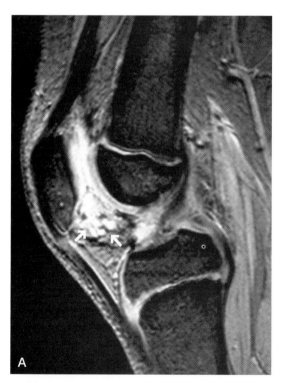

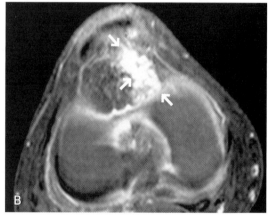

图 11-10　滑膜血管瘤

8岁女童，反复发生关节积血，T2*加权像（A）和Gd造影剂增强脂肪抑制T1加权像（B）。在T2*加权像上可见侵入髌下脂肪垫的以高信号为主的多囊性肿瘤（箭头），其在Gd造影剂增强MRI扫描中明显强化

Greenspan A, Azouz EM, Matthews J 2nd, et al: Synovial hemangioma: imaging features in eight histologically proven cases, review of the literature, and differential diagnosis. Skeletal Radiol 1995; 24: 583-590.

Wen DW, Tan TJ, Rasheed S: Synovial haemangioma of the knee joint: an unusual cause of knee pain in a 14-month old girl. Skeletal Radiol 2016; 45: 827-831.

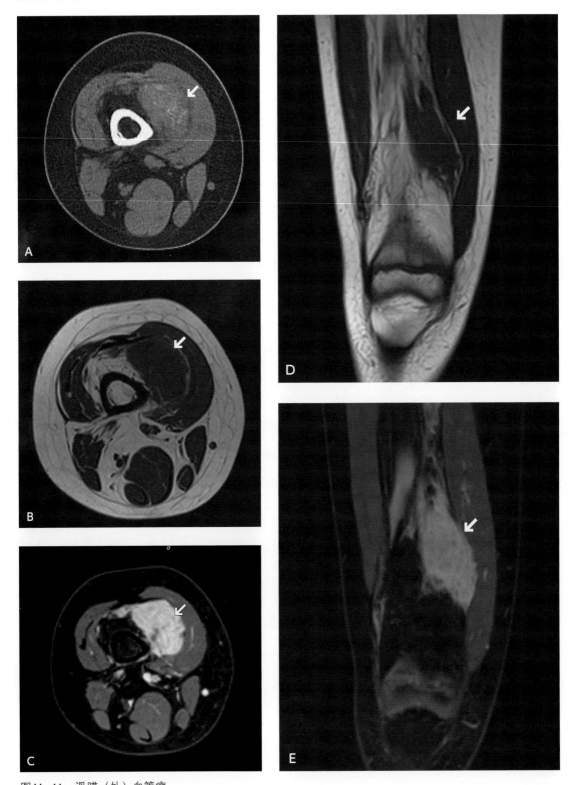

图11-11　滑膜（外）血管瘤

6岁女童，CT扫描（A），T1加权横断面像（B）、Gd造影剂增强脂肪抑制T1加权横断面像（C）、T1加权横断面像（D）以及Gd造影剂增强脂肪抑制T1加权冠状面像（E）。在髌上囊头侧的脂肪组织内可见Gd造影剂增强的软组织肿瘤（箭头）。CT上可见细小钙化（图A箭头）

# 11.5　树枝状脂肪瘤

- 属于滑膜的脂肪瘤样增生。
- 为绒毛性增生，滑膜组织内可见大量小的脂肪瘤，呈树枝状（图 11-12、11-13）。
- 为弥漫性滑膜脂肪瘤。
- 单侧性，在膝关节中最多见。
- 主要见于髌上囊。
- 可能为慢性关节炎或骨关节炎（OA）引起的反应性变化，有的与 OA 并发。
- 与腱滑膜巨细胞瘤类似，以脂肪为主体，但含铁血黄素沉积少见，骨侵蚀少见，由此可与之鉴别。
- 极少数情况下，脂肪瘤可出现在髌下脂肪垫内。

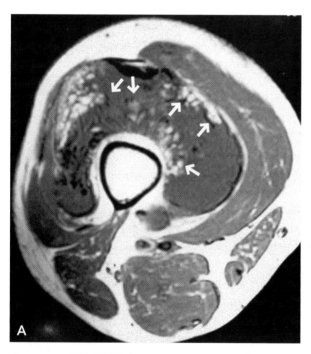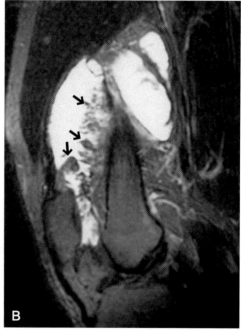

**图11-12　树枝状脂肪瘤**

30余岁男性，T1 加权横断面像（A）和脂肪抑制T2加权像（B）。可见绒毛性增生的滑膜组织内含大量的小脂肪瘤，呈树枝状（箭头），可见大量关节积液

Feller JF, Rishi M, Hughes EC: Lipoma arborescens of the knee: MR demonstration. AJR Am J Roentgenol 1994; 163: 162-164.

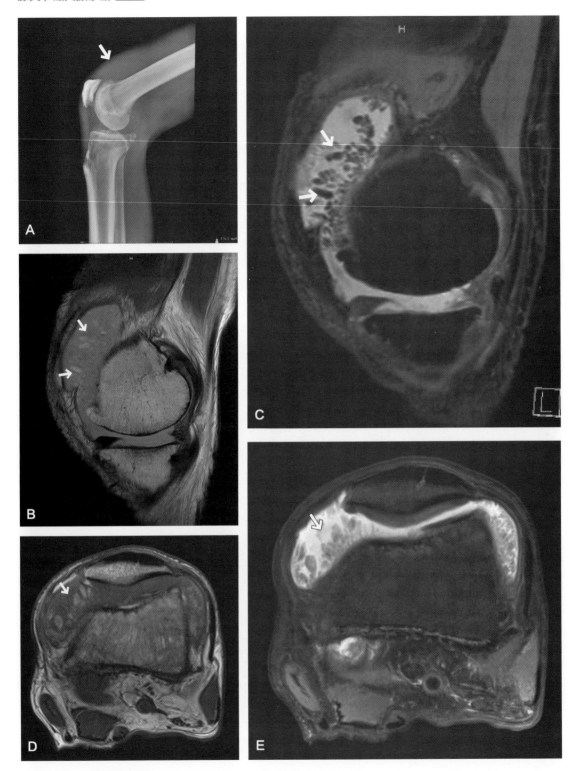

**图11-13 树枝状脂肪瘤**

60余岁男性，侧位X线片（A）、质子密度加权像（B）、脂肪抑制T2*加权像（C）、T1加权横断面像（D）以及脂肪抑制质子密度加权横断面像（E）。X线片中可见大量关节腔积液，钙化不明显（图A箭头），大部分滑膜增生在T1加权像及质子密度加权像中呈高信号，其中含有的脂肪组织（图B~E箭头），在压脂序列成像中被抑制

# 11.6　Hoffa 综合征

## Hoffa综合征

- 为髌下脂肪垫受到机械刺激或发生炎症等所致的疾病的总称。

<hr>

■ **关于髌下脂肪垫**

- ◆ 是位于膝关节前的脂肪组织。
- ◆ 是位于关节囊内、滑膜外的结构（与 ACL、PCL 相同）。
- ◆ 前方覆盖关节囊，至髌腱腹及髌下极。
- ◆ 背侧通过滑膜填充于关节腔内，挤夹于股骨、胫骨间。
- ◆ 上下为两个滑膜的皱褶隐窝（上隐窝和后下隐窝，图 11-14）。

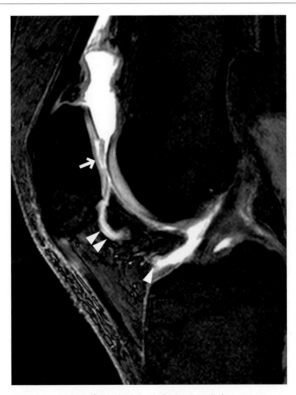

**图11-14　髌下脂肪垫的上隐窝和后下隐窝**

上隐窝（双三角箭头）和后下隐窝（三角箭头），可见髌骨软骨损伤（箭头）

Jacobson JA, Lenchik L, Ruhoy MK, et al: MR imaging of the infrapatellar fat pad of Hoffa. Radiographics 1997; 17: 675-691.

Lapègue F, Sans N, Brun C, et al: Imaging of traumatic injury and impingement of anterior knee fat. Diagn Interv Imaging. 2016; 97: 789-807.

- ◆ 背侧缘呈舌状，附着于髌下滑膜皱襞（黏膜韧带）上，连接股骨髁间窝（参考图 11-35）。
- ◆ 下方直接连结内侧、外侧半月板的前角与胫骨表面。
- ◆ 多半为脂肪信号，但混有纤维性索状物、间隔样结构，也可见血管网。
- ◆ 有连接内、外半月板前角的膝横韧带横行通过。

- Hoffa 综合征中，由髌下脂肪垫出血等外伤性损伤导致肿胀，进而使股骨与胫骨之间发生撞击所致的疾病为狭义的 Hoffa 病（Hoffa disease）。
- 近年来，也有学者称之为髌腱（髌骨）和股骨外侧髁撞击所致的髌股摩擦综合征（patellofemoral friction syndrome）（参照后文）。
- 病因为膝关节前部受到外力及反复的机械刺激。
- 急性期表现为血肿、水肿引起的肿胀及局限性疼痛（图 11-15）。血肿在 MRI 上的信号表现多样。

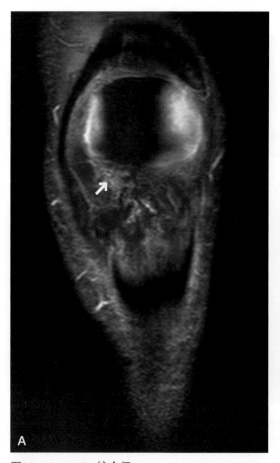
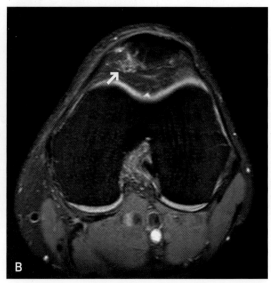

图11-15　Hoffa 综合征

30余岁男性，举重后膝关节前方疼痛，脂肪抑制质子密度加权冠状面像（A）和同层的横断面像（B）。可见髌下脂肪垫轻微水肿（箭头）

- 轻微的病变可逐渐自行消失（图 11-16）。
- 陈旧期纤维性增生，可引起活动受限（图 11-17）。纤维化伴含铁血黄素沉着导致其在 T2 加权像上呈低信号。另外，坏死常混有囊性变，纤维化病灶可发生钙化、骨化（骨软骨化生，图 11-18）。
- 髌下脂肪垫出现结节时，会引起膝关节伸展障碍，这也是广义的 Hoffa 综合征（图 11-19）。应注意与半月板囊肿进展侵及髌下脂肪垫相鉴别（参考第 12 章）。

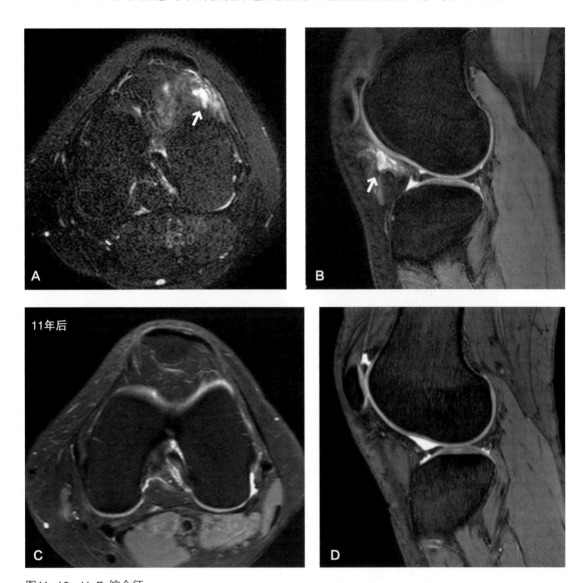

**图11-16　Hoffa综合征**

5岁女童，膝前疼痛，发病时及11年后（16岁时）的脂肪抑制质子密度加权像（A、C）、T2*加权矢状面像（B、D）。可见髌下脂肪垫的部分水肿及微小囊变（图A、B箭头）完全消失（C、D）

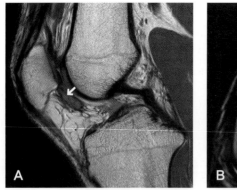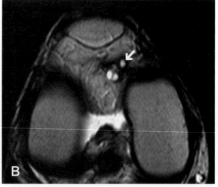

图11-17　Hoffa综合征

髌骨与股骨的摩擦撞击引起纤维性增生。20余岁男性（足球爱好者），质子密度加权矢状面像（A）和T2加权横断面像（B）。可见髌骨下极内侧的髌下脂肪垫内含囊性变的纤维性增生（箭头），对侧膝关节内也可见相同变化

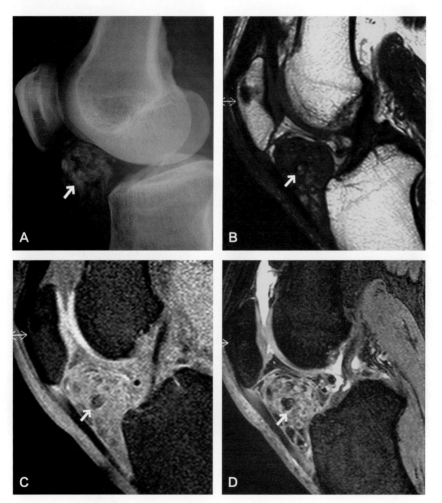

图11-18　骨软骨化生引起的Hoffa综合征

70余岁男性，20年前右膝出现不适感，2个月前静息状态及伸膝时疼痛。侧位X线片（A）、T1加权像（B）、脂肪抑制T1加权像（C）、脂肪抑制T2*加权像（D）、CT图像（E）以及Gd造影剂增强脂肪抑制T1加权横断面像（F）。可见髌下脂肪垫内大量细小的钙化、骨化灶（图A、E箭头），部分被抑制的脂肪髓在T1加权像上呈高信号（图B~D箭头）。造影剂注入后边缘强化（图F箭头）

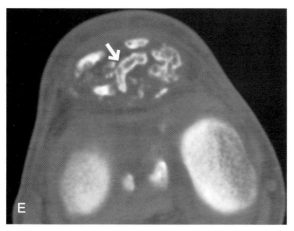

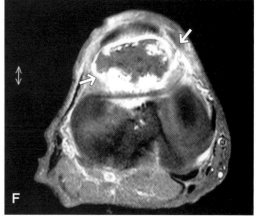

图11-18（续） 骨软骨化生引起的Hoffa综合征

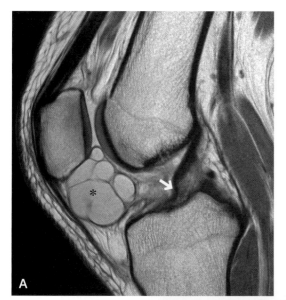

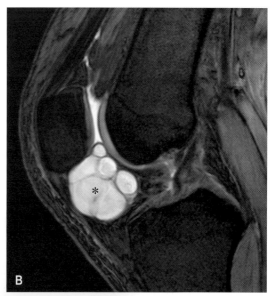

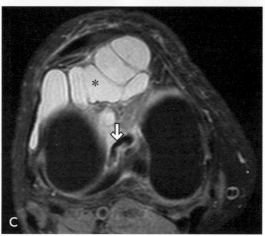

图11-19 髌下脂肪垫囊肿

30余岁女性，伸膝痛，质子密度加权像（A）、脂肪抑制T2*加权像（B）以及脂肪抑制质子密度加权横断面像（C）。可见占据了整个髌下脂肪垫的多囊性囊肿（＊）轻度挤压前交叉韧带（箭头）

# 髌股摩擦综合征（髌腱股外侧髁摩擦综合征）

- 髌下脂肪垫的头外侧的部分损伤（图 11-20）。
- 病因不明，有的认为是由髌腱（髌骨）与股骨外侧髁的摩擦引起。
- 常有髌骨高位及髌骨变形（Wrisberg 分类 Ⅲ 型）倾向，可能为髌股关节吻合障碍所致。
- 多于两侧发生（图 11-21），常合并髌股关节的软骨损伤（图 11-22）。
- 表现为膝关节前部（外侧）的慢性局限性疼痛，伸膝时加重。
- 在年轻女性中较多见。

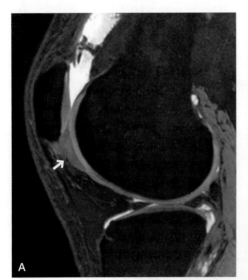
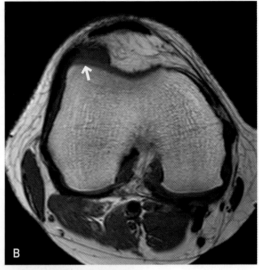
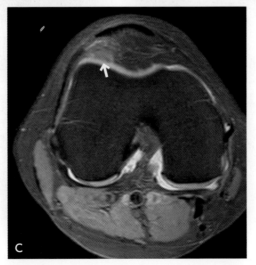

图11-20  髌股摩擦综合征

30 余岁男性，膝前疼痛10年，脂肪抑制T2*加权矢状面像（A）、T1加权横断面像（B）以及脂肪抑制质子加权横断面像（C）。髌下脂肪垫的头外侧部有局限的T1低信号、T2（脂肪抑制）高信号及轻度肿胀（箭头）

Campagna R, Pessis E, Biau DJ, et al: Is superolateral Hoffa fat pad edema a consequence of impingement between lateral femoral condyle and patellar ligament? Radiology 263; 2012: 469-474.

- 髌股关节的外侧裂经受过度压力后，髌骨外侧关节面（lateral facet）发生的软骨损伤和本病一样，都会引起髌下脂肪垫的头外侧水肿，这也是髌股外侧高压综合征相关的机制之一（参考第8章）。

- MRI T1 加权像显示髌下脂肪垫的头外侧呈局限性低信号，在 T2 加权脂肪抑制序列中则呈高信号。同时于髌腱内、髌骨内部也可见相同的异常信号。

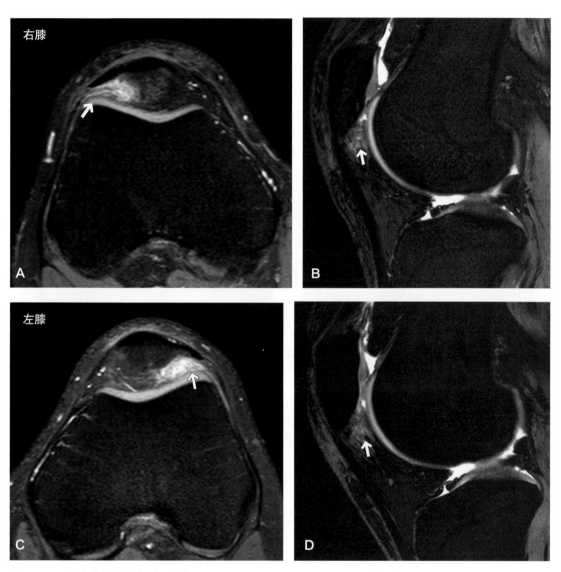

图11-21　髌股摩擦综合征（双侧）

30余岁男性，双侧膝前痛，右膝和左膝的脂肪抑制质子密度加权像（A、C）及脂肪抑制T2*加权像（B、D）。右膝（A、B）、左膝（C、D）均可见在髌下脂肪垫的头外侧部分的局限性异常信号（箭头）

Chung CB, Skaf A, Roger B, et al: Patellar tendon-lateral femoral condyle friction syndrome: MR imaging in 42 patients. Skeletal Radiol 2001; 30(12): 694-697.

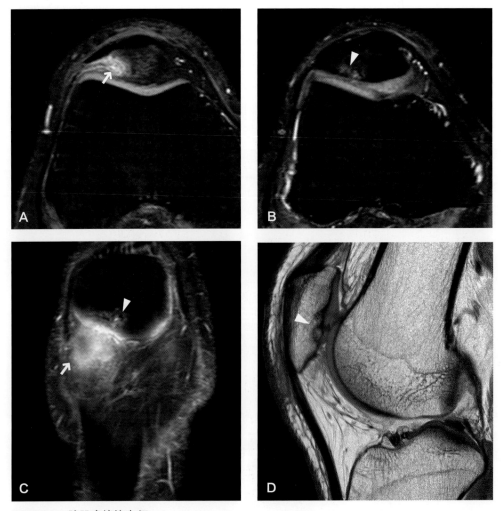

**图11-22　髌股摩擦综合征**

30 余岁男性，长跑后膝前疼痛，脂肪抑制质子密度加权横断面像（A、B）、脂肪抑制质子密度加权冠状面像（C）以及质子密度加权像（D）。在髌下脂肪垫的头外侧部分可见局限性淡淡的异常信号（图A、C箭头），髌骨外侧关节面软骨不规则，软骨下骨信号改变（图B、D三角箭头）

# 11.7　淀粉样关节病

- 长期透析引起关节的滑膜或软骨的淀粉样沉积。
- 成分以 β2 微球蛋白为主。
- 除膝关节外，还好发于肩关节、髋关节、腕关节。
- 关节明显肿胀，内部有肿瘤样物质沉积（图 11-23、11-24）。
- 常伴有骨侵蚀、软骨下囊肿等。
- 通常为双侧发病。

# MRI 表现

- 淀粉样沉积在 T1 加权像、T2 加权像上均表现为低信号（与腱鞘巨细胞瘤类似）。
- 淀粉样沉积少见出血，与腱鞘巨细胞瘤相似，在 T2* 加权像上无明显的低信号（表 11-1）。

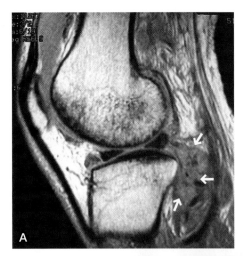
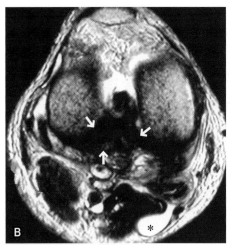
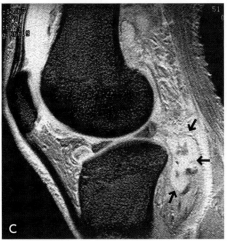

图11-23 淀粉样关节病

50余岁男性（长期血液透析），质子密度加权像（A）、T2加权横断面像（B）以及T2*加权像（C）。膝关节腔内可见大量积液，背侧下方可见淀粉样沉积引起的肿块（图A箭头）。在T2加权像中显示为低信号（图B箭头）；在T2*加权像上的表现不如腱鞘巨细胞瘤的含铁血黄素沉积所致的低信号显著（图C箭头）。*，腘窝囊肿

表 11-1 腱鞘巨细胞瘤和淀粉样关节病的鉴别

| 鉴别要点 | 腱鞘巨细胞瘤 | 淀粉样关节病 |
| --- | --- | --- |
| 沉积成分 | 含铁血黄素 | β2 微球蛋白 |
| T1 加权像 | 低信号 | 低信号 |
| T2 加权像 | 低信号 | 低信号 |
| T2* 加权像（梯度回波法） | 明显低信号 | 低—中等信号 |

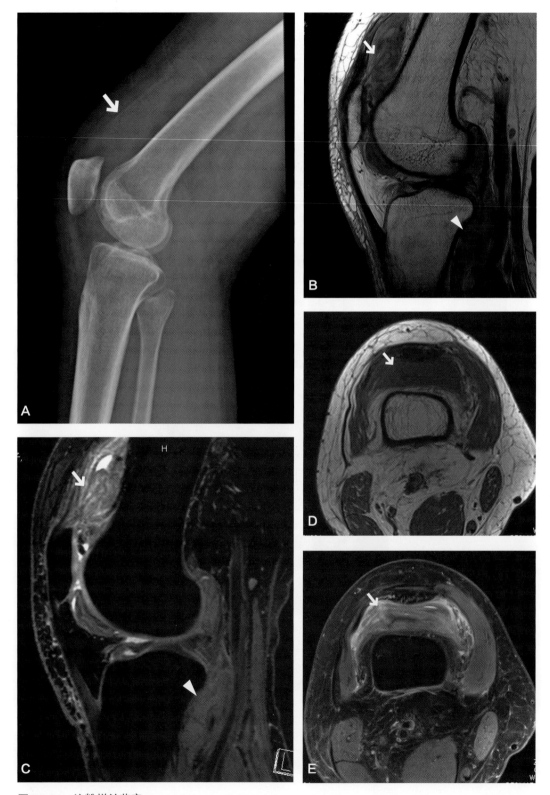

图11-24　淀粉样关节病

40余岁男性（长期血液透析）。侧位X线片（A）、质子密度加权像（B）、T2*加权像（C）、T1加权横断面像（D），脂肪抑制质子密度加权横断面像（E）。髌上囊内可见大量积液（图A箭头）。关节腔内可见呈中间信号的软组织（图B箭头）。T2*加权像中无明显低信号（图C箭头），腘肌腱鞘内也可见病灶（图B、C三角箭头）

# 11.8 滑膜皱襞损伤

- 在胎儿的膝关节发育过程中，滑膜将膝关节分隔为数个腔，但出生后仅留下一个关节腔。进行分隔的滑膜的襞称为滑膜皱襞。

- 常见的有髌上皱襞（suprapatellar plica）、髌内侧皱襞（mediopatellar plica）和髌下皱襞（infrapatellar plica）（图 11-25、11-26）。

- 以上 3 种类型均为正常结构，不是病态表现。滑膜皱壁薄且柔软，在关节镜下为白色膜状结构。但反复的机械刺激等可引起反应性滑膜炎，出现皱襞增厚及瘢痕化而引起症状。

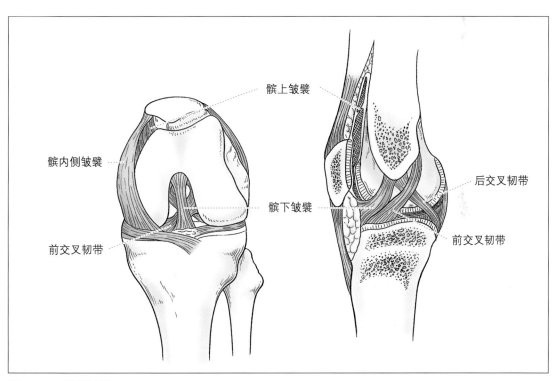

图11-25 滑膜皱襞

常见的有髌上皱襞、髌内侧皱襞及髌下皱襞

Boles CA, Martin DF: Synovial plicae in the knee. AJR Am J Roentgenol 2001; 177: 221-227.

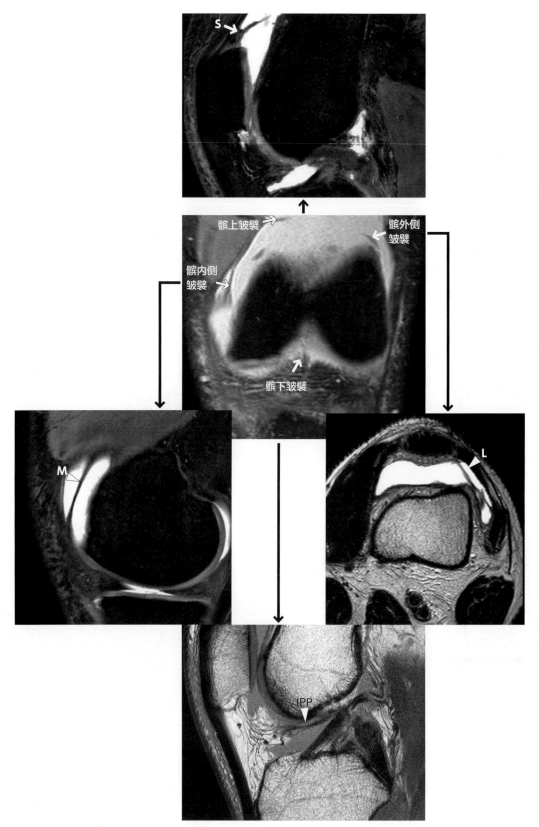

图11-26 滑膜皱襞

关节积液，髌上皱襞（S）、髌内侧皱襞（M）、髌下皱襞（IPP）及髌外侧皱襞（L）

## 髌上皱襞

- 髌上皱襞是膝关节的正常结构，分隔髌骨上腔与固有关节腔（图11-27）。
- 孤立性髌上囊：发育中残留的髌上皱襞将髌骨上腔封闭，在受到外伤、感染或出血等刺激时会导致髌骨上腔积液，在髌上方可触及皮下肿块（图11-28、11-29）。

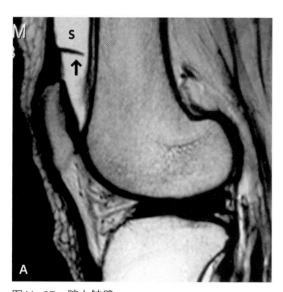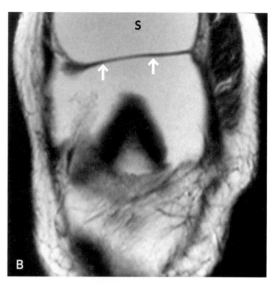

**图11-27　髌上皱襞**

50余岁女性，T2加权矢状面像（A）及冠状面像（B）。可见髌骨上腔（S）与固有关节腔之间的隔板样结构（箭头）

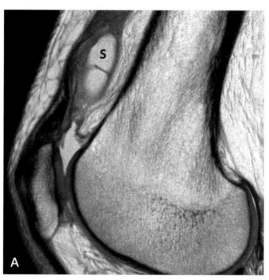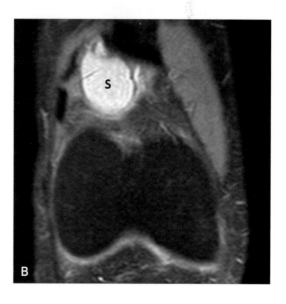

**图11-28　髌上囊炎**

50余岁女性，数月前开始出现髌骨上部肿胀，质子密度加权像（A）和脂肪抑制质子密度加权冠状面像（B）。可见髌骨上腔（S）肿胀及周围水肿样改变

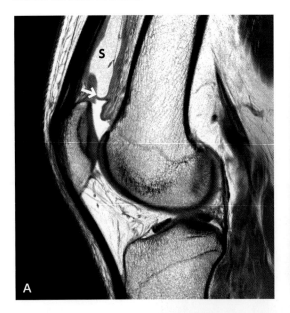
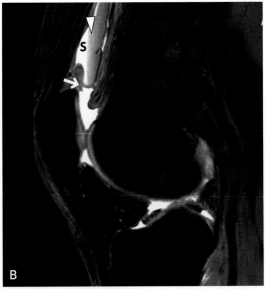
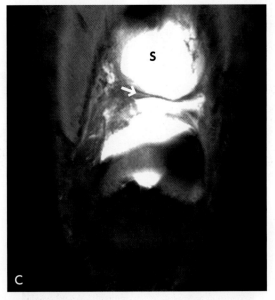

图11-29 髌上皱襞导致髌骨上腔分离扩大

50余岁男性，质子密度加权像（A）、T2*加权像（B）以及脂肪抑制质子密度加权冠状面像（C）。髌上皱襞发达（箭头），髌骨上腔（S）扩大，内部可见出血性改变（图B三角箭头）

Trout TE, Bock H, Resnick D: Suprapatellar plicae of the knee presenting as a soft-tissue mass. Report of five patients. Clin Imaging 1996; 20: 55-59.

## 髌内侧皱襞

- 在膝关节内侧走行的滑膜皱襞。
- 在 MRI 横断面像上常见（图 11-30）。
- 在关节液含量少的情况下，皱襞很难被辨认出来。
- 髌外侧皱襞少见（图 11-31）。
- 较大的髌内侧皱襞陷入髌股关节间时，会引发关节弹响和疼痛，即皱襞功能障碍（图 11-32 ～ 11-34）。

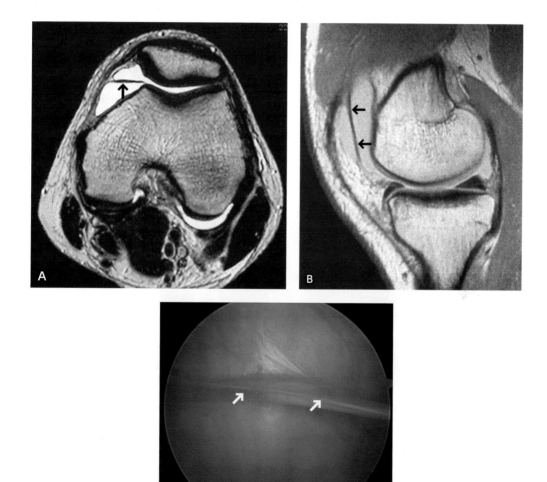

图11-30　髌内侧皱襞

10余岁男童，T2加权横断面像（A）、质子密度加权矢状面像（B）以及关节镜图像（C）。这种大小的髌内侧皱襞较常见（箭头）

Nakanishi K, Inoue M, Ishida T, et al: MR evaluation of mediopatellar plica. Acta Radiol 1996; 37: 567-571.

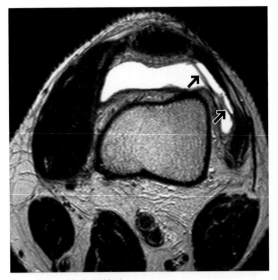

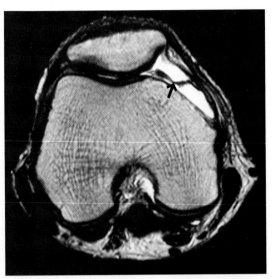

图11-31 髌外侧皱襞

30余岁男性，T2加权横断面像。偶尔可见髌外侧皱襞（箭头）

图11-32 较大的髌内侧皱襞引起的皱襞功能障碍

40余岁男性，T2加权横断面像

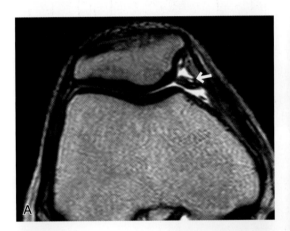

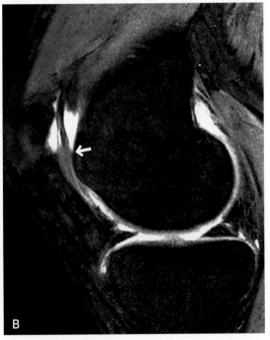

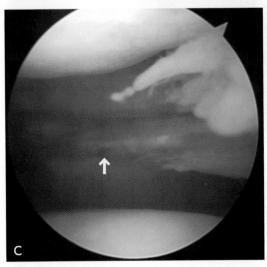

图11-33 较大的髌内侧皱襞引起的皱襞功能障碍

30余岁男性，髌骨内侧疼痛，T2加权横断面像（A）、脂肪抑制T2*加权像（B）以及关节镜图像（C）。可见髌内侧皱襞增厚（箭头）

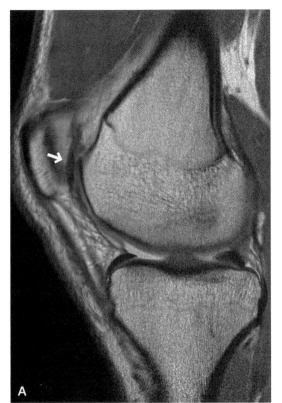
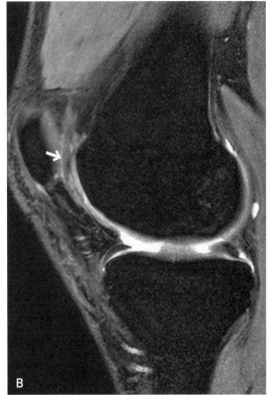
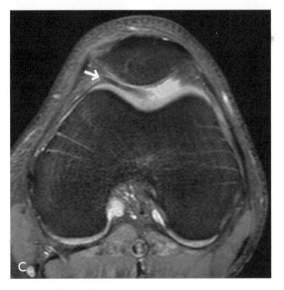

图11-34 较大的髌内侧皱襞引起的皱襞功能障碍

16岁男童，1个月前出现膝前疼痛，质子密度加权像（A）、脂肪抑制T2*加权像（B）以及脂肪抑制质子密度加权横断面像（C）。可见髌内侧皱襞增厚并陷入髌股关节间（箭头）

## 髌下皱襞

- 从前交叉韧带（ACL）附着部发出，将股胫关节腔左右分隔开，部分与 ACL 平行走行。随后，在髌下脂肪垫内向头侧走行，分叉后附着于髌骨下极（图 11-35、11-36）。
- 髌下皱襞起向上固定髌下脂肪垫的作用。
- 关节镜下常见，有时可因妨碍关节镜操作而被切除（或穿破）。
- 在 3 种类型的滑膜皱襞（若加上髌外侧皱襞就是 4 种类型）中，最少见的是髌下皱襞。有报道称 70% 以上的髌下皱襞可在 MRI 中被确认。
- MRI 表现为与 ACL 的头侧前方平行走行的低信号索状物（图 11-37）。
- 髌下脂肪垫内部也常见膝横韧带附着（图 11-38）。

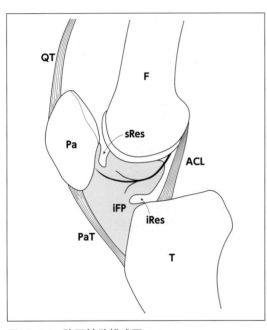

图11-35 髌下皱襞模式图

髌下皱襞起自髁间窝，与前交叉韧带（ACL）平行走行，延伸至髌下脂肪垫（iFP）内部，附着于髌骨下极（Pa）。
F，股骨；T，胫骨；QT，股四头肌肌腱；PaT，髌腱；sRes，上隐窝；iRes，下隐窝

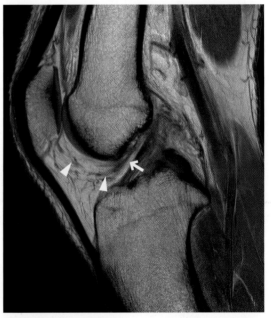

图11-36 髌下皱襞

30余岁男性，质子密度加权像。髌下皱襞在关节腔内时很容易被识别出来（箭头），但在髌下脂肪垫内的走行不明了（三角箭头）

Kosarek FJ, Helms CA: The MR appearance of the infrapatellar plica. AJR Am J Roentgenol 1999; 172: 481-484.

Lee YH, Song HT, Kim S, et al: Infrapatellar plica of the knee; Revisited with MR arthrographies undertaken in the knee flexion position mimicking operative arthroscopic posture. Eur J Radiol 2012; 81: 2783-2787.

Cothran RL, McGuire PM, Helms CA, et al: MR imaging of infrapatellar plica injury. AJR Am J Roentgenol 2003; 180: 1443-1447.

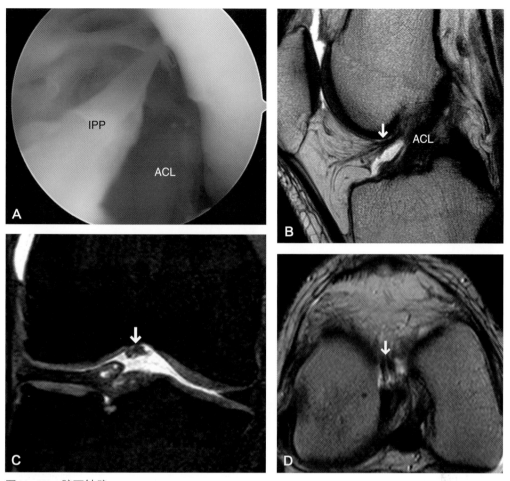

**图11-37　髌下皱襞**

10余岁男童，关节镜图像（A）、T2加权矢状面像（B）、脂肪抑制质子密度加权冠状面像（C）以及T2加权横断面像（D）。在前交叉韧带（ACL）的头侧前方可见索状物，为髌下皱襞（IPP）。MRI中可见在ACL的前方走行的低信号索状物（箭头）

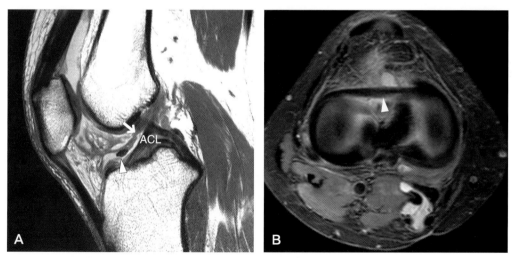

**图11-38　髌下皱襞**

50余岁男性，质子密度加权像（A）及脂肪抑制质子密度加权像（B）。在前交叉韧带（ACL）前方走行的髌下皱襞（箭头）附着于较粗的膝横韧带（三角箭头）上

- 髌下皱襞很少引起临床症状，偶尔可因水肿导致膝关节伸展障碍（图11-39），以及伴随出血的撕裂等症状。
- 在 MRI 上识别髌下皱襞很有必要，因为在膝关节内部走行的还有血管（图11-40）。

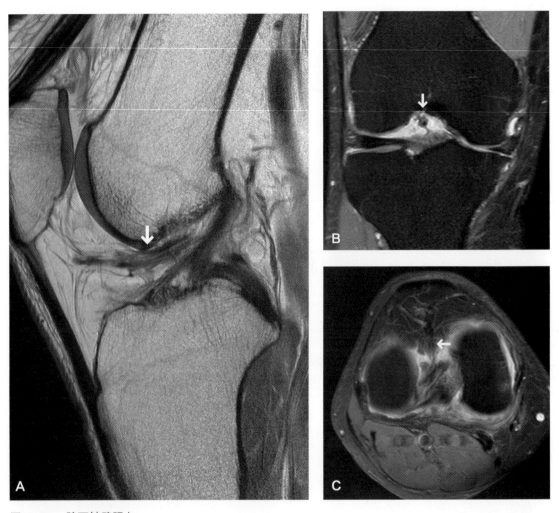

图11-39 髌下皱襞肥大

50余岁男性，质子密度加权像（A）、脂肪抑制质子密度加权冠状面像（B）以及脂肪抑制质子密度加权横断面像（C）。可见髌下皱襞（箭头）较肥大，引起轻度的膝关节伸展障碍

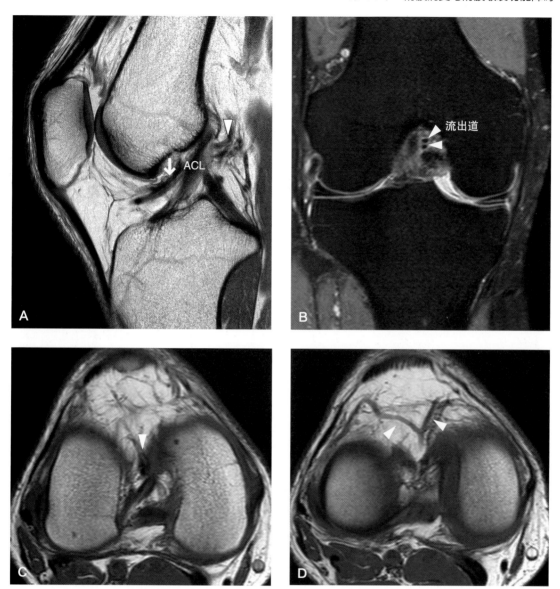

**图11-40　需与髌下皱襞相鉴别的关节内血管**

50余岁男性，质子密度加权像（A）、脂肪抑制质子密度加权冠状面像（B）以及T1加权像（C、D）。关节内血管与髌下皱襞相似，也表现为在前交叉韧带（ACL）的前方走行的低信号索状物（图A箭头），但是与之延续的是血管分支（图A三角箭头）。冠状面像上可观察到流出道（图B三角箭头）

# 第 12 章
# 膝关节内外积液

# 12.1 关节内腱鞘囊肿

- 囊肿壁的表皮为纺锤形细胞，边缘清楚。
- 内部含有关节液样的黏液性液体。
- 多为含分隔样结构的多房性囊肿。
- 会引起膝关节伸屈障碍、疼痛。
- 常见于髁间窝、前交叉韧带周围（前交叉韧带囊肿）（图 12-1）和后交叉韧带周围（后交叉韧带囊肿）（图 12-2、12-3）。
- 使用造影剂后，仅腱鞘囊肿壁可见轻度增强，内部无强化（图 12-4）。

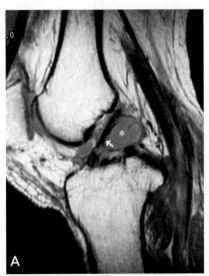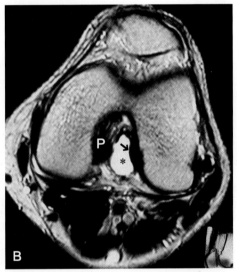

**图12-1　关节内腱鞘囊肿（前交叉韧带囊肿）**
30余岁男性，质子密度加权像（A）和T2加权横断面像（B）。髁间窝处沿前交叉韧带存在多房性囊肿性病变（*），压迫前交叉韧带（箭头）。P，后交叉韧带

---

**腱鞘囊肿与滑囊**

- 一般来说，腱鞘囊肿是由关节的滑膜被膜部分缺损、脱出而形成的。也有学说认为是后天由周围间质的黏液样变性形成的。有单房性和多房性之分，被纤维性被膜包裹，不与关节腔直接相连。
- 滑囊存在于关节周围，内面覆有滑膜，内含滑液，为正常的生理液体潴留腔，但分布广泛，名称多样。
- 两者均为好发于关节或腱鞘周围的液体潴留腔。随着 MRI 的普及，偶然发现的情况很多，有些病例无症状，有些病例出现局部肿胀或疼痛。腱鞘囊肿有多房性的倾向，但有时很难通过 MRI 区分两者。

---

Bui-Mansfield LT, Youngberg RA: Intraarticular ganglia of the knee; prevalence, presentation, etiology and management. AJR Am J Roentgenol 1997; 168: 123-127.

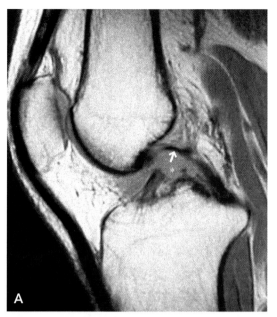
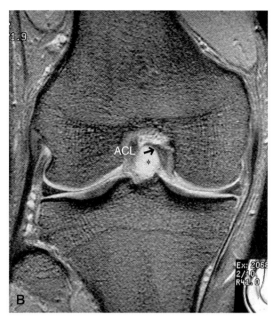

**图12-2　关节内腱鞘囊肿（后交叉韧带囊肿）**

40余岁男性，质子密度加权像（A），T2*加权冠状面像（B）。沿后交叉韧带有囊肿性病变（*），将后交叉韧带挤压为弧形（箭头）。ACL，前交叉韧带

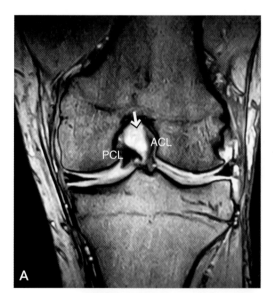
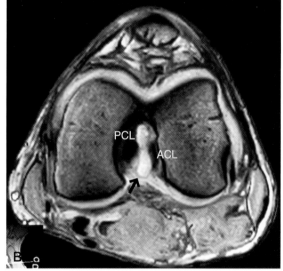

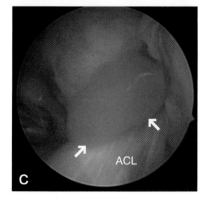

**图12-3　关节内腱鞘囊肿（前、后交叉韧带囊肿）**

30余岁男性，T2*加权冠状面像（A）、T2*加权横断面像（B）以及关节镜图像（C）。前交叉韧带（ACL）与后交叉韧带（PCL）之间有囊肿性病变（箭头）挤压二者。用关节镜穿孔后，中间流出黄色果冻状物质（C）

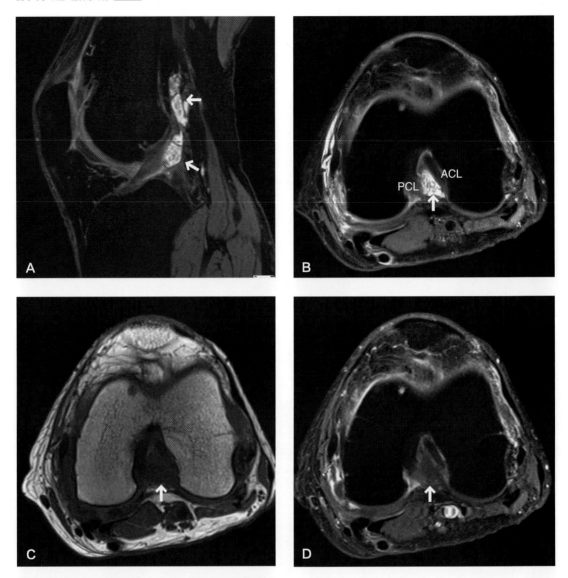

**图12-4　关节内腱鞘囊肿（前、后交叉韧带囊肿）**

50余岁女性，T2*加权矢状面像（A）、脂肪抑制质子密度加权横断面像（B）、T1加权横断面像（C）以及使用Gd造影剂增强脂肪抑制T1加权横断面像（D）。图B示前交叉韧带（ACL）与后交叉韧带（PCL）之间存在囊肿性病变（箭头）挤压二者。矢状面像中可见囊肿向头侧进展（图A箭头）。造影剂注入后内部无增强（图D箭头）

# 12.2 半月板囊肿

- 半月板囊肿是发生在与半月板外周相接的包膜上的囊肿。
- 当水平撕裂达半月板边缘时，半月板旁组织（parameniscal tissue）内会出现关节积液。
- MRI 能检测出的半月板囊肿多数为半月板旁囊肿（parameniscal cyst），半月板断裂 − 内侧半月板囊肿（intrameniscal cyst）− 半月板旁囊肿常相互连续发生。
- 潴留囊肿向外周突出，在关节腔水平可触及皮下肿块，有时伴疼痛。但发生在内侧半月板的多为无痛性囊肿。
- 好发于外侧半月板前角周围与内侧半月板后节周围。
- 理论上，外侧半月板囊肿的发生率为内侧的 3 ~ 4 倍。其中前角周围的半月板囊肿较多（图 12-5）。需要与外侧半月板前角附近的髌下脂肪垫发生的腱鞘囊肿（图 12-6）相鉴别。
- 但实际上，在 MRI 检查中，内侧与外侧的发生率之比为 2∶1。
- 发生在内侧半月板时，囊肿容易增大，特别容易包裹内侧副韧带并向背侧方向扩展（图 12-7、12-8）。
- 在膝关节周围发现的囊肿中，位置较远的多为半月板撕裂继发的囊肿（图 12-9）。
- 由于 MCL 浅层下方与关节囊紧密结合，该部位较少出现液性物质（参照图 5-24），但扩大形成液体潴留腔时，会出现临床症状。
- 若不对半月板撕裂予以及时处理，随着时间推移，病灶会增大（图 12-10）。
- 治疗方法为切除囊肿，由于遗留半月板撕裂时极易复发，因此需要进行根治手术，包括切除半月板。

---

**■ 黑夜中的乌鸦**

　　如同流体敏感序列，如果在质子密度加权像、T2 加权像中加上脂肪抑制，一般画面会变成全黑。有人会问："这有何意义呢？"其实这其中大有学问。由于白色的脂肪被抑制，水肿或液体潴留在画面中就会变成最白的。如此一来，韧带、肌腱或软骨下骨中小的损伤区域就会被突出显示，病变容易被发现。异常的液体潴留或出血可以被快速诊断出来。但是，该病变的 MRI 图像表现就像"黑暗中的乌鸦"，所以很难定位。因此，参考同一层面的质子密度加权像，有助于定位诊断。

---

Janzen DL, Peterfy CG, Forbes JR, et al: Cystic lesions around the knee joint: MR imaging findings. AJR Am J Roentgenol 1994; 163: 155-161.

Campbell SE, Sanders TG, Morrison WB: MR Imaging of meniscal cysts: incidence, location, and clinical significance. AJR Am J Roentgenol 2001; 177: 409-413.

Tschirch FTC, Schmid MR, Pfirrmann CW, et al: Prevalence and size of meniscal cysts, ganglionic cysts, synovial cysts of the popliteal space, fluid-filled bursae, and other fluid collections in asymptomatic knees on MR imaging. AJR Am J Roentgenol 2003; 180: 1431-1436.

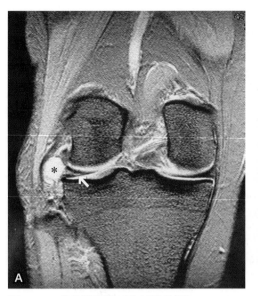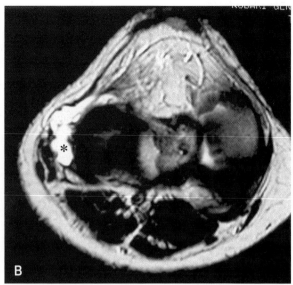

图12-5　半月板囊肿（外侧半月板）

40余岁女性，T2*加权冠状面像（A）和T2加权横断面像（B）。可见外侧半月板中节变性，引起水平撕裂（箭头），其外周有连续的液体潴留腔（*）

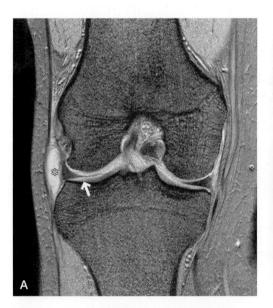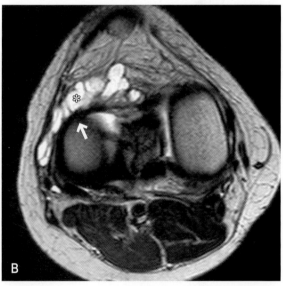

图12-6　应与半月板囊肿相鉴别的腱鞘囊肿

30余岁女性，T2*加权冠状面像（A）和T2加权横断面像（B）。可见外侧半月板前角到中节有连续的多房性囊肿（*），外侧半月板无撕裂（箭头），诊断为腱鞘囊肿

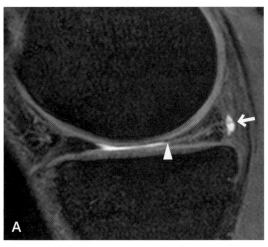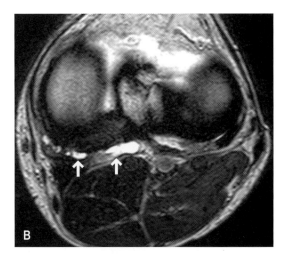

图12-7 半月板囊肿（内侧半月板）

40余岁男性，T2*加权冠状面像（A）和T2加权横断面像（B）。可见内侧半月板后节水平撕裂，游离缘有开口（图A三角箭头）。撕裂延续到边缘，在外周到后角背侧迂回形成液体潴留腔（图B箭头）

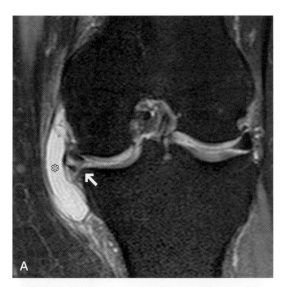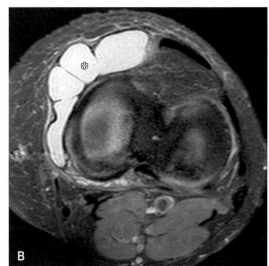

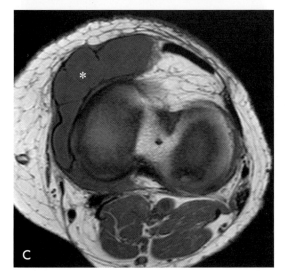

图12-8 较大的半月板囊肿（内侧半月板）

50余岁女性，脂肪抑制质子密度加权冠状面像（A）、脂肪抑制质子密度加权横断面像（B）以及T1加权横断面像（C）。可见内侧半月板中节水平撕裂（图A箭头），沿半月板外周向前方进展，形成大的液体潴留腔（*）。内部是积液

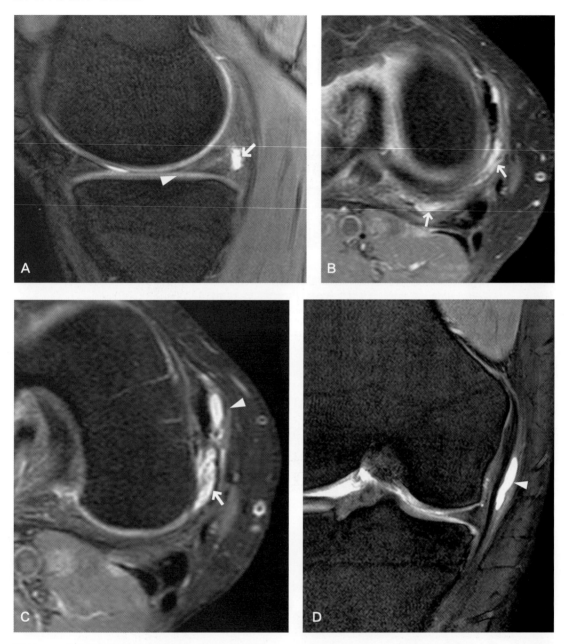

图12-9 大范围进展的半月板囊肿（内侧半月板）

30余岁男性，T2*加权像（A）、脂肪抑制质子密度加权横断面像（B、C）以及脂肪抑制质子密度加权冠状面像（D）。可见内侧半月板后节水平撕裂（图A三角箭头），后节背侧的微囊肿（图A箭头）向前方推进（图B、C箭头），融入膝关节内侧副韧带浅层（图C、D三角箭头）

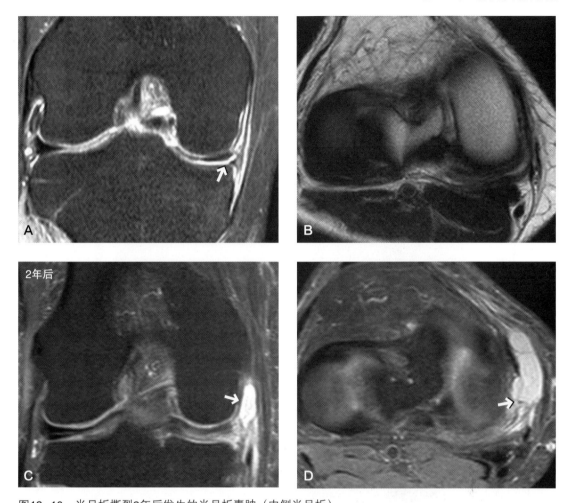

**图12-10　半月板撕裂2年后发生的半月板囊肿（内侧半月板）**

40余岁女性，发病时和2年后的T2*加权冠状面像（A、C）和T2加权横断面像（B、D）。可见沿内侧半月板后节的斜行撕裂（图A箭头），并非囊肿；2年后出现长径大于2 cm的液体潴留腔（图C、D箭头），体表可触及

# 12.3　腘窝囊肿（Baker 囊肿）

- 腘窝部内侧的囊性病变，为腓肠肌－半膜肌滑囊（gastrocnemio-semimembranosus bursa）内的液体潴留。
- 常与膝固有关节腔相通。
- 腘窝囊肿为全身最常见的滑膜囊肿，在膝关节 MRI 中常见（占 40% 以上）。

Steiner E, Steinbach LS, Schnarkowski P, et al: Ganglia and cysts around joints. Radiol Clin North Am 1996; 34: 395-425.

Miller TT, Staron RB, Koenigsberg T, et al: MR imaging of Baker cysts: association with internal derangement, effusion, and degenerative arthropathy. Radiology 1996; 201: 247-250.

- 关节炎、半月板损伤、交叉韧带损伤等引起关节液增多时，关节液从解剖学上较薄弱的内侧后方关节囊流入腓肠肌 – 半膜肌滑囊而形成。
- 该滑囊位置如其名，存在于腓肠肌内侧头与半膜肌之间（图 12-11）。
- 内部在 T2* 加权像上呈均一的高信号，但偶尔伴有出血成分和碎片时会出现不均质信号（图 12-12）。
- 注入造影剂后仅被膜被强化（图 12-13）。

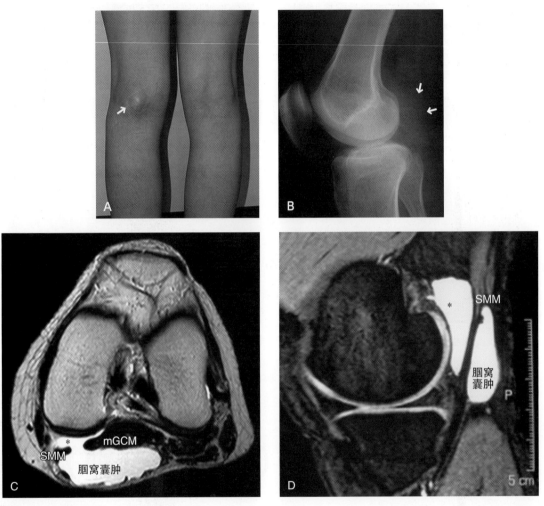

**图12-11 腘窝囊肿**

20余岁女性，大体外观（A）、X线片（B）、T2加权横断面像（C）以及脂肪抑制T2*加权像（D）。可见腘窝内侧膨隆（图A箭头），X线片显示为软组织密度（图B箭头），腘窝内侧的腓肠肌内侧头（mGCM）与半膜肌（SMM）之间有扩张的滑液囊（图C、D*）存在。腓肠肌下滑囊（*）与腘窝囊肿相邻，一般将两者合称为腘窝囊肿

- 在儿童中少见，发病率随着年龄增长而增高。

- 囊肿直径小于 30 mm 者多为无痛性的。

- 偶有腘窝囊肿破裂导致的液体潴留（图 12-14）流入肌肉或皮下间质，出现类似下肢静脉血栓症状的情况。

- 液体潴留多在数月间被吸收（图 12-15）。偶有既往破裂（反复多次）形成的皮下孤立性囊肿（图 12-16）。

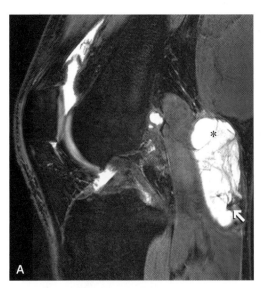 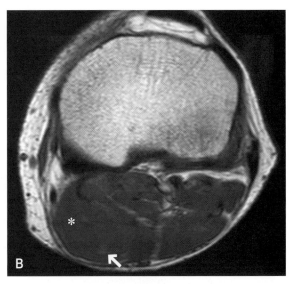

**图12-12　呈不均质信号的腘窝囊肿**

30余岁男性，脂肪抑制T2*加权像（A）和T1加权横断面像（B）。腘窝囊肿（\*）内部呈不均质信号，含有间隔样结构及部分出血的区域（箭头）

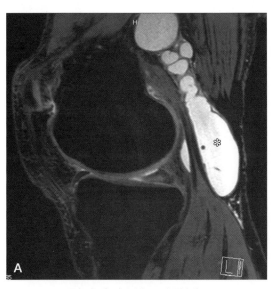 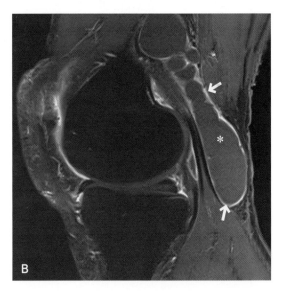

**图12-13　腘窝囊肿（注射Gd造影剂）**

60余岁男性，脂肪抑制T2*加权像（A）和Gd造影剂增强脂肪抑制T1加权像（B）。Gd造影剂注入后只有腘窝囊肿（\*）的被膜被强化（箭头）

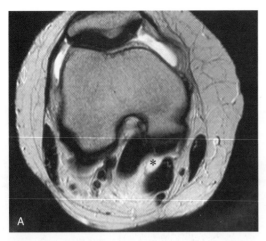
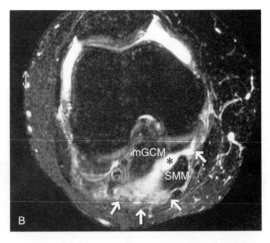

图12-14 腘窝囊肿破裂

40余岁女性，T2加权横断面像（A）和脂肪抑制T2加权横断面像（B）。可见腘窝囊肿（＊）破裂，周围间质出现广泛的水肿（箭头）。mGCM，腓肠肌内侧头；SMM，半膜肌

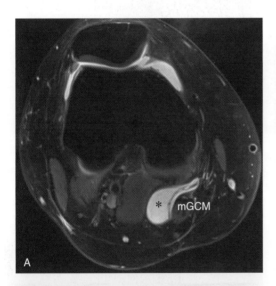
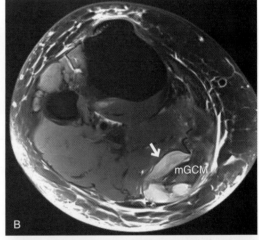

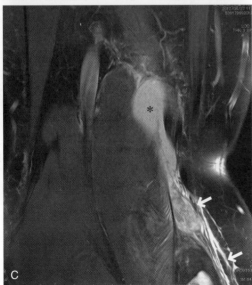
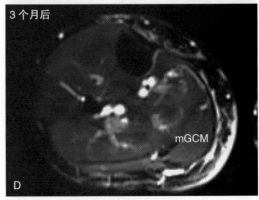

图12-15 腘窝囊肿的破裂过程

50余岁女性，脂肪抑制质子密度加权横断面像（A、B）、脂肪抑制质子密度加权冠状面像（C）以及3个月后的脂肪抑制质子密度加权横断面像（D）。可见腘窝囊肿（＊），但并不饱满。向足侧进展，在腓肠肌内侧头（mGCM）的周围可见液体潴留（图B、C箭头）；3个月保守治疗后，积液完全消退（D）

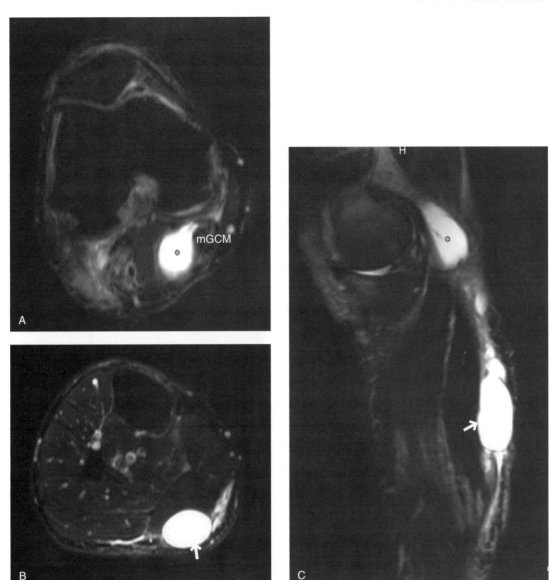

**图12-16　疑似腘窝囊肿破裂形成的小腿皮下囊肿**

70余岁男性，多年前发现小腿皮下囊肿。STIR横断面像（A、B）和脂肪抑制T2加权矢状面像（C）。可见腘窝囊肿（图A、C*）、小腿背侧皮下囊肿（图B、C箭头），矢状面像中可见小腿皮下囊肿与头侧的腘窝囊肿相连，考虑为腘窝囊肿既往破裂形成的囊肿。mGCM，腓肠肌内侧头

# 12.4　后方关节囊

- 后方关节囊可分为内侧、正中、外侧 3 种，在此主要讲与腘窝囊肿相关性最大的内侧后方关节囊。
- 内侧后方关节囊从内侧半月板后角、后节开始向上、下延续（图 12-17），向头侧延伸长度可达数厘米。
- 向上延伸的内侧后方关节囊在腓肠肌内侧头的腱膜正下方走行（该间隙为腓肠肌下滑囊），并与腓肠肌下滑囊融合，最终止于股骨内侧髁骨皮质。

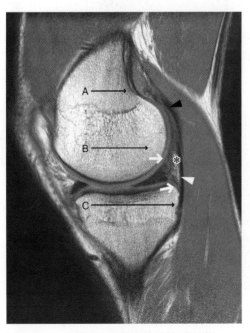

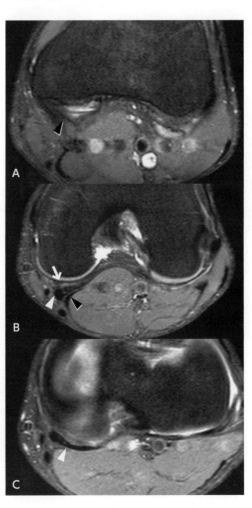

图12-17　内侧后方关节囊的结构（正常）

矢状面像及与A、B、C水平对应的横断面像。箭头，内侧后方关节囊；黑三角箭头，腓肠肌内侧头；白三角箭头，半膜肌；*，腓肠肌下滑囊

De Maeseneer M, Van Roy P, Shahabpour M, et al: Normal anatomy and pathology of the posterior capsular area of the knee: findings in cadaveric specimens and in patients. AJR Am J Roentgenol 2004; 182: 955-962.

- 在上述结构背侧紧邻下行的是半膜肌肌腱，横断面像显示内侧后方关节囊与该肌腱紧密相连。
- 关节积液时，上述结构互相分离，在 MRI 上较易辨认。
- 内侧后方关节囊的损伤多伴与腓肠肌接合部的分离、扩大（图 12-18）。
- 内侧后方关节囊与腓肠肌接合部在正常情况下也有小的开口，固有关节腔与腓肠肌下滑囊相通。腓肠肌下滑囊通过腓肠肌与半膜肌肌腱挤压形成的窄隙与腘窝囊肿相通（图 12-11C），因此，固有关节腔与腘窝囊肿也相通。
- 病理状态下关节液潴留会导致腘窝囊肿扩张。
- 固有关节腔内存在游离体、出血等时，这些成分也可流入腘窝囊肿（图 12-19）。
- 后方关节囊的正中部分有间隙，血管、神经经此从腘窝进入关节内（图 12-20）。

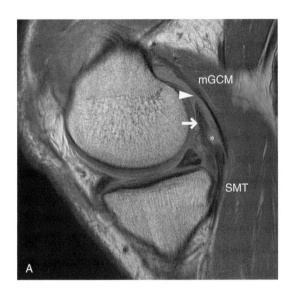 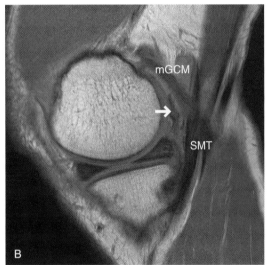

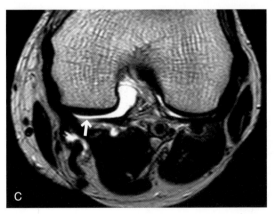

图12-18 内侧后方关节囊损伤

50余岁男性，合并PCL撕裂，相邻的矢状面像（A、B）和横断面像（C）。可见内侧后方关节囊（箭头）损伤，呈高信号，且与腓肠肌的接合部分离、扩大（图A三角箭头）。腓肠肌下滑囊（*）内也有液体潴留。mGCM，腓肠肌内侧头；SMT，半膜肌肌腱

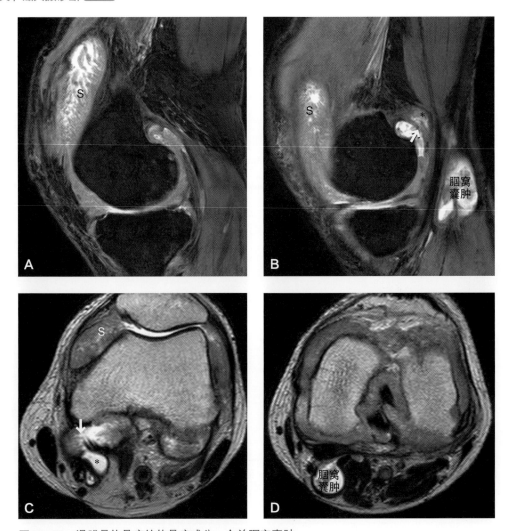

图12-19　滑膜骨软骨瘤的软骨瘤成分，合并腘窝囊肿

60余岁男性，脂肪抑制T2*加权像（A、B）及T2加权横断面像（C、D）。以髌上囊（S）为中心，可见滑膜增生与大量软骨瘤。也可见腓肠肌下滑囊（*）、腘窝囊肿（尚不明确该情况为多发性还是固有关节腔的关节液流入所致）。固有关节腔通过关节囊与腓肠肌的开口处（箭头）及腓肠肌下滑囊（*）相通

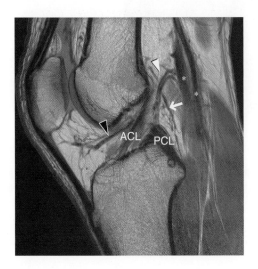

图12-20　血管经后方关节囊的正中间隙进入

腘窝动、静脉（*）的血管（白三角箭头）经关节囊（箭头）的间隙进入关节内。在前交叉韧带（ACL）前方走行的并非髌下皱襞（参考第11章"髌下皱襞"），而是血管（黑三角箭头）。PCL，后交叉韧带

# 12.5　滑囊与滑囊炎

滑囊的名称多种多样，特别是在解剖书上有非常细致的分类。本节主要根据临床需要介绍几种主要的滑囊（图 12-21）。由机械刺激、感染、出血等引起的滑囊内液体潴留、肿胀和疼痛，会导致滑囊炎。

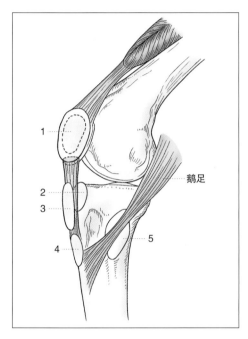

图12-21　膝关节周围的主要的滑囊
1，髌前滑囊；2，髌下深囊；3，髌下浅囊；
4，胫前滑囊；5，鹅足滑囊

## 髌前滑囊

- 髌前滑囊指位于髌骨与皮肤之间的滑囊。
- 病因为该部位受异常的过度刺激而致液体潴留，见于有膝关节过度磨损的职业者，也称为女仆膝（housemaid's knee）、铺地毯者膝（carpet-layer's knee）。在摔跤、柔道等经常使用膝关节的运动中常见（图 12-22）。
- 常见水肿及血肿（图 12-23）。
- 随着病情的进展，水肿及其周围肿胀范围逐渐扩大，其后可见瘢痕化（参考图 4-14）。
- 常与后文的髌下浅囊、胫前滑囊相延续。

Tschirch FT, Schmid MR, Pfirrmann CW, et al: Prevalence and size of meniscal cysts, ganglionic cysts, synovial cysts of the popliteal space, fluid-filled bursae, and other fluid collections in asymptomatic knees on MR imaging. AJR Am J Roentgenol 2003; 180: 1431-1436.

McCarthy CL, McNally EG: The MRI appearance of cystic lesions around the knee. Skeletal Radiol 2004; 33: 187-209.

- 髌前滑囊以及后文的髌下浅囊、胫前滑囊的病理性积液需要与闭合性软组织潜行脱套伤（Morel-Lavallée 损伤）相鉴别。

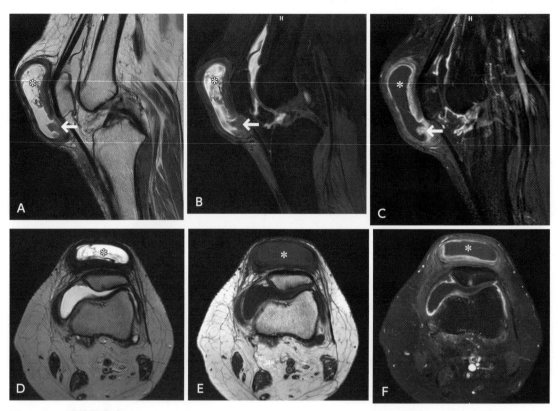

**图12-22　髌前滑囊炎**

50余岁女性，质子密度加权像（A）、脂肪抑制T2*加权横断面像（B）、Gd造影剂增强脂肪抑制T1加权像（C）、T2加权横断面像（D）、T1加权横断面像（E）以及使用Gd造影剂增强脂肪抑制T1加权横断面像（F）。可见髌骨前方存在被覆厚厚被膜的液体潴留腔（*）。注入Gd造影剂后，同被膜一起突入腔内的增生成分也被强化（箭头）

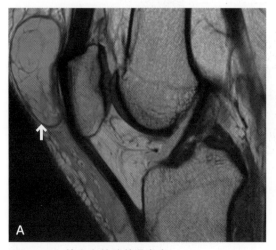
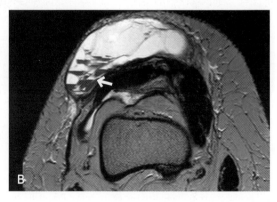

**图12-23　伴出血的髌前滑囊炎**

40余岁女性，质子密度加权像（A）和T2加权横断面像（B）。可见髌骨正上方皮下出血，形成液平面（箭头），同时存在液体潴留腔

## 髌下浅囊

- 髌下浅囊指存在于髌骨下方皮下的滑囊，又称髌下皮下囊（图 12-24、12-25）。
- 其与头侧的髌前滑囊及足侧的胫前滑囊相延续。

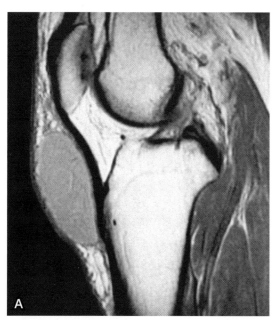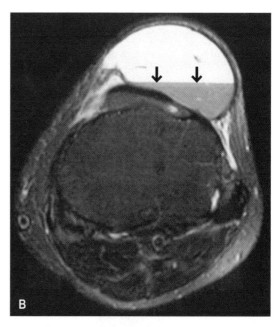

**图12-24　髌下浅囊炎（伴出血）**

50余岁女性，质子密度加权像（A）和脂肪抑制T2加权横断面像（B）。髌骨下方皮下可见液体潴留腔，伴有出血形成的液平面（箭头）

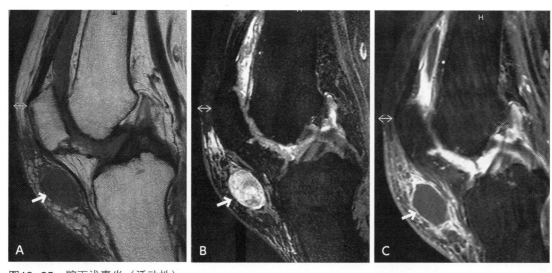

**图12-25　髌下浅囊炎（活动性）**

60余岁女性，质子密度加权像（A）、脂肪抑制T2*加权像（B）和Gd造影剂增强脂肪抑制T1加权像（C）。在髌骨下方的皮下可见液体潴留腔（箭头），内部含有碎屑样的软组织（图B箭头）。Gd造影剂注入后周边明显被强化（图C箭头）

## 髌下深囊

- 髌下深囊指髌腱与胫骨结节间的小滑囊。
- 在正常膝关节 MRI 中经常可见（图 12-26）。
- 常含有滑囊炎产生的大量积液或碎屑样的软组织（图 12-27 ~ 12-29）。
- 该部位的滑囊炎常见于跳跃、赛跑等过用综合征。

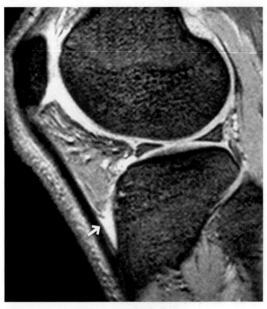

**图12-26　正常髌下深囊**

60余岁男性，T2*加权像。髌腱与胫骨结节间存在小滑囊（箭头），在MRI中经常见到

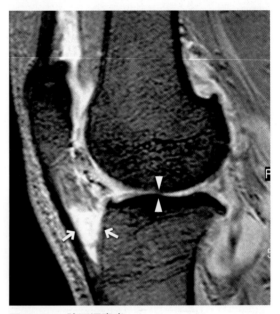

**图12-27　髌下深囊炎**

70余岁女性，T2*加权像。合并骨关节病，外侧关节间隙狭窄（三角箭头）。与膝关节固有关节腔一样，在髌下滑囊内也有大量液体潴留（箭头）

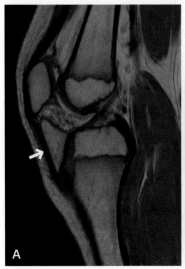
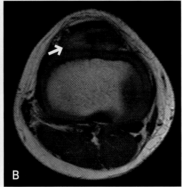
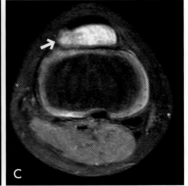

**图12-28　髌下深囊炎**

9岁女童，质子密度加权像（A）、T1加权横断面像（B）和脂肪抑制质子密度加权横断面像（C）。可见髌下深囊中有大量液体潴留，并含有碎屑样软组织（箭头）

# 胫前滑囊

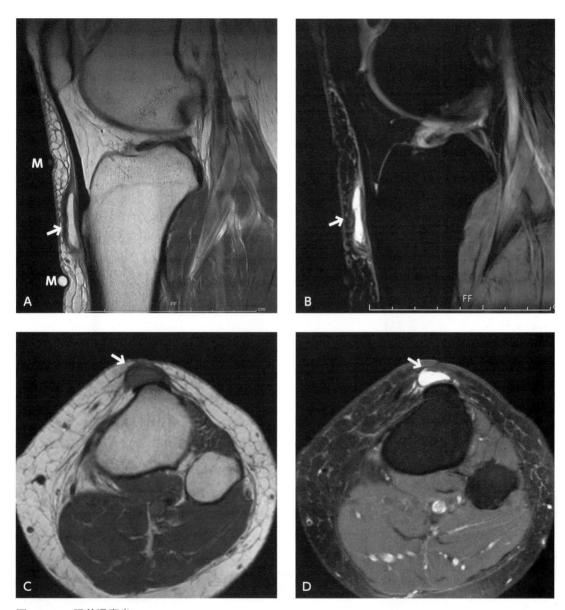

图12-29　胫前滑囊炎

40余岁女性，质子密度加权像（A）、脂肪抑制T2*加权像（B）、T1加权横断面像（C）以及脂肪抑制质子密度加权像（D）。在胫骨粗隆前方皮下可见拥有厚厚被膜的液体潴留腔（箭头）。M，标记

# 闭合性软组织潜行脱套伤

- 外伤剪切力使皮下组织与筋膜、骨剥离并形成一个腔隙，血液及淋巴液在此腔隙异常潴留。

- 之所以被称为闭合性脱套伤，是因为四肢末梢从近心端到远心端出现皮肤及皮下组织剥离的状态，如同手套被脱掉那样。

- 好发于大转子等大腿根部及骨盆部，也可发生于膝部。

- 外伤后数小时至数日间皮下出现疼痛性膨隆，可因皮神经损伤导致感觉障碍。

- 也可能在数月或数年后才表现出来。

- 治疗上，在急性期没有形成被膜、病变较小时，可等待其自然消退；伴纤维性被膜形成时可将内容物吸出；复发时将被膜一起摘除。

## MRI表现

- 与深筋膜相连接的纺锤状、新月状的囊性肿瘤。在狭小空间里发生的液体潴留，多表现为透镜状、半球状（图 12-30）。

- 内部混杂着血性或浆液性液体，含铁血黄素沉积，形成液 - 液平面。随着时间的推移，逐渐形成纤维性被膜或分隔样结构（图 12-31）。

- 易发生于膝关节前方，需与伴有出血的滑囊相鉴别。但其同髌前滑囊、髌下滑囊、胫前滑囊（参考前文）的位置不同。

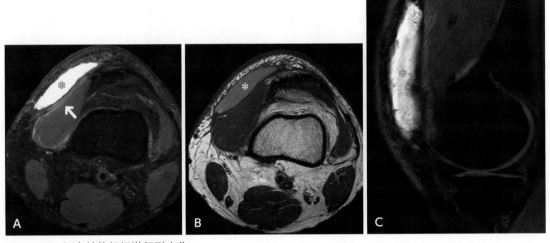

**图12-30　闭合性软组织潜行脱套伤**

20余岁男性，4周前膝关节受伤。脂肪抑制T2加权横断面像（A）、T1加权横断面像（B）及脂肪抑制T2*加权像（C）。在膝前内侧皮下的内侧阔筋膜（图A箭头）的正上方可见透镜状的液体潴留区（*），与髌前滑囊的位置不同

Borrero CG1, Maxwell N, Kavanagh E: MRI findings of prepatellar Morel-Lavallée effusions. Skeletal Radiol. 2008; 37: 451-455.

Adiguzel E, Hatipoğlu T, Kesikburun S, et al: Prepatellar Mild Morel-Lavallée Lesion: A Case Report. Am J Phys Med Rehabil 2015; 94: e127.

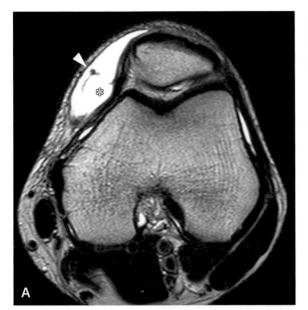
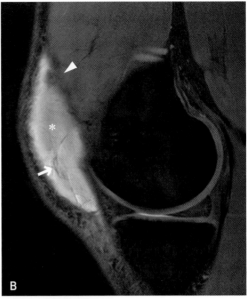
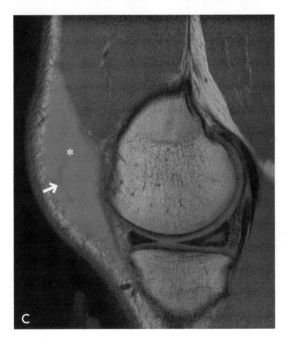

**图12-31　陈旧性闭合性软组织潜行脱套伤**

10余岁男童，数月前踢足球时受伤，T2加权横断面像（A）、脂肪抑制T2*加权像（B）以及质子密度加权像（C）。可见位于膝前内侧皮下的透镜状液体潴留区（*）。液体吸收过程中可见低信号的血肿（箭头）及分隔样结构（三角箭头）

---

■ **膝关节的"内侧髁、外侧髁"与踝关节的"内踝、外踝"**

　　"髁"与"踝"为易混淆的汉字，内踝、外踝为踝关节的内、外突起的解剖学名称。注意，"内侧髁、外侧髁"则用于描述膝关节的股骨、胫骨的突起，请不要混淆。

## 髌前纤维化

- 髌前纤维化为髌前皮下发生的广泛的纤维化。
- 随着时间的推移会逐渐瘢痕化，可变成陈旧性髌前滑囊炎或闭合性软组织潜行脱套伤，也有别的机制学说。

## MRI表现

- 髌前皮下广泛的 T1/T2 低信号区（图 12-32）。界线不明，无占位效应。

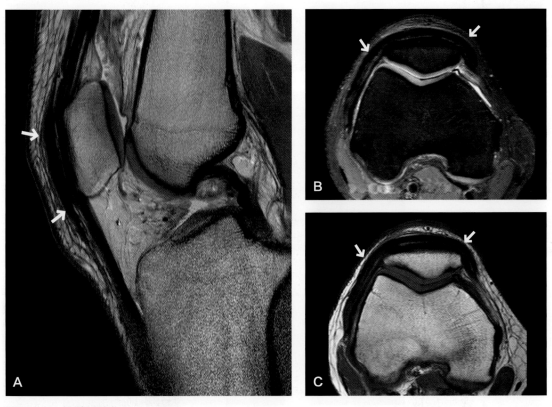

**图12-32　髌前纤维化**

20余岁男性，柔道训练15年，髌前慢性痛。质子密度加权像（A）、脂肪抑制质子密度加权横断面像（B）以及T1加权横断面像（C）。在髌前皮下可见大范围带状低信号区（箭头），范围超过髌前滑囊，无液体潴留

Northam MC, Gaskin CM: Presumed prepatellar fibrosis in collegiate wrestlers: imaging findings and clinical correlation. Skeletal Radiol 2015; 44: 271-277.

# 12.6 膝关节周围的腱鞘囊肿

- 膝关节周围的腱鞘囊肿指存在于膝关节周围间质、肌肉内的多种多样的腱鞘囊肿（图12-33）。与前述滑囊不同，该病表现为"葡萄样"的多房性囊肿，但二者不容易区分，而且对二者的鉴别也几乎没有特别的临床意义。

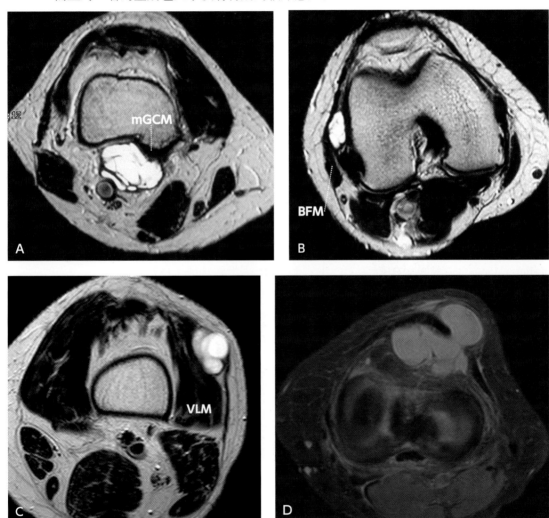

图12-33 膝关节外的腱鞘囊肿

位于股骨远端背侧（A，50余岁女性）、股二头肌深部（B，30余岁女性）、股外侧肌表层（C，30余岁女性）以及从髌下脂肪垫向皮下进展（D，50余岁女性）的腱鞘囊肿，T2加权像（A～C）和脂肪抑制质子密度加权横断面像（D）。膝关节周围除滑囊外，在多处可见多房性腱鞘囊肿。mGCM，腓肠肌内侧头；BFM，股二头肌；VLM，股外侧肌

Steiner E, Steinbach LS, Schnarkowski P, et al: Ganglia and cysts around joints. Radiol Clin North Am 1996; 34: 395-425.

Tschirch FT, Schmid MR, Pfirrmann CW, et al: Prevalence and size of meniscal cysts, ganglionic cysts, synovial cysts of the popliteal space, fluid-filled bursae, and other fluid collections in asymptomatic knees on MR imaging. AJR Am J Roentgenol 2003; 180: 1431-1436.

# 索引